RÉPERTOIRE

DES

ÉTUDES MÉDICALES

EXPOSÉ ANALYTIQUE ET COMPLET

DE TOUTES LES MATIÈRES DE L'ENSEIGNEMENT OFFICIEL

ET DES COURS PARTICULIERS

Ouvrage destiné aux Élèves des facultés et des Écoles secondaires, aux Docteurs en médecine et en chirurgie, aux Officiers de santé, aux Sages-Femmes, aux Vétérinaires, aux Pharmaciens, aux Jurisconsultes, aux Avocats et aux gens du monde qui désirent acquérir des notions exactes sur l'une des parties des sciences médicales

PAR UNE SOCIÉTÉ DE MÉDECINS, CHIRURGIENS, CHIMISTES, ETC.

SOUS LA DIRECTION DE

M. E. BAZIN

MÉDECIN DE L'HOPITAL SAINT-LOUIS.

15 volumes in-8°, avec gravures dans le texte, et ornés de planches.

PATHOLOGIE CHIRURGICALE.

PAR M. AUGUSTE DUMOULIN,

Ex-interne des hôpitaux de Paris, Membre de la Société anatomique.

ET

M. THIBAUT,

Docteur en médecine, ex-interne des hôpitaux civils

TOME I.

8ᵉ LIVRAISON.

PARIS

AU BUREAU DU RÉPERTOIRE DES ÉTUDES MÉDICALES,

29, rue de Grenelle Saint-Honoré;

BLOSSE, LIBRAIRE, 7, COUR DU COMMERCE.

BRUXELLES

LIBRAIRIE ENCYCLOPÉDIQUE DE PÉRICHON.

1848.

PATHOLOGIE CHIRURGICALE.

CONSIDÉRATIONS GÉNÉRALES.

L'étude des maladies chirurgicales ne se réduit plus, comme au dix-huitième siècle encore, aux seules maladies qui exigent pour les guérir l'emploi des opérations. Un grand nombre d'entre elles ne réclament que des moyens dits médicaux. C'est là une vérité depuis longtemps admise.

Diviser la pathologie en pathologie interne et pathologie externe, pour s'en tenir au sens exact de ces mots, c'est montrer la difficulté d'une classification sous un autre aspect et peut-être même en créer une plus grande encore. Qui aurait la prétention de ne voir dans la pathologie externe, prise dans le sens qu'on lui accorde généralement, que des maladies nées sous l'influence des seuls agents extérieurs, n'exigeant, pour être reconnues, que l'intervention la plus vulgaire de nos sens, et surtout de la vue et du toucher, et ne réclamant pour leur guérison que des procédés manuels? Ce serait rétrécir beaucoup la science chirurgicale. Il n'en est point ainsi; comme le médecin, le chirurgien se trouve à même de voir les phlegmasies, le cancer, les scrofules, le tubercule, etc. Aussi, pour rester dans le vrai, il n'y a qu'une science, la médecine, et pour tous les esprits justes et éclairés, la division en pathologie interne et pathologie externe est entièrement de convention; elle n'existe pas en réalité. Faire de la chirurgie une science tout-à-fait à part, c'est ne voir qu'un côté de la question. C'est se méprendre étrangement que de vouloir partager ce qui ne peut l'être. Toutes les maladies doivent être étudiées au même titre. La chirurgie est née d'un ordre particulier de moyens thérapeutiques; mais elle n'a point dans son domaine des maladies qui ne puissent être rapprochées de celles dont s'occupe plus particulièrement la médecine. Ce sont donc deux branches d'une science qui ont entre elles des rapports multipliés et réels, plus réels que ne l'ont paru croire beaucoup de chirurgiens qui, se targuant en faveur de leurs doctrines d'un positivisme bien erroné, ont eux-mêmes rétréci la science, l'ont réduite à la seule médecine opératoire; ils ont mis l'art à la place de la science chirurgicale.

Que l'on considère les œuvres chirurgicales depuis un siècle; elles sont faites à ce point de vue. Heister, dans la première moitié du dix-huitième siècle, publia ses *Institutions*, ouvrage plus complet que ceux qui l'ont précédé, mais où l'on trouve encore classées à côté l'une de l'autre des affections qui n'ont aucun rapport entre elles, et, pour n'en citer qu'un exemple, dans le livre *des Tumeurs*, la brûlure à côté du squirrhe. De plus, la partie purement descriptive y tient une place très-étroite, tandis que d'amples détails sont donnés aux affections qui exigent l'emploi des instruments. La science est sacrifiée à l'art chirurgical. Depuis Heister jusqu'à Boyer, aucun grand traité de chirurgie n'avait paru, et l'on dut naturellement accepter avec reconnaissance une œuvre qui résumait en elle tous les progrès de la chirurgie depuis près d'un demi-siècle. Aujourd'hui, qu'on le remarque bien, les préceptes de ce grand chirurgien sont restés dans la mémoire de ses élèves; mais son œuvre a vieilli, et d'autant plus vite, qu'elle péchait par la base, l'absence d'une classification qui pût être fructueuse et servir à des progrès ultérieurs. Et cependant Boyer ne s'était pas tenu à l'usage de ses devanciers; il étudia les maladies chirurgicales par régions. Cet ordre, nouveau pour l'époque, put faciliter leur étude, mais ne pouvait durer longtemps, parce qu'il n'avait pas les caractères d'une classification; ce n'était qu'un système.

Depuis lors, de nombreuses monographies, les leçons de professeurs illustres, de Dupuytren, MM. Roux, Velpeau, Bérard, Blandin, ont répandu de grandes lumières sur plusieurs maladies chirurgicales. Les travaux de ces maîtres de la science ont été fructueux sans doute; la séméiotique et la thérapeutique y ont largement gagné; mais ces progrès ne portent en définitive que sur des parties isolées, qu'aucun lien ne réunit, et par-là perdent beaucoup de leur valeur. Toutefois, on ne doit plus dire : la science est sacrifiée à l'art; non, bien que celui-ci ait acquis un haut degré de perfection, la science chirurgicale s'est accrue considérablement, mais d'une manière inégale, si je puis dire, tantôt d'un côté, tantôt d'un autre, obéissant en cela aux idées dominantes de chacun de ceux qui l'ont cultivée.

L'anatomie chirurgicale, créée par l'alin au dix-huitième siècle, et si avancée de nos jours, l'histologie normale si bien étudiée depuis Bichat, l'anatomie pathologique depuis Morgagni, voilà les trois branches des sciences médicales sur lesquelles on a voulu baser la chirurgie.

C'est pour nous une fausse application. En effet, faire l'histoire des maladies de chaque région, c'est, à propos de chaque nouvelle région, tomber dans des redites incessantes; faire cette histoire après avoir décrit préalablement toutes les maladies en général, c'est tomber dans le même écueil si l'on a été complet dans la première description.

Quant à l'anatomie pathologique, en faire la base d'une classification, chercher dans les lésions la nature intime des maladies, et puis grouper celles-ci d'après les altérations constatées, c'est un désordre absolu; c'est prendre l'affection de l'intestin dans la fièvre typhoïde pour la fièvre typhoïde elle-même, les tumeurs blanches pour les scrofules, etc.;

c'est confondre des lésions avec des maladies ; c'est prendre la partie pour le tout.

Quant à l'étude des maladies dans les divers tissus, nul doute qu'elle ne soit féconde en résultats. Mais ce mode de description, pris pour point de départ, a de graves inconvénients : d'abord, de se répéter souvent, et surtout de scinder forcément ce qui doit être réuni ; de décrire à part, et en autant de chapitres séparés, éloignés les uns des autres, beaucoup de maladies qui, par leur nature pathologique, réclament un autre ordre et demandent à être groupées les unes à côté des autres, d'après l'affinité pathologique qui les rapproche. De ces maladies, les unes appartiennent à des classes étudiées aussi en médecine, comme les phlegmasies, les scrofules, le cancer, etc. ; les autres sont plus spécialement du ressort de la pathologie chirurgicale, comme les plaies, les hernies, etc.

Pourquoi ne pas adopter enfin en pathologie la base des méthodes naturelles si utiles et si fructueuses entre les mains de L. de Jussieu et de Cuvier? Quoi de plus philosophique et de plus ingénieusement formulée que la méthode de Laurent de Jussieu ! Comme on le sait, les divisions y sont fondées d'après la considération des caractères offerts par toutes les parties des végétaux ; on ne considère plus les êtres isolément, mais on les réunit et on les coordonne en groupes, en familles, d'après le plus grand nombre de leurs caractères communs.

En médecine, un travail analogue est utile et nécessaire ; il n'y a que des systèmes, il faut une méthode.

Ce n'est pas seulement d'après leurs causes qu'on peut grouper les maladies, car l'étiologie est par elle-même très-restreinte, rétrécie naturellement aux bornes de l'esprit humain, si faible dès qu'il veut s'appliquer à donner la raison d'être des choses de la création.

Ce n'est pas seulement d'après leurs symptômes, car ceux-ci ne constituent qu'un élément ; ils ne sont, si je puis m'exprimer ainsi, qu'une partie dans la physionomie des maladies.

Ce serait un arrangement systématique et artificiel dont Sauvages d'ailleurs, Sagar, Cullen, nous ont donné l'exemple, et que l'on ne saurait plus imiter.

Ce n'est pas seulement d'après leurs lésions, ou, pour dire comme aujourd'hui, d'après leur nature, car ce n'est que confusion et désordre, c'est prendre la partie pour le tout, l'effet pour la cause, c'est la négation complète du mot si ancien et traditionnel, la maladie.

Ce qu'il me paraît convenable de faire, c'est reconnaître en chirurgie *un certain nombre d'espèces morbides ou unités pathologiques, à existence propre, ne pouvant se réduire les unes dans les autres, autour desquelles viennent se grouper diverses affections, parties plus ou moins nombreuses, pour chacune d'elles, d'un tout qu'on nomme la maladie.*

D'après cette méthode, je ferai l'histoire des tumeurs blanches, non plus dans les maladies des articulations, à côté des corps étrangers ou des luxations, mais à leur place naturelle, à l'article SCROFULE, dont elles sont une des terribles et si fréquentes manifestations. Je ne ferai point l'histoire spéciale de l'ankylose, parce qu'elle n'est point une maladie ; mais je suivrai l'arthrite dans toute son évolution, dans toutes ses conséquences, et je serai amené ainsi à tracer l'histoire de l'ankylose en un lieu où elle ne sera plus déplacée.

Cette étude naturelle des maladies n'exclut point la médecine opératoire, qui est un des éléments les plus puissants de la thérapeutique chirurgicale ; son histoire viendra naturellement à l'article des maladies ou des affections qui réclament son secours. L'étude des opérations ne sera plus dénuée d'intérêt dès que celles-ci viendront remplir les indications dont la discussion, basée sur les faits observés, sera la partie clinique de ce livre.

Avant de terminer ces considérations générales, je dois avouer que, dans ce cadre pathologique, certaines espèces morbides pourront être déplacées au lieu où elles seront ; plusieurs affections mieux connues plus tard devront en être séparées et décrites à titre d'unités morbides, mais le motif en sera dans l'état actuel de la science, et non point dans une négligence de ma part.

Le point important, c'est que nous ne perdions pas de vue le but principal de cet ouvrage, qui est de résumer tous les principaux faits acquis à l'histoire de chaque branche de la médecine et à la chirurgie en particulier, et aussi de favoriser l'étude de cette science par une méthode supérieure à celles auxquelles on a eu recours jusqu'à ce jour.

CHAPITRE PREMIER.

PROLÉGOMÈNES.

Je vais présenter sous ce titre des considérations générales sur les opérations. Souvent trop négligées, ces considérations sont cependant importantes, car elles doivent initier l'élève aux premières notions de la chirurgie. Je rangerai aussi dans ces prolégomènes la description des opérations élémentaires et de toutes les opérations communes réunies sous le nom de *petite chirurgie*.

ARTICLE PREMIER.

DES OPÉRATIONS EN GÉNÉRAL.

Une opération est une action, autant que possible, *méthodiquement* exercée sur l'homme dans un but thérapeutique ou hygiénique.

Cette définition est peut-être la plus large qu'on en ait donnée. En effet, elle comprend tout à la fois les opérations en un seul et en plusieurs temps ; elle rappelle que l'opération n'est pas toujours un agent dans la thérapeutique, mais qu'elle est aussi d'un puissant secours en hygiène, ainsi certaines inoculations. De plus, j'insiste beaucoup ici pour rappeler que toute opération doit être *méthodiquement* faite. Sans doute, il y a des opérations qui ne peuvent être régulières, dans l'exécution desquelles le chirurgien devra puiser tout secours dans son instruction et son génie : ce sont là des opérations imprévues ou insolites. Aux premières appartiennent les méthodes et les procédés ; aux secondes, certains avis, certaines règles même, mais voilà tout.

Qu'est-ce qu'une méthode ?

Qu'est-ce qu'un procédé ?

Pendant longtemps ces deux mots ont été employés indifféremment ; aujourd'hui on assigne à chacun d'eux un sens défini. C'est ce que je vais montrer par un exemple. — Dans le traitement des anévrysmes, la ligature nous fournit un exemple de méthodes et de procédés ; en effet, on peut recourir à l'ancienne méthode, c'est-à-dire ouvrir la tumeur, puis lier l'artère au-dessus et au-dessous, ou bien à la méthode de Hunter, dans laquelle on place la ligature plus ou moins loin de la tumeur et au-dessus d'elle. On voit de suite l'énorme différence entre ces deux manières de pratiquer l'opération de l'anévrysme : ici, on ne touche point au sac anévrysmal, et c'est le point important ; là, au contraire, l'on ouvre ce sac et l'on va à la recherche de l'artère. Ce sont deux méthodes. Est-il besoin de dire que l'innovation de Brasdor est une méthode ? Évidemment oui ; chercher à interrompre la circulation entre les capillaires et la tumeur anévrysmale est une troisième méthode applicable à la maladie que j'ai prise pour exemple.

Quant aux procédés, les voici : dans l'emploi de la méthode de Hunter pour l'anévrysme du creux poplité, l'on peut faire la ligature soit à la partie moyenne, soit au tiers supérieur de la cuisse, comme le voulait Scarpa ; ce sont deux procédés dans la méthode de Hunter pour la guérison de l'anévrysme poplité.

Je ferai remarquer à ce sujet que certaines méthodes plus que d'autres sont susceptibles d'un plus grand nombre de procédés, et en voici le motif. Pour qu'une méthode offre plusieurs modes bien fixés dans l'exécution, il faut que cette méthode opératoire n'ait déjà rien d'irrégulier et d'insolite par elle-même, qu'elle ne soit pas entourée de difficultés quelquefois très-grandes, comme l'opération de l'anévrysme par l'ancienne méthode. Ici, l'on ouvre le sac, on le vide des caillots qu'il renferme, et puis, ou bien on le bourre de charpie, dans le but de le faire suppurer, ou bien on fait une ligature au-dessus et au-dessous. Sont-ce là deux procédés ? Non. Ici, l'opération ne consiste qu'à ouvrir le sac, le vider et éviter toute hémorrhagie ; mais faire suppurer la tumeur ou intercepter l'abord du sang artériel, ce sont, si l'on veut, deux méthodes secondaires, mais non pas deux procédés. Je dirai même plus, c'est que l'ouverture

du sac n'a pris le nom de méthode que depuis Hunter ; c'est par com-
paraison. Jamais on aurait eu l'idée de décorer du nom de méthode une
opération qui laisse tant au hasard, qui rentre si bien dans la catégorie
des opérations irrégulières et souvent insolites, à côté de la hernie étranglée, de l'ablation de certaines tumeurs, etc.

En résumé, il y a donc des opérations régulières et d'autres qui ne le
sont pas. Mais les unes et les autres sont dangereuses et peuvent causer
la mort ; aussi ne doit-on les pratiquer que lorsque la nécessité l'exige.
C'est dans l'appréciation des indications et des contre-indications que
le chirurgien doit profiter des ressources de la science et de l'expérience ; c'est souvent dans la mesure exacte des unes et des autres que
repose le sort des malades. Il faut savoir agir ou attendre à propos. Il
n'en est plus de même pour certaines opérations, presque toutes plus
ou moins irrégulières, et que l'on doit pratiquer aussitôt : ce sont des
opérations d'urgence ; ainsi, la ligature des artères pour les plaies de
ces vaisseaux, le cathétérisme, et quelquefois la ponction de la vessie
pour des rétentions d'urine, l'extraction de corps étrangers arrêtés dans
les voies aériennes, etc. Quand les indications ne sont pas aussi pres-
santes que dans les cas précités, l'opération peut être différée.

Quand une opération doit amener une très-large solution de continuité, il vaut mieux la pratiquer pendant les chaleurs de l'été que durant le printemps ou l'automne. On sait les beaux succès de Larrey en
Égypte ; en France, les expériences directes de M. Jules Guyot ont
confirmé et expliqué les succès de la chirurgie militaire en Égypte. Il
résulte des recherches de M. Malgaigne (1) et de celles de M. Nélaton
que sous le climat de Paris, les saisons les plus favorables aux grandes
opérations sont l'été et l'hiver.

Quant aux opérations qui ne doivent pas entraîner un long travail
de cicatrisation, il est à peu près indifférent de les pratiquer dans telle
ou telle autre saison, et l'on doit se diriger d'après les indications que
fournit la maladie. Si j'avais à faire ici un chapitre sur les indications
et les contre-indications en chirurgie, je croirais devoir rappeler que les
unes et les autres se puisent non-seulement dans les phénomènes de la
maladie, mais beaucoup aussi dans des circonstances qui lui sont étrangères : la saison, le climat, les habitations, l'âge, etc. Mais il serait au
moins inopportun de placer ici des considérations d'un ordre aussi
élevé avant d'avoir fait l'histoire des maladies chirurgicales.

Quand une opération a été résolue, le chirurgien doit auparavant être
bien fixé sur le procédé qu'il devra employer : il ne devra rien laisser au
hasard, s'il est possible ; tout prévoir, tout combiner, afin de n'être pas
pris au dépourvu.

Il y a d'ailleurs certaines règles communes à beaucoup d'opérations ;

---

(1) Études statistiques sur les résultats des grandes opérations dans les hôpitaux
de Paris ; Archiv. gén. de méd., 3e série ; avril et mai 1842.

elles consistent dans les soins à donner avant, pendant et après leur exécution.

§ 1er. *Soins préliminaires aux opérations.*

On comprend sous ce titre la préparation du malade, la suspension de la sensibilité, la préparation de l'appareil instrumental et du pansement.

Préparation du malade. — Sous ce nom on entend deux choses : la préparation morale du malade, et puis la préparation physique. Quelques mots sur ces deux points. En général, le malade doit être prévenu de l'opération qu'il doit subir plusieurs jours à l'avance ; il vaut mieux que le patient ait à réfléchir quelque temps et qu'il se livre à l'opérateur sans arrière-pensée, avec confiance, bien convaincu de la nécessité de l'opération, surtout si elle doit être longue, douloureuse et qu'elle doive amener une mutilation un peu considérable. C'est en pareille circonstance que le chirurgien devra montrer un caractère à la fois ferme et humain, démontrer l'urgence de l'opération, faire appel à tous les bons sentiments de son malade pour conserver sa vie, même au prix des douleurs et de la perte d'un membre. Combien, sans contredit, trouverait-on dans les hôpitaux plus de malades confiants et disposés à tout souffrir pour se conserver à leur famille s'ils avaient la certitude d'échapper par la suite, pour cause d'infirmité, aux privations et à la misère ! Il n'est permis de se dispenser de ces soins préliminaires que chez des individus très-pusillanimes et pour de petites opérations, l'ouverture d'abcès, quelquefois la fistule à l'anus, etc. Il est d'ailleurs, en cette matière, fort difficile de donner des règles qu'il faille toujours suivre ; il faut beaucoup de tact et d'expérience.

La préparation physique, plus en usage autrefois qu'aujourd'hui, consistait à soumettre le malade à la diète les jours précédents, à lui donner quelques purgatifs, quelquefois à le saigner s'il était jeune et pléthorique. Cette pratique est peu suivie aujourd'hui ; elle est née de la crainte très-exagérée d'accidents inflammatoires difficiles à conjurer, et du rapprochement fait très-mal à propos entre des individus épuisés depuis longtemps, que l'on opère pour les soustraire à une mort certaine, et les sujets pleins de santé que l'on veut affaiblir parce qu'on a reconnu qu'un certain degré de débilité est une condition favorable pour supporter les grandes opérations. Mais il n'y a pas la moindre analogie entre ces deux ordres de malades. Chercher, par exemple, à débiliter en quelques jours des individus qu'un accident met dans la nécessité de sacrifier un membre, c'est rejeter en masse toute la catégorie des amputations immédiates, c'est contrarier, par un traitement inopportun et perturbateur, le développement de l'inflammation traumatique ; c'est opérer ensuite au milieu de cette inflammation, c'est porter l'instrument sur des parties peu disposées à la réunion immédiate ; en résumé, c'est, dans le cas qui nous occupe, se priver de la ressource des amputations immédiates, et c'est enfin méconnaître les indications précises des amputations secondaires. Ce moyen terme n'est que confusion et désordre.

Quant à l'ablation de certaines tumeurs, cette préparation est inutile aussi ; car pour celles qui sont bénignes, cette débilitation en quelques jours est illusoire, et pour celles qui sont malignes, comme les cancers, chacun sait qu'il est quelquefois très-urgent, surtout pour les malades qui viennent fort tard réclamer les secours du chirurgien, d'opérer promptement, car chaque jour perdu est dans ce cas au profit de la maladie. Bien que je rejette en général comme inutiles ces préparations physiques, je n'entends pas dire qu'il faille à tout hasard opérer un malade sans s'inquiéter de savoir si toutes ses fonctions se font bien ; il faut par exemple éviter une constipation opiniâtre, afin de n'avoir pas à la combattre au milieu de l'inflammation traumatique qui suivra l'opération. Il faut, en général, faire cesser la diarrhée quand elle existe ; mais chez bon nombre de malades épuisés par une longue suppuration, il ne faut pas trop en tenir compte, et quand elle n'est encore que faible et peu abondante, l'on peut, jusqu'à un certain point, la considérer comme une indication de plus de l'opération.

Quant aux soins préliminaires spéciaux à certaines opérations, la taille, la fistule à l'anus, etc., je ne veux pas en parler ici, et ces considérations seront mieux placées à l'histoire de ces opérations elles-mêmes.

De la suppression de la sensibilité. — La plupart des malades redoutent beaucoup la douleur, et, de plus, il est maintenant bien certain que des douleurs cruelles et longtemps prolongées plongent souvent l'opéré dans un collapsus dont il ne peut se relever ; il meurt alors par perte d'influx nerveux, comme disait Dupuytren. A diverses époques, de nobles efforts furent tentés pour suspendre la sensibilité, surtout dans les amputations. — James Moore proposa de comprimer les cordons nerveux, et pour arriver à ce résultat, il se servit d'un compresseur analogue à celui de Dupuytren ; on peut atteindre le même but avec un garrot. Hunter fut témoin d'un succès semblable pour une amputation de la cuisse ; la compression portait à la fois sur le nerf crural et sur le nerf sciatique. Il est remarquable que ces auteurs n'aient pas eu plus d'imitateurs.

On a eu recours aussi au magnétisme, mais avec des résultats bien variés. On a parlé d'une amputation du sein et de l'extraction d'une dent qui auraient été faites sans douleur ; mais ces faits sont isolés, et il est difficile d'en tirer parti, incertains que nous sommes encore sur la valeur du magnétisme, même comme agent de l'insensibilité.

En janvier 1847, on fit connaître à Paris les résultats d'une grande découverte faite aux États-Unis ; il ne s'agissait de rien moins que de soustraire tous les malades aux douleurs inséparables des opérations à l'aide d'un moyen fort simple, les inspirations d'éther sulfurique.

Au mois d'octobre de la même année, l'on proposa un autre éther, le chloroforme. Ces deux substances méritent quelques considérations spéciales ; elles ne sont pas seulement des agents de l'insensibilité, mais ce sont encore de puissants agents thérapeutiques et dont on peut retirer des avantages. Rien de moins certain que la douleur, dans certaines circonstances données, soit l'apanage de toute matière organique; car certaines parties du corps des animaux paraissent être, comme le prouvent les vivisections, complétement insensibles à l'état normal. Mais la peau, mais les muscles, et en général tous les organes dans lesquels s'épanouissent un grand nombre de rameaux nerveux, sont très-sensibles. La sensation de la douleur est le résultat de la transmission au cerveau par les cordons nerveux des diverses excitations exercées sur la périphérie. Pour déterminer l'insensibilité ou le défaut de sensation, il y a deux manières d'y parvenir : ou bien mettre les cordons nerveux dans l'impossibilité de transmettre quoi que ce soit aux centres nerveux, ou bien placer les centres nerveux eux-mêmes dans un état tel qu'ils ne puissent, qu'on me pardonne l'expression, avoir conscience de ce qui peut leur être transmis par les cordons nerveux. Le premier but est bien difficile à atteindre ; car, pour anéantir l'action complète des nerfs, il faut une constriction presque immédiate. Je sais bien qu'il est prouvé qu'un membre, si l'on établit une compression prolongée et efficace sur les gros troncs nerveux et l'artère principale, arrive à un état d'engourdissement qui lui enlève en partie la faculté de se mouvoir et de sentir; mais de là à l'insensibilité complète, il y a loin, et puis le procédé est incommode dans son emploi, il peut gêner l'opérateur, tous inconvénients qui ont sans doute déterminé les chirurgiens à ne pas suivre l'exemple de James Moore et de Hunter.

Quant au second but, un anéantissement momentané des fonctions cérébrales tel qu'il paralyse en grande partie les cordons nerveux, les rend à peu près et incapables d'action, on l'obtient à un degré plus ou moins complet, suivant les individus, par l'éther, par le chloroforme, et, je dirai même, par beaucoup d'autres substances, mais à un moindre degré et moins innocemment, ainsi les alcooliques, l'opium.

Je crois qu'examinée à ce point de vue, la question gagne en simplicité et en clarté ; c'est l'étude clinique des faits que j'ai observés qui me fait regarder les deux substances en question comme agissant directement sur le cerveau et non point sur la périphérie. En effet, voyons un peu la marche de cette sorte d'ivresse par l'éther, d'abord, puis par le chloroforme. Dès les premières inspirations d'éther, le sujet est notablement excité, il y a de la toux, quelquefois même un peu de suffocation : aussi ne faut-il fournir les inspirations que graduellement; la face devient souvent rouge et turgescente, les yeux larmoyants, et ces premiers instants de congestion céphalique sont assez douloureux pour que les malades fassent des efforts pour arracher l'appareil ; ils ont encore conscience de tout ce qui arrive, et toute leur attention est fixée. Mais au bout de quelque temps, variable entre deux et cinq minutes environ, les inspirations deviennent plus larges et plus régulières, les yeux se ferment, la tête se penche en arrière, et le véritable sommeil commence; le pouls, d'abord un peu élevé quelquefois, toujours un peu excité dès les premiers moments, se calme ; la peau se couvre généralement d'un peu de sueur. A cette époque, variable entre cinq et huit minutes à peu près, on peut voir si l'insensibilité est complète. Ici il est très-facile de se tromper et de croire à l'abolition de la sensibilité, quand elle n'est encore qu'obtuse et difficilement mise en action. Il faut recourir aux pincements, aux chatouillements, et agir sur des parties habituellement très-sensibles, la partie interne des membres inférieurs, la paume des mains, la plante des pieds. — En général, quand l'insensibilité ne paraît pas complète au bout de dix minutes, je crois qu'il faut s'arrêter et ne pas prolonger l'action de l'éther, parce qu'il peut en résulter des accidents graves, surtout une violente congestion cérébrale. Mais à quoi peut tenir l'insuccès en pareil cas ? D'abord cela peut dépendre de l'appareil, de la substance employée ; en effet, il ne faut jamais se servir d'éther ancien et mal renfermé, parce qu'il peut contenir alors une notable proportion d'acide acétique. Mais en dehors de ces motifs d'insuccès tout-à-fait étrangers à l'individu, il y en a d'autres qui lui appartiennent en propre; il y a des sujets chez lesquels on ne peut déterminer l'insensibilité, et l'on a pu vérifier que beaucoup de ces individus réfractaires à l'action de l'éther étaient d'ordinaire livrés à des excès alcooliques. A notre point de vue, l'insensibilité est bien le criterium de l'action de l'éther; mais on ne doit pas, comme je viens de le dire, chercher à l'obtenir à tout prix, car ce ne serait pas sans danger. Il est si vrai que l'insensibilité résulte du défaut d'action des centres nerveux, que dans certains cas la sensibilité est très-émoussée, mais non complétement anéantie. On commence l'opération, et le malade sent quelque chose, puisqu'il fait des efforts pour soustraire la partie à l'instrument, et qu'il donne souvent des signes de douleur ; revenu à lui, il se souvient de l'opération, mais il se trompe parfois sur la nature de l'action exercée; il la diminue et l'amoindrit dans son esprit : ce sont pour lui des pincements, des coups légers, mais ce ne sont pas des incisions. Ici les fonctions cérébrales n'ont pas été complétement suspendues; le centre nerveux a perçu la transmission incomplète par les cordons nerveux, et la sensation produite est en rapport avec la transmission obtuse ; aussi paraît-elle égarée dans son objet, sans rapport avec l'action exercée.

En résumé, l'éther sulfurique, facile à se procurer et d'un prix peu élevé, est un liquide précieux pour déterminer l'insensibilité ; mais, comme je l'ai dit, on devra en diriger l'emploi avec beaucoup de circonspection. Pour ménager la susceptibilité de la muqueuse bronchique, très-irritable chez certaines personnes, on a songé à l'introduire dans l'économie par d'autres voies, par le rectum ou par les fosses nasales. Ce dernier procédé, que je n'ai jamais vu mettre en usage, n'est guère applicable en raison de la susceptibilité très-grande de la muqueuse olfactive au contact de vapeurs irritantes.

Quant à l'introduction de ces vapeurs dans le rectum, on en a eu, dit-on, de bons résultats chez les animaux; mais chez l'homme, l'on a été moins heureux, et d'ailleurs la difficulté de cette application et les répugnances qu'y doivent apporter beaucoup de personnes doivent en proscrire l'emploi. Il est donc préférable de mettre les vapeurs éthérées en contact direct avec les voies aériennes; mais, comme il est utile d'en graduer l'administration, il faut se servir d'un appareil qui remplisse cette condition; il faut que les premières inspirations soient d'abord très-peu chargées d'éther, puisque la proportion d'air diminue peu à peu, jusqu'à ce qu'enfin il n'en reste plus et que les vapeurs éthérées soient pures. Les appareils à double soupape sont les plus sûrs et les plus commodes, il serait superflu d'en faire la description; qu'il me suffise de dire que les plus simples doivent être préférés. On a fait usage aussi d'une simple vessie à laquelle on adapte une embouchure, ou d'une cuvette au-dessus de laquelle le malade place la tête, que l'on recouvre ensuite d'une serviette pour éviter le contact de l'air. Ces deux modes d'éthérisation sont mauvais, surtout le dernier, parce que la privation d'air atmosphérique est instantanément complète, qu'il y a presque toujours de la suffocation, de l'anxiété, et qu'enfin on ne peut aussi bien en diriger et en surveiller l'emploi.

Quant au chloroforme, ses propriétés sont plus énergiques que celles de l'éther, et l'on obtient plus tôt l'anesthésie. L'ivresse produite par cette substance n'est pas la même; elle n'a pas les mêmes phases ni la même durée. Autant la saveur de l'éther est âcre et désagréable, autant celle du chloroforme est douce et sucrée. On peut sans inconvénient le mettre en contact immédiat avec les voies aériennes sans qu'il provoque la toux ou la suffocation, et même après deux ou trois inspirations, beaucoup de sujets y prennent assez volontiers goût pour humer pour ainsi dire avec plaisir les vapeurs de chloroforme. Chez quelques autres, au contraire, les premières inspirations sont pénibles et irrégulières; mais elles deviennent bientôt moins précipitées, plus faciles, plus larges; les contractions musculaires s'effacent, et un sommeil, en général doux et paisible, arrive souvent en moins d'une minute. Il est inutile, pour le chloroforme, de se servir d'un appareil à soupapes; il vaut mieux en mettre aussitôt, et sans intermédiaire, les vapeurs en contact avec les voies aériennes, à l'aide d'un petit sac en taffetas, garni d'une embouchure à une extrémité, et, de l'autre côté, muni soit de rondelles d'étoffe de coton superposées, soit plutôt d'une éponge fine interposée entre deux rondelles d'étoffe à mailles très-larges. L'embouchure peut être destinée à comprendre la bouche seulement, et, dans ce cas, il faut appliquer un pince-nez, soit la bouche et le nez ensemble, ce qui est à peu près indifférent.

Le chloroforme me paraît donc avoir des avantages réels sur l'éther sulfurique ; l'anesthésie est plus prompte, elle n'occasionne pas cette dyspnée, cette suffocation si désagréable pour beaucoup de malades ; et, de plus, jamais je n'ai vu l'imminence de congestions cérébrales, ce que j'ai observé plusieurs fois avec l'éther.

Il y a maintenant une autre question, celle de la durée de l'insensibilité par ces deux substances. On a cru remarquer que l'anesthésie produite par le chloroforme dure moins longtemps que celle qui résulte de l'éther. C'est ce qu'on ne peut juger d'une manière absolue, car l'anesthésie est variable en durée, suivant les individus ; seulement, un fait certain est celui-ci : les sujets endormis par le chloroforme ont, en général, un réveil beaucoup plus net, beaucoup plus tranquille que les individus qui ont été éthérisés ; ceux-ci s'agitent, délirent, tandis que ceux-là sont calmes et semblent sortir d'un profond sommeil. Aussi est-il plus aisé et nullement dangereux, si l'opération n'est point encore terminée, de déterminer encore l'anesthésie par de nouvelles inspirations de chloroforme.

En résumé, le chloroforme doit être préféré à l'éther. Au commencement de cet article sur la suspension de la sensibilité, j'ai fait pressentir que l'éther et le chloroforme n'ont pas seulement des propriétés anesthésiques, mais qu'ils anéantissent encore les contractions musculaires.

C'est un fait certain, et, au premier abord, on pourrait croire que cette action résolutive sur les muscles doit empêcher leur rétraction dans les amputations, par exemple ; mais il n'en est point ainsi. Cette rétraction peut se faire encore ; elle n'est d'ailleurs que la contraction développée par un agent extérieur, les incisions. Comme diverses personnes, peut-être pour n'avoir pas assez observé les malades, ont cru devoir dire que des substances qui avaient pour effet d'abolir les contractions musculaires devaient nécessairement empêcher la rétraction dans les amputations, je crois utile de relever cette erreur en chirurgie clinique et en physiologie.

Je veux m'occuper de savoir jusqu'à quel point l'éther et le chloroforme peuvent, une fois qu'ils ont produit l'anesthésie, empêcher la rétraction. Cette question clinique soulève encore le grand problème de la contractilité des muscles. Est-elle, comme le voulaient Haller, Bichat, Nysten, une propriété vitale à eux propre, indépendante des nerfs ? Ou bien cette doctrine de Haller est-elle fausse, et doit-on, à l'exemple de Whytt, A. Monro, Prochaska, Legallois, Reil, etc., regarder la force motrice comme dépendante des nerfs ? Ces derniers physiologistes se fondent sur ce que les nerfs, sous l'influence d'une irritation quelconque, déterminent le mouvement des muscles (ce que Haller n'a jamais nié, puisqu'il enseignait que les stimulus n'ont pas besoin de l'intermédiaire des nerfs pour influencer les muscles, et que le stimulus nerveux n'est qu'une des nombreuses causes qui les sollicitent à se contracter), sur ce que les narcotiques, dont l'action porte de préférence sur les nerfs, annihilent la contractilité musculaire ; mais les narcotiques n'ont cet effet qu'en anéantissant l'action du cerveau et de la moelle épinière. En sorte que voilà pour moi la question posée : l'influence nerveuse est-elle nécessaire pour que les muscles aient l'aptitude à se contracter, et celle-ci n'existe-t-elle plus dès que cesse l'influence nerveuse? Je crois que les vapeurs d'éther ou de chloroforme n'ont qu'une action indirecte sur les fibres nerveuses, sensitives et motrices, en rapport avec l'anéantissement plus ou moins complet des fonctions des centres nerveux influencés d'une manière immédiate. Je crois encore qu'il y a au moins grande analogie entre les individus privés de la sensibilité par l'éther ou le chloroforme et ces apoplectiques chez lesquels Nysten a vu les muscles, malgré la paralysie cérébrale, se contracter encore quand on les irrite avec l'électricité. — En effet, je n'ai jamais observé que les éthérisations fussent un obstacle à la rétraction musculaire. Par la section seule ou par le contact de deux corps qui peuvent développer de l'électricité, le couteau et la fibre musculaire elle-même, j'ai toujours vu celle-ci se contracter aussi bien que si les individus n'eussent point été endormis. Ces expériences cliniques me paraissent confirmer l'opinion de Haller. Je dirai donc que l'influence nerveuse n'est pas nécessaire pour déterminer dans les muscles l'aptitude à se contracter, que cette contractilité leur est inhérente et leur appartient en propre, et que par l'action de divers stimulus, elle peut s'exercer encore en l'absence de l'influence nerveuse.

Les deux substances ne possèdent pas au même degré la propriété d'affaiblir la contraction musculaire ; elle est plus marquée pour le chloroforme que pour l'éther. Je ne veux pas traiter ici du chloroforme comme agent thérapeutique ; dans le courant de cet ouvrage, j'aurai lieu de parler du parti qu'on peut en tirer. Je dirai seulement par avance que mon collègue M. Guyton, interne des hôpitaux, vient d'en faire une heureuse application à la réduction des hernies. Les réflexions judicieuses que lui a fournies cette donnée pratique et les quelques expériences qu'il a faites à ce sujet, et auxquelles il a bien voulu m'initier, me paraissent devoir jeter une vive lumière sur cette question encore controversée de l'étranglement des hernies.

L'éther et le chloroforme doivent-ils être employés indifféremment dans toutes les opérations? Évidemment non. Il est telles d'entre elles qui réclament du patient lui-même des soins intelligents, dans lesquelles l'opéré doit, pour ainsi dire, servir d'aide à l'opérateur : ainsi la plupart des opérations minutieuses, comme les autoplasties, la cataracte, l'hydrocèle par l'injection, pour laquelle le chirurgien doit tenir compte du degré de douleur ; il est telles autres dans lesquelles les douleurs doivent être si faibles ou à peu près nulles, et pour lesquelles déterminer l'anesthésie est fort inutile. Enfin il y a un troisième ordre d'opérations pour lesquelles la plus parfaite immobilité est indispensable, et l'on rencontre cependant un certain nombre d'individus insensibles qui se livrent à des mouvements désordonnés, surtout quand le réveil arrive.

Ce sont alors des difficultés de plus apportées à l'opération. Pour ce motif surtout, certains chirurgiens avaient proposé de faire un essai préalable, afin de juger de la valeur de l'éthérisation; mais cette expérience est illusoire, car dans une première séance l'on voit souvent un malade calme et tranquille, tandis que dans la suivante il sera agité et il aura du délire. Ces expériences préliminaires n'ont guère été faites qu'avec l'éther. Quant au sommeil que procure le chloroforme, il est en général beaucoup plus calme; aussi pourrait-on, peut-être même dans les cas où une parfaite immobilité est nécessaire, s'y fier davantage et fournir au malade les bénéfices de l'insensibilité.

Il y a enfin une dernière question, celle de savoir jusqu'à quel point les vapeurs d'éther ou de chloroforme peuvent influencer les suites de l'opération. Je crois que l'action de ces substances est très-fugace et passagère, qu'elle ne laisse point de traces, si l'on en fait un usage judicieux et prudent. J'ai déjà indiqué le danger immédiat de l'éthérisation prolongée, la congestion cérébrale; mais il y en a d'autres, dit-on : ce sont des laryngites, des pneumonies même terminées par la mort. Les faits qu'on a rapportés ne m'ont pas paru parfaitement concluants; cependant ils commandent une grande réserve et doivent faire, je crois, toujours préférer le chloroforme à l'éther. Toutefois je terminerai ces considérations sur l'anesthésie par une observation que j'ai faite chez beaucoup d'opérés, surtout après les éthérisations. J'ai remarqué que dans les opérations sanglantes, si l'on n'a le soin de laisser longtemps la plaie à découvert pour lier les vaisseaux, on s'expose aux périls d'une hémorrhagie au bout de quelques heures beaucoup plus sûrement que dans les circonstances ordinaires. Sous l'influence de l'éther surtout, les petits vaisseaux ne fournissent pas de sang, et l'on croit pouvoir procéder à la réunion alors qu'il doit se faire après quelque temps au moins un suintement abondant, quelquefois une hémorrhagie. Ce resserrement des vaisseaux ne s'explique guère avec l'état de résolution des muscles soumis à la volonté; mais il a lieu sans doute au moment du réveil, alors que le malade s'agite, qu'il a même quelquefois des mouvements convulsifs. C'est encore un motif de plus pour préférer à l'éther le chloroforme, qui en offre tous les avantages sans avoir la plupart de ses inconvénients.

Préparation de l'appareil instrumental et du pansement. — Ce que je dois en dire ici n'est qu'à titre de mention et pour ne pas être incomplet sur les soins préliminaires aux opérations; mais on conçoit que ces considérations se rattachent plutôt à l'histoire de chacune d'elles en particulier. En effet, à l'exception des instruments de trousse, comme bistouris, pinces à dissection, ciseaux, sonde cannelée, je ne puis mentionner tous ceux qui servent aux opérations : la liste de cet arsenal serait bien inutile.

Le chirurgien devra examiner d'abord les instruments qui doivent lui servir, les faire placer méthodiquement sur un plateau que l'on couvrira d'un linge, afin d'en éviter la vue au malade. Dans la plupart des opérations, les instruments doivent être confiés à un aide, pour qu'il les présente à l'opérateur au fur et à mesure que celui-ci en aura besoin. On devra aussi réunir à part les pièces destinées au pansement, variables suivant l'opération.

En général, il faut se munir de ligatures simples et doubles, de bandelettes agglutinatives, de charpie disposée en plumasseaux, en bourdonnets, en masse amorphe, de linge fenêtré enduit de cérat sur l'une de ses faces, de compresses et de bandes.

Le malade devra être placé dans la position horizontale ; elle est la plus commode, et pour lui-même, parce qu'elle prévient la syncope, et pour le chirurgien, qui se fatigue beaucoup moins.

On peut opérer le malade à son lit ; mais dans une salle d'hôpital, il vaut mieux s'en abstenir, par rapport aux malades voisins, que cette vue effraie. Il y a d'ailleurs dans les hôpitaux des tables à bascule sur lesquelles on place un matelas, et qui sont plus commodes que les lits ordinaires, parce qu'on peut leur donner une inclinaison convenable : c'est là que doivent être pratiquées toutes les grandes opérations. Autrefois, pour beaucoup d'entre elles, on garrottait les malades, ce qui les effrayait sans ajouter à la sécurité du chirurgien. Dès qu'un sujet est bien résigné, des aides suffisent pour le maintenir et pour prévenir tout mouvement importun. On n'a plus l'habitude d'appliquer des liens que pour une seule opération, la taille périnéale, non pas tant dans le but de prévenir les mouvements, qui ne peuvent être que des mouvements du bassin, que pour maintenir les cuisses également fléchies et écartées, conserver au périnée toute sa largeur, et pour que les tissus y soient dans une extension convenable.

§ II. *Règles à suivre pendant l'opération.*

Ces règles ont rapport à la position du chirurgien et des aides, à la suspension du cours du sang et aux accidents qui peuvent survenir durant les opérations.

Le chirurgien doit se placer dans la position la plus convenable pour n'être pas gêné, en général au côté droit du malade et dans l'attitude verticale pour être moins fatigué ; aussi faut-il que le lit soit assez élevé pour ne pas nécessiter une inclinaison trop prolongée du corps en avant. Pour quelques opérations minutieuses, comme la cataracte, il vaut mieux s'asseoir devant le malade, qui sera assis également, la tête inclinée en arrière et reposant sur la poitrine d'un aide qui sera chargé de relever la paupière.

Les aides ont tous des fonctions diverses, en rapport avec leur instruction et la confiance que le chirurgien leur accorde. L'aide principal se place en face de l'opérateur, prêt à le seconder et à remplir toutes ses intentions ; il devra tendre la peau à mesure que le chirurgien la divisera, lier les vaisseaux ou appliquer les doigts dessus afin d'éviter tout écoulement de sang, remettant après l'opération la ligature des artères. — Un autre aide présentera les instruments. — D'autres enfin seront chargés de maintenir le malade. Il est bien entendu d'ailleurs que les fonctions des aides varient comme la position de l'opérateur, suivant les opérations et quelquefois même suivant les circonstances de chacune d'elles. Ainsi dans les amputations, trois aides ont une fonction importante : l'un, le premier de tous, comprime l'artère principale ; le second soutient le membre ; le troisième enfin relève les chairs, à moins que le chirurgien ne prenne lui-même ce soin. — Pour la taille, un seul aide instruit est nécessaire, celui qui tient le cathéter.

On voit donc qu'on ne peut poser des règles fixes et invariables, parce que le manuel opératoire est variable lui-même suivant chaque opération, souvent suivant chaque procédé.

De la suspension du cours du sang. — Les hémorrhagies pendant les grandes opérations sont un des accidents les plus graves : elles peuvent quelquefois mettre en danger la vie des malades ; aussi la suspension du cours du sang est-elle indispensable, autant pour la sûreté de l'opéré que pour la sécurité du chirurgien. Il y a deux moyens de prévenir l'hémorrhagie : la compression des troncs artériels ou leur ligature préalable. Mais celle-ci est déjà une opération grave, applicable seulement à certains cas. J'y reviendrai tout à l'heure.

De la compression. — La compression est sans contredit le meilleur moyen hémostatique préventif. Elle consiste, comme chacun sait, à aplatir l'artère et à effacer momentanément son calibre ; mais pour qu'elle soit applicable, il faut deux conditions : l'artère ne doit pas être trop profonde, et en second lieu elle doit reposer sur un plan osseux et résistant. Il y a deux manières de faire la compression : ou la confier à un aide, ce qui est préférable, ou employer des moyens mécaniques, toujours beaucoup moins sûrs.

Faire la compression de l'artère dans une amputation, c'est un poste de confiance ; aussi doit-il être rempli par un aide instruit, bien versé dans les connaissances anatomiques et très-habitué aux opérations. Il doit être placé de manière à ne pas gêner le chirurgien, mais à tout voir cependant, à suivre tous les temps de l'opération, à en apprécier les circonstances, afin qu'il puisse se rendre compte de l'efficacité de la compression qu'il exerce. Il y a pour chaque artère qui peut être com-

primée des points spéciaux où elle doit l'être ; points qui réunissent en
général les deux conditions précitées : position superficielle du vaisseau,
un plan osseux sous-jacent. Pour plus de sûreté, le chirurgien explore
lui-même l'artère, établit la compression, puis la confie à son aide. Il y a
deux manières de la faire : soit avec la face palmaire du pouce, appliquée transversalement sur l'artère, et soutenue s'il le faut par le pouce
ou les autres doigts de la main opposée, soit, ce qui est mieux quand
on peut le faire, c'est-à-dire quand l'espace à comprimer offre une certaine étendue, avec la pulpe des quatre derniers doigts ramenés sur une
seule et même ligne et placés parallèlement au vaisseau ; cette compression peut être soutenue aussi avec la main du côté opposé. Dans
certaines opérations longues, l'aide doit comprimer longtemps; aussi doit-
il ménager ses forces. Il est inutile d'appuyer beaucoup pour aplatir
l'artère et suspendre le cours du sang ; il faut comprimer doucement,
méthodiquement, que les doigts ne soient pas promptement engourdis,
afin qu'ils puissent diriger dans quelques instants la compression au
profit de la ligature des artères. En effet, après une amputation, les
gros vaisseaux sont liés immédiatement et presque toujours sans aucune
recherche ; cependant s'ils sont profondément cachés dans les chairs,
l'aide devra suspendre un moment la compression, pour qu'un jet de
sang vienne aussitôt en indiquer la position. Cette manière d'agir est
presque toujours une nécessité pour lier les vaisseaux d'un moindre calibre. Pour suspendre momentanément la compression, l'aide ne doit
pas la quitter complètement : ses doigts doivent toujours demeurer en
contact avec l'artère, si je puis m'exprimer ainsi, la sentir sans cesse ;
seulement ils doivent lui permettre de céder à son élasticité naturelle,
de s'étendre assez pour que le sang y afflue. Ce sont là autant de
circonstances qui exigent l'habitude des opérations et du sang-froid.

Quand le chirurgien n'a pas à sa disposition un aide assez instruit
pour lui confier la compression, il doit se priver alors de ce soin intelligent et le remplacer par une compression purement mécanique. Il y a
trois espèces de compresseurs : le garrot, le tourniquet et le compresseur
de Dupuytren.

Le *garrot* est le compresseur le plus simple et le plus facile à se procurer. Il se compose d'une pelote ou d'une bande roulée en cylindre,
d'une compresse étroite assez longue pour faire le tour du membre,
d'un lacs large de trois centimètres environ et assez long pour faire deux
fois et demie le tour de la partie, d'une plaque de cuir ou de bois, et
enfin d'un bâtonnet ou garrot. Voici la manière de se servir de cet appareil. On place la pelote sur le trajet de l'artère, et, pour empêcher
une striction trop immédiate de la peau, on l'assujétit avec la compresse, dont on croise les chefs du côté opposé de l'artère, puis on place
par-dessus le lacs, dont on entoure deux fois le membre sans le serrer,
et l'on en noue les bouts sur les chefs croisés de la compresse. On glisse
alors sous le nœud formé avec les chefs du lacs, entre lui et la com-

presse, une plaque de cuir, et enfin on place le garrot parallèlement à l'axe du membre sous le nœud que l'on serre pogressivement en faisant exécuter au garrot des mouvements de moulinet. — Le garrot a évidemment de grands avantages : il est très-simple, facile à employer et très-puissant, mais il ne comprime pas un point isolé ; il exerce plutôt une constriction de toute la partie qu'une compression partielle. De plus, on ne peut s'en servir que sur des parties à peu près circulaires, comme les membres, et assez loin du point où doit porter l'instrument, car la striction énergique employée détermine en peu d'instants un boursouflement assez grand des parties molles ; il serait difficile, par exemple, de relever la peau dans une amputation de cuisse pratiquée à la partie inférieure du tiers supérieur du membre. De plus, la rétraction musculaire sur laquelle on compte tant ne peut se faire, ou elle n'est qu'incomplète, ce qui peut amener la saillie de l'os, la conicité du moignon et des retards dans la cicatrisation de la plaie.

Appliquée sur un membre amaigri, la compression par le garrot est assez puissante pour empêcher la circulation dans les artères collatérales qui peuvent fournir un écoulement abondant pendant une opération un peu longue ; aussi pourrait-on s'en servir quand on a le dessein d'éviter toute perte de sang. Toutefois il est bien entendu que le garrot ne doit être qu'un moyen hémostatique préventif ; il serait dangereux, pour remédier à une hémorrhagie, de maintenir appliquée au-delà de quelques instants une compression assez énergique pour empêcher l'abord du sang artériel et le retour du sang veineux.

Le *tourniquet* a été imaginé en 1718 par J.-L. Petit. Il se compose de deux plaques métalliques carrées, dont la supérieure s'écarte ou se rapproche de l'inférieure à l'aide d'une vis de pression qui est fixée à cette dernière, d'un coussinet de six centimètres de largeur fixé à la face inférieure de celle-ci, et enfin d'une seconde pelote libre et d'un lacs fixé aux plaques.

Voici comment on applique cet appareil. Après avoir bien exploré la situation de l'artère, on place parallèlement à sa direction la pelote qui est surmontée par la vis, et on l'y tient immobile ; puis, de la main restée libre, l'on entoure le membre avec le lacs qu'on a engagé préalablement dans les coulisses de la face inférieure de la seconde pelote, celle qui est la plus large ; on fixe celle-ci sur le point diamétralement opposé à l'artère, et enfin on passe l'extrémité libre du lacs dans la boucle qui termine l'autre extrémité, et l'on serre médiocrement. Quand on s'est assuré que la pelote à vis n'a pas changé de position et que la pelote inférieure lui correspond exactement de l'autre côté du membre, l'on tourne de gauche à droite la vis de pression, les deux plaques s'éloignent l'une de l'autre, et l'inférieure comprime l'artère. On peut juger de l'énergie de la compression par la tension du lacs attaché à la face supérieure de la plaque inférieure et faisant poulie sur les côtés de la plaque supérieure. On peut s'en assurer aussi en explorant par le toucher l'artère ou quelqu'une de ses divisions au-dessous du point où elle est comprimée. Tel est le tourniquet de J.-L. Petit; il est préférable à tous ceux qu'on a construits depuis, et au-dessus des modifications qu'on y a apportées.

Qu'il me suffise de signaler l'erreur de ceux qui ont appliqué la plus large pelote sur l'artère, plaçant la pelote à vis au point diamétralement opposé, et de mentionner le tourniquet de Percy, dans lequel les deux plaques et la vis ont été fixées sur la pelote elle-même, de telle sorte que la compression porte à la fois et sur les vaisseaux et sur toute la circonférence du membre.

Le tourniquet de J.-L. Petit est plus avantageux : il n'exerce de compression que sur deux points ; par la petite dimension de la pelote compressive, il permet le retour du sang veineux et n'empêche pas, comme le garrot, la rétraction musculaire. Mais il n'est pas exempt d'inconvénients : ainsi, en raison de la longueur de la vis de pression, il est sujet à basculer et à abandonner la compression qu'il est chargé d'exercer. Sans doute cet inconvénient est diminué dans le tourniquet de Percy ; mais, comme le garrot, celui-ci comprime un peu les parties intermédiaires aux deux pelotes.

Compresseur de Dupuytren. — Pour y remédier, Dupuytren songea à substituer au lacs une bande d'acier en forme d'un arc, qui décrit les deux tiers d'un cercle. Cet arc est épais de trois à quatre millimètres ; il offre trois brisures, l'une moyenne, et ici les deux extrémités s'engagent dans un coulant d'acier, de telle sorte qu'elles chevauchent l'une sur l'autre ; une vis extérieure au coulant permet de les fixer dans la position convenable : ce mécanisme a pour but de diminuer ou d'augmenter la longueur de l'arc ; les deux autres brisures sont près des extrémités, qui portent chacune une pelote ; ici se trouvent des charnières qui permettent de donner aux pelotes le degré d'inclinaison nécessaire ; un ressort placé derrière chaque charnière empêche le redressement de la courbure imposée à l'instrument. A l'une des extrémités de l'arc se trouve fixée une pelote large de trois doigts et longue de quatre environ, concave et destinée à servir de point d'appui : c'est la pelote inférieure. L'autre extrémité de l'arc est traversée par une vis et par deux tiges de fer destinées à supporter la pelote mobile compressive ; celle-ci est presque cylindrique. Ce compresseur a des avantages sur le tourniquet de J.-L. Petit : il ne comprime que sur deux points ; la largeur des pelotes et la rigidité de l'arc l'empêchent davantage de se déplacer; mais il est incommode à cause de son volume et de son poids. Cependant il ne faut pas oublier son principal avantage : effacer le calibre de l'artère sans gêner la circulation collatérale ; aussi Dupuytren l'employait-il toujours quand il voulait traiter un anévrysme par la compression d'une artère dans un point plus ou moins éloigné de la tumeur.

Tels sont les instruments mécaniques à l'aide desquels, à défaut d'un aide capable d'exercer la compression avec les doigts, on peut suspendre le cours du sang avant de commencer une opération. Le plus employé de ces moyens mécaniques est encore le tourniquet de J.-L. Petit.

Il y a certaines opérations pour lesquelles la suspension du cours du sang est impossible, soit que les artères de la région sur laquelle on opère se prêtent difficilement à la compression, ainsi la carotide primitive pour les tumeurs du cou, soit que le manuel opératoire lui-même soit un obstacle à une compression efficace de l'artère principale du membre, comme quelques chirurgiens l'ont pensé pour l'amputation de la cuisse dans l'articulation coxo-fémorale. Dans ces cas particuliers, beaucoup d'auteurs sont d'avis de faire la ligature préalable du gros tronc artériel de la région. Il est en effet prudent d'agir ainsi pour certaines tumeurs volumineuses de la région cervicale; l'on aurait à craindre, sans cette précaution, d'exposer le malade à une perte de sang souvent considérable. Quant à la désarticulation de la cuisse, la ligature préalable de l'artère crurale n'est point essentiellement nécessaire, surtout si l'on a à sa disposition un aide capable et intelligent; cependant, dans ce cas particulier, cette ligature devient partie intégrante de l'opération quand on adopte le procédé de Larrey, ou même le procédé de Lalouette, comme ce chirurgien l'a décrit.

Des accidents qui peuvent survenir pendant les opérations. — Ces accidents sont l'hémorrhagie, la syncope, les convulsions, l'introduction de l'air dans les veines.

De l'hémorrhagie. — Un écoulement de sang prend le nom d'hémorrhagie dès qu'il est assez considérable pour mettre en danger immédiat la vie du malade ou pour amener à sa suite une telle débilité, que le sujet peut difficilement réparer ses forces. L'hémorrhagie est un accident sur lequel on n'a point assez appelé l'attention, surtout en chirurgie clinique; cependant M. Nélaton l'a parfaitement observé. Certains malades, victimes d'une hémorrhagie pendant l'opération, ne meurent fréquemment pas aussitôt; ils présentent pendant trois ou quatre jours encore la plupart des symptômes propres aux hémorrhagies : pâleur de la peau, qui est moite et froide dans toute son étendue, sueurs profuses sur la face et la poitrine, petitesse et fréquence du pouls, soif vive, anéantissement complet des forces musculaires. Outre ces phénomènes, que j'appellerai successifs de l'hémorrhagie, la plaie offre aussi un état particulier : il n'y a pas de gonflement inflammatoire, il semble qu'elle soit privée de vie; elle est molle et blafarde; les lambeaux, s'il y en a, sont mous et sans la moindre turgescence, souvent plus froids que la peau environnante, mais sans menace de gangrène, dont la marche est tout-à-fait différente. J'accepte bien volontiers l'idée de M. Nélaton (1) lors-

---

(1) Nélaton, *Éléments de pathologie chirurgicale*, t. 1er, p. 11.

qu'il dit « que ces lambeaux semblent plutôt disposés à se putréfier qu'à se gangréner. » A l'autopsie, l'on ne retrouve aucune des lésions auxquelles on voit habituellement succomber les opérés : on constate seulement les désordres produits par l'hémorrhagie : décoloration des muscles, des muqueuses et de la peau, fluidité du sang contenu dans les cavités du cœur et dans les gros vaisseaux, quelquefois des suffusions séreuses dans la plèvre et dans le péricarde.

L'hémorrhagie peut être artérielle ou veineuse.

Les hémorrhagies artérielles ne peuvent guère avoir lieu durant les opérations réglées, comme les amputations, à moins d'une compression mal faite ou d'une anomalie assez rare dans la distribution des artères : ainsi la naissance de la musculaire profonde de la fin de l'iliaque externe, disposition qui rend en partie illusoire la compression, même bien faite, sur l'artère crurale au pli de l'aine. — On observe les hémorrhagies principalement dans l'extirpation des tumeurs, la section de lambeaux de peau décollée, etc., et plutôt en certaines régions qu'en d'autres. Il faut qu'un chirurgien ait une grande habitude des opérations, et qu'il se sache bien aidé, pour entreprendre l'ablation de certaines tumeurs du cou ou de la face où l'on a à diviser et des artères bien connues et beaucoup d'autres anormalement développées.

Il y a plusieurs moyens de remédier à l'hémorrhagie artérielle. Quand elle a lieu dans une amputation par défaut d'une compression rigoureusement faite, il faut suspendre l'opération, placer le doigt sur l'orifice béant de l'artère ou sur son trajet, s'il est superficiel, et assurer en même temps la compression, soit qu'on replace l'appareil déplacé, soit qu'on la confie à un aide plus capable ; et même, si l'opération est presque achevée, il vaut mieux lier aussitôt le gros tronc artériel divisé. C'est ce qu'on doit toujours faire dans l'ablation des tumeurs et en général dans toute opération irrégulière. Quant aux petites artères, on peut, ou faire appliquer sur leur orifice les doigts d'un aide, à la manière de J.-L. Petit, puis les lier après l'opération, ou bien les lier à mesure qu'on les divise.

Par la première méthode, l'on gagne beaucoup en célérité ; mais on peut avoir ensuite de la peine à retrouver les vaisseaux rétractés et cachés dans les chairs. En s'abstenant de ligatures, parce qu'on ne trouve plus les artères, le malade est exposé aux dangers d'une hémorrhagie qui se montre quelquefois quelques heures après le pansement. Pour ces motifs, la ligature faite immédiatement est préférable ; je sais qu'elle prolonge l'opération, mais il importe peu, et l'on aura presque toujours à se louer de cette sage mesure. D'ailleurs les malades peuvent le plus souvent jouir des avantages de l'insensibilité.

On observe aussi des hémorrhagies veineuses. Elles dépendent quelquefois de l'interruption simultanée du cours du sang artériel et veineux par la compression ; mais, la plupart du temps, on en trouve la cause chez les malades eux-mêmes. En effet, voici ce qui se passe. Pendant les cris, les contractions, la respiration est interrompue, le sang veineux n'arrive plus librement aux poumons, il s'arrête dans les veines-caves, les dilate ainsi que les veines voisines, et enfin il reflue, il vient inonder la surface de la plaie. Sans doute l'hémorrhagie veineuse offre des dangers, surtout quand il s'agit de la blessure d'une grosse veine et qu'on veut à tout prix éviter au malade une perte de sang ; mais il est facile d'y remédier : il s'agit de rétablir la respiration. Il faut engager le malade à respirer largement, la bouche ouverte ; immédiatement le sang veineux remplit les cavités droites du cœur et en est chassé vers le poumon ; il n'est plus obligé, à cause d'une trop grande distension des veines-caves, de refluer vers la plaie. Ces hémorrhagies veineuses sont plus fréquentes dans les opérations pratiquées sur le tronc, le cou ou sur la face, que sur les membres. C'est encore l'un des motifs pour lesquels il faut préférer l'anesthésie provoquée par le chloroforme ; les malades endormis par cette substance respirent librement, tandis que souvent le contraire a lieu avec l'éther : la respiration est difficile, gênée, et plusieurs fois j'ai vu préférer hâter le réveil des malades plutôt que de les laisser sous l'imminence apparente d'une congestion pulmonaire.

De la syncope. — Elle peut dépendre de trois causes : d'une perte de sang, de la pusillanimité du sujet ou de l'intensité des douleurs éprouvées. Quand elle a pour cause une perte de sang, à moins que celle-ci n'ait été une hémorrhagie considérable, elle n'est pas grave. Dans le cas contraire, elle devient un phénomène très-inquiétant : elle s'accompagne alors de froideur de la peau et de sueurs abondantes. Plus elle se prolonge, plus il y a lieu de craindre que la mort en soit le résultat. — Quand elle est produite par la frayeur qu'inspire l'opération, c'est en général un accident fort léger. Dès que le sujet est revenu à lui, il faut le rassurer, essayer de détourner son attention des objets qui lui font peur, faire appel à des sentiments nobles et énergiques, lui parler de la nécessité de l'opération et surtout de son prompt achèvement ; c'est ce dernier argument qui a le plus de valeur sur l'esprit des malades effrayés. Du reste, l'on observe rarement la syncope dans ces circonstances, maintenant que les sujets craintifs trouvent dans l'anesthésie un refuge contre la peur ou contre les douleurs. — Toutefois, quand le malade ne peut être endormi ou quand l'anesthésie ne peut être prolongée autant que la durée de l'opération, les douleurs peuvent par leur intensité amener la syncope. Quand celle-ci arrive vers la fin d'une opération très-longue et très-douloureuse, elle offre une certaine gravité ; elle précède alors cet anéantissement profond dans lequel tombent les opérés et sur lequel a insisté Dupuytren. Aussi faut-il à tout prix ranimer le malade. Dans les cas les plus légers, la position horizontale suffit. Il est utile de renouveler l'air, de faire respirer des substances irritantes et volatiles, comme l'ammoniaque, le vinaigre, l'eau de Cologne, de titiller les fosses nasales avec les barbes d'une plume, de projeter des gouttes d'eau froide sur le visage ; tels sont les moyens qui sont le plus souvent employés. S'ils échouent, il faut avoir recours à la respiration artificielle, comprimer les parois thoraciques pour les laisser ensuite se dilater, et répéter cette manœuvre pendant quelques minutes ; si elle est impuissante à provoquer l'inspiration spontanée, il faut faire l'insufflation. On introduit par les narines ou par la bouche, et jusque dans la trachée, une sonde de gros calibre, en rapport avec l'âge du sujet, et puis on pratique l'insufflation en imitant les temps égaux de la respiration, soit avec la bouche, soit avec un soufflet. L'introduction de l'instrument par la bouche est toujours plus simple et plus sûre, et toutes les fois qu'on ne veut pas laisser l'instrument à demeure, le tube laryngien de Chaussier est préférable à la sonde de Desault. Enfin, à défaut de ces instruments, le chirurgien doit lui-même, s'il veut tout tenter pour sauver la vie de son malade, appliquer sa bouche sur celle de l'asphyxié et pratiquer ainsi l'insufflation directe.

Des convulsions. — Elles se montrent surtout au début de l'opération, quelquefois même avant qu'elle soit commencée, chez les sujets très-impressionnables, chez quelques enfants et surtout chez les femmes. Ce sont en général des convulsions cloniques, tantôt de simples spasmes irréguliers des muscles de la face, tantôt un tremblement général ; d'autres fois, mais rarement, on observe des spasmes toniques, et ceux-ci succèdent plus fréquemment aux convulsions qu'ils ne se montrent dès le début. Il vaut mieux s'abstenir de l'opération si elle n'est point commencée, ou même en remettre l'achèvement à un autre moment, dès que le calme sera rétabli. Il serait dangereux de continuer ; on aurait peut-être à craindre le tétanos, ou le délire nerveux des opérés.

De l'introduction de l'air dans les veines. — L'air peut s'introduire dans certaines veines au moment de leur section et donner lieu à des accidents très-graves, souvent mortels. Ce fait de chirurgie clinique est loin d'être admis aujourd'hui sans contestation, et plusieurs chirurgiens se demandent s'il ne faut pas rejeter comme apocryphes ou mal observés une foule de faits que l'on a avancés. Il est vrai de dire que plusieurs de ces observations sont peu concluantes ; quelques-unes sont tellement en désaccord avec les expérimentations directes faites par Nysten, MM. Magendie, Amussat, Gerdy, Poiseuille, qu'elles ne peuvent servir pour éclairer ce point scientifique, et qu'on doit en effet les mettre de côté comme nulles, ne devant témoigner ni pour ni contre dans la discussion. Mais ces motifs ne me paraissent point suffisants pour nier la possibilité d'un accident dont, quoi qu'on en dise, l'on possède quelques exemples avérés.

Pour comprendre le mécanisme de l'aspiration de l'air par les veines, il faut faire un retour vers la physiologie. La respiration, comme l'on sait, se compose de deux temps alternatifs : l'inspiration et l'expiration.

Lors de la première, la poitrine se dilate, et l'air qu'elle renferme est raréfié; il en résulte que la pression de l'air atmosphérique surpasse la pression de l'air renfermé dans le thorax; l'air extérieur se précipite dans la trachée, et, en même temps, les grosses veines de la cavité thoracique sont gorgées de sang (1). Dans l'expiration, au contraire, la poitrine se resserre, la pression de l'air renfermé est plus grande que celle de l'air extérieur; les veines sont comprimées, et le sang tend à s'étendre davantage, à remplir un plus large espace : d'un côté, il est appelé par la contraction de l'oreillette à passer dans le ventricule droit, qui se dilate pour le recevoir; d'un autre côté, une partie est repoussée contre son propre cours dans les veines qui l'ont amené. Tel est le phénomène du reflux du sang ou pouls veineux. Ce reflux, qui n'est qu'un phénomène purement physique, coïncide donc avec l'expiration sans en dépendre essentiellement, comme je le dirai plus loin. Il n'est visible qu'aux veines du cou gonflées et affaissées alternativement; mais il existe en réalité dans un assez bon nombre de veines : les veines-caves, les sous-clavières, les jugulaires internes et externes, les axillaires et les sinus de la dure-mère. C'est seulement dans les veines soumises au reflux du sang que l'air peut pénétrer, et encore cette introduction ne peut se faire au-delà d'une très-faible distance de la poitrine, de quelques centimètres à peu près; c'est ce qui résulte des recherches et des expériences de M. Poiseuille. Au-delà de cette limite, la pression atmosphérique exercée sur le vaisseau mis à découvert en ferme le calibre, les parois étant mises en contact. Mais la condition essentielle ici, c'est la compressibilité possible de la veine; en effet, on peut laisser pénétrer de l'air dans l'oreillette droite, depuis une bien plus grande distance de la poitrine, en changeant les données de l'expérience, comme l'a fait M. Magendie. Il a introduit un tube dans la veine ouverte et l'a poussé jusqu'à l'oreillette, de sorte qu'au lieu d'avoir un canal à parois compressibles, il a eu un canal résistant, analogue à la trachée, ne pouvant s'affaisser malgré la pression atmosphérique. M. P. Bérard a montré que cette circonstance favorable, signalée par M. Magendie, existe normalement chez l'homme; que certaines des veines soumises au reflux du sang sont logées dans des gaînes aponévrotiques et leur sont adhérentes, de sorte qu'une fois ouvertes, les parois en restent écartées et l'ouverture béante (2).

Les conditions, je ne dirai pas favorables, mais nécessaires à l'introduction spontanée de l'air sont donc le volume plus considérable de la veine, l'adhérence normale ou anormale de ses parois à une aponévrose, à un os, à une tumeur dure, une plus large blessure faite très-près de la poitrine. Certaines autres circonstances peuvent contribuer aussi à la

____

(1) Cet appel du sang veineux vers le cœur dépend beaucoup de l'aspiration directe exercée par l'oreillette droite au moment de sa dilatation.

(2) Mémoire de M. P. Bérard, *Archives de médecine*, t. XXII, p. 406.

facilité de l'introduction de l'air : ainsi les cris, les grands efforts d'inspiration, les grands mouvements de la tête et des bras, et surtout l'affaiblissement. En effet, dans les expériences, les résultats varient suivant que les animaux sont ou ne sont pas affaiblis ; c'est ce qu'a démontré M. Gerdy (1).

L'air ainsi introduit dans l'oreillette droite se mélange au sang, qui devient spumeux, ce qu'on peut vérifier quand cette mousse sanguine vient se présenter à l'orifice du vaisseau par le fait du reflux ; mais on l'observe rarement, parce que dès la première expiration, la plus grande partie de l'air mêlé au sang a déjà passé dans le ventricule droit et de là dans l'artère pulmonaire. Si l'on ausculte la région cardiaque au moment du passage de ce sang spumeux dans la circulation pulmonaire, l'on entend un bruit de souffle simple ou double et de gargouillement. A la percussion, on trouve de la sonorité. Au moment de l'introduction, l'air en passant dans la veine fait entendre un bruit particulier, quelquefois un sifflement assez analogue à celui que produit l'air en pénétrant sous le récipient de la machine pneumatique, d'autres fois un sifflement saccadé, d'autres fois un bruit beaucoup plus sourd et moins éclatant, un bruit qu'on a comparé au lapement du chien, d'autres fois un bruit de glouglou ou de gargouillement ; d'autres fois enfin on n'a rien entendu, ce qu'on a pu remarquer plusieurs fois, dit-on, même dans des cas suivis de mort.

Les troubles fonctionnels que détermine cette pénétration sont variables. Tantôt, dès la production du phénomène, le malade pâlit, tombe en syncope, pousse un cri et meurt ; tantôt, ce qui arrive le plus souvent, le sujet devient faible, éprouve un grand malaise, un sentiment d'anxiété précordiale, des syncopes, et quelquefois même la mort survient ; mais il est rare qu'elle soit instantanée.

J'ai lu avec grand soin les observations qu'on en a rapportées, au moins une trentaine, et j'avoue que dans l'état actuel de la science, devant des notes la plupart si incomplètes et si légèrement prises, je ne puis me fier qu'à quelques-uns des faits suivis de mort avec autopsie. Les faits que je regarde comme authentiques sont ceux de Dupuytren (2), de Delpech (3) et de M. Castara, de Lunéville (4). Des sept cas suivis de mort que j'ai pu me procurer, ce sont les trois seulement qui ont une valeur réelle. Dans les autres, et surtout dans ceux où les malades ont survécu, il y a de telles différences entre eux et avec les expériences directes, qu'on ne peut vraiment pas les invoquer. La plupart des auteurs on cru entendre un bruit particulier qui annonçait l'accident ;

---

(1) Consultez les *Bulletins de l'Académie de médecine*, t. II, page 382.
(2) Dupuytren. — *Leçons orales de clinique chirurgicale*.
(3) *Mémorial des hôpitaux du Midi*, 2ᵉ année.
(4) Le fait de M. Castara est rapporté dans la *Clinique chirurgicale* de M. le professeur Velpeau, t. Iᵉʳ, page 462.

mais, comme je l'ai dit, il ne faut pas trop compter sur ce bruit : c'est un signe incertain puisqu'il n'est pas indispensable, et d'ailleurs certain bruit étranger causé par le jet du sang qui remplit le fond des plaies profondes peut, dit-on, en imposer; c'est l'opinion de M. Blandin (1) : « Nous l'avons souvent vu causer, dit-il, sous ce rapport, de véritables illusions ; de sorte qu'on peut assurer que l'audition du bruit de gargouillement ou de lapement, pendant une opération, n'établit presque pas plus à elle seule la réalité de l'introduction de l'air dans les veines que l'absence de ce phénomène ne suffirait pour nier que l'accident s'est développé. »

Il peut se faire aussi qu'on ait confondu des cas de syncope terminée ou non par la mort, avec l'accident en question, et ce doute est permis pour beaucoup d'entre ceux où les malades ont survécu et pour certains autres où l'autopsie n'a point fourni les renseignements que nous donnent les expériences directes faites sur les animaux. Ainsi un fait constant dans ces expériences, c'est de retrouver de l'air dans les cavités droites du cœur et dans les gros vaisseaux. Cette circonstance importante manque dans plusieurs des observations rapportées.

En résumé, pour poser le diagnostic de l'accident en question, il faut la réunion des circonstances et des signes suivants : un vaisseau volumineux assez voisin de la partie supérieure de la poitrine, une blessure large, l'écartement constant des lèvres de la plaie par suite de l'adhérence des parois veineuses aux tissus voisins, un bruit de gargouillement saccadé et non un sifflement aigu et prolongé ; d'après M. Blandin, un bruit de souffle et de gargouillement à l'auscultation, de la sonorité à la percussion, enfin le meilleur signe de tous, signe caractéristique : la sortie d'un sang écumeux par la plaie de la veine au moment du reflux ; mais ce dernier caractère n'est point constant.

Si l'on veut expliquer l'accident et aborder la question de physiologie pathologique, l'on trouve de nombreuses recherches, quelques-unes presque nouvelles.

Bichat explique la mort par l'impression délétère sur le cerveau, produite par l'air qui y est poussé par le cœur.

Nysten a pensé avec raison qu'il faut une assez grande proportion d'air pour donner la mort, et que c'est lui-même qui, raréfié et mêlé au sang, distend outre mesure et paralyse l'action du cœur : la circulation du sang noir est interrompue dans l'artère pulmonaire ; c'est une véritable asphyxie.

M. le professeur Gerdy (2) pense que l'air passe forcément dans l'artère pulmonaire, qu'il interrompt la circulation dans une grande étendue,

---

(1) Des accidents qui peuvent survenir pendant les opérations chirurgicales et des moyens d'y remédier, — Thèse de concours par M. le professeur Blandin. — Paris, 1841.

(2) *Bulletin de l'Académie de médecine*, tome II, page 287.

de sorte que les principaux organes sont bientôt privés de la quantité de sang nécessaire pour l'entretien de la vie.

M. Marchal explique la mort par une intoxication produite par l'acide carbonique dégagé dans le cœur, au contact de l'air et du sang veineux (1).

De ces recherches, celles qui sont le plus généralement admises et le mieux justifiées, sont celles de Nysten, entreprises par lui en 1809 sur le chien et le cheval. Ces expériences ont été répétées et confirmées depuis par MM. Magendie et Amussat.

On a voulu prévenir cet accident par divers moyens : ainsi la compression des veines entre le cœur et la plaie, se réservant de couper le pédicule à la fin de l'opération ; mais ce procédé a l'inconvénient de mettre obstacle au cours du sang veineux qui inonde la plaie pendant l'opération. — On a proposé la compression du thorax ; mais ce moyen est insuffisant, car le diaphragme se contracte encore, et l'aspiration de l'air par la plaie est possible. — Il est prudent, quand on opère sur une région très-voisine de la partie supérieure de la poitrine, de jeter des ligatures sur les veines principales avant de les couper. Dupuytren recommandait beaucoup, à propos de l'ablation de toute tumeur volumineuse, de la retrancher par portions plutôt que de la soulever et de la tirailler en divers sens, et *lui faire faire*, comme il disait, *l'office d'un soufflet*. La ligature préalable des gros troncs veineux et les derniers avis du Dupuytren me paraissent être des moyens préservatifs très-utiles et applicables, car ils n'ajoutent rien aux difficultés et aux embarras de l'opération.

Quand l'introduction a lieu, il faut aussitôt appliquer le doigt sur l'orifice béant de la veine, placer le malade horizontalement et le ranimer le plus possible, surtout s'il est menacé de syncope. Puis on aura à choisir entre les quatre moyens suivants : la compression du thorax, l'aspiration avec un tube métallique, la saignée et la compression de l'aorte.

La compression du thorax a été recommandée d'abord par Nysten, puis par M. Amussat. On abaisse le sternum, puis les côtes, tandis qu'on laisse libre l'orifice de la veine ; ensuite on ferme celui-ci et on laisse la poitrine se dilater. On répète cette manœuvre jusqu'à ce que l'air introduit ait été expulsé par la plaie. Cette compression consiste donc à solliciter la production du reflux du sang dans les veines par le resserrement artificiel et énergique de la poitrine ; mais ce moyen manque son but, en partie du moins. Sans doute la contraction des muscles expirateurs contribue pour quelque chose au pouls veineux ; mais celui-ci dépend surtout de la contraction de l'oreillette droite. D'ailleurs on ne pourrait réussir à chasser ainsi tout l'air introduit ; car, comme je le remarquais plus haut, une certaine quantité a dû passer déjà, pendant

____

(1) *Annales de Chirurgie*, Paris 1842, tome VI, page 206.

les premières expirations, dans le ventricule droit et de là dans la circulation pulmonaire.

L'aspiration à l'aide d'un tube métallique introduit dans la veine jugulaire externe et poussé jusqu'au cœur a été pratiquée sur des chiens par M. Magendie; mais elle n'a point été employée sur l'homme.

La saignée a été plusieurs fois mise en usage avec succès par les vétérinaires; mais on en trouve souvent chez l'homme une contre-indication formelle: c'est la syncope. Elle n'a d'ailleurs jamais été essayée.

La compression de l'aorte a été recommandée par M. Mercier. L'auteur lui trouve l'avantage de ranimer les forces, en refoulant le sang vers les parties supérieures et surtout vers le cerveau.

En résumé, la thérapeutique chirurgicale est donc impuissante contre un si grave accident, et dans l'état actuel de la science, l'on doit s'en tenir aux moyens préservatifs précités, surtout à la ligature des veines avant leur section quand elles sont volumineuses, voisines de la poitrine et susceptibles du reflux du sang.

§ III. *Soins consécutifs à l'opération.*

Il serait difficile d'être complet s'il fallait seulement indiquer les moyens employés après les opérations pour l'obtention d'une guérison la plus prompte possible et le plus à l'abri de tout danger ultérieur, comme l'inflammation trop vive, la douleur, le délire nerveux, le tétanos, les hémorrhagies consécutives, la fièvre purulente, la pourriture d'hôpital, etc. Ce sont autant d'accidents qui trouveront très-naturellement leur place à l'histoire des plaies. En ce moment, je ne puis, dans des généralités, mentionner toutes les particularités que comportent les diverses opérations de la chirurgie. Voici ce qu'on doit faire pour toutes celles qui laissent après elles une solution de continuité plus ou moins étendue. Après s'être assuré que l'hémorrhagie a complètement cessé et que sa réapparition n'est plus à craindre, l'on procède au pansement; celui-ci devra varier suivant que l'on réunira la plaie aussitôt, suivant que l'on attendra une réunion secondaire. Dans le premier cas, il faudra rapprocher exactement les lèvres de la plaie, les mettre en contact et les fixer ainsi, soit à l'aide de bandelettes agglutinatives, soit à l'aide de quelques points de suture, puis appliquer sur la plaie ainsi réunie des plumasseaux enduits de cérat ou un linge fenêtré cératé sur l'une de ces faces et des gâteaux de charpie. On maintiendra ensuite ces pièces principales du pansement avec des compresses et des bandes. Quand on ne peut ou quand on ne veut pas chercher à obtenir la réunion immédiate, l'on met la charpie sèche en contact direct avec la surface saignante, et on ne lève cet appareil que du quatrième au sixième jour, quand la suppuration est bien établie.

Je ne puis même ici, parce que ce n'est point le lieu, céder au désir que j'aurais de traiter longuement de la réunion des plaies; c'est à propos de ces dernières que je décrirai la réunion immédiate, la réunion secondaire, et je n'aurai point seulement alors à décrire un procédé chirurgical, mais à suivre dans toutes ses phases, depuis le commencement jusqu'à la fin, c'est-à-dire jusqu'à la cicatrisation complète, un agent thérapeutique aussi important.

La thérapeutique chirurgicale ne se compose pas seulement des opérations importantes, dans le sens que nous attachons à ce mot; elle comprend aussi une foule d'opérations secondaires, toutes celles qui sont du domaine de la petite chirurgie. Je vais décrire en autant de paragraphes séparés ces diverses opérations, ordinairement confiées à des aides et qui tirent sans doute de cette circonstance leur titre de secondaires; elles sont cependant d'une grande valeur en thérapeutique et occupent parfois le premier rang. Mais je parlerai d'abord de certains moyens thérapeutiques qui ne sont pas des opérations dans le vrai sens du mot; toutefois leur importance les recommande à juste titre à l'attention des élèves : ce sont les pansements.

ARTICLE II.

DES PANSEMENTS.

Sans faire un traité des pansements, nous voulons donner des notions générales sur cette partie de la chirurgie et décrire les principaux bandages. Pour de plus amples détails, nous ne pouvons que renvoyer à l'excellent livre de M. le professeur Gerdy (1). Nous nous abstiendrons de décrire les instruments de pansement ; ce sont tous ceux qu'on trouve dans les trousses : c'est au lit du malade que l'élève se familiarisera avec eux et en connaîtra l'usage. Nous ne parlerons que des objets de pansement et des principaux bandages.

§ Ier. *Des objets de pansement.*

D'une manière rigoureuse, les objets de pansement ne comprennent pas seulement la charpie, le coton, la filasse, la soie, la laine, l'éponge, l'agaric, les compresses, les bandes, etc., mais encore tous les agents médicamenteux qu'on applique soit immédiatement sur la plaie, soit interposés entre les pièces de l'appareil ; ce sont tous les topiques, solides, mous, liquides, pulvérulents; d'après leur action, ce sont des résolutifs, des sédatifs, des émollients, des maturatifs, des suppuratifs, etc. Nous ne parlerons pas des divers topiques, parce que leur histoire appartient spécialement à la thérapeutique, et que d'ailleurs elle serait déplacée ici, car ce serait ne plus considérer des agents thérapeutiques si utiles que comme des objets de pansement.

---

(1) *Traité des pansements et de leurs appareils*, 2 vol. in-8.

La *charpie* est formée par la réunion de fils tirés de morceaux de linge. Ces filaments doivent avoir de cinq à dix centimètres de longueur; aussi faut-il avoir soin de tailler dans cette dimension les carrés de toile destinés à la charpie. Cette toile doit être blanche de lessive, ni trop fine ni trop grosse, et demi-usée. On donne le nom de *charpie brute* à la charpie telle qu'elle sort des mains de ceux qui l'ont préparée ; les filaments sont mêlés en tous sens. Cette charpie est très-bonne et absorbe facilement les humeurs versées à la surface des plaies.

Un *plumasseau* est la réunion des brins de charpie disposés parallèlement les uns aux autres et sur plusieurs couches superposées. Pour le faire, on prend d'une main, la gauche par exemple, une masse de charpie brute que l'on tient entre le pouce étendu et opposé aux quatre doigts réunis ; puis de la main droite l'on saisit de la même manière l'extrémité opposée de cette masse de charpie ; l'on tire à soi et l'on entraîne une certaine quantité des brins de charpie non retenus par la main gauche. En répétant cette manœuvre plusieurs fois, il reste dans la main gauche une certaine quantité de charpie dont les brins sont disposés parallèlement. On peut couper avec des ciseaux tous les brins de fil qui hérissent la circonférence du plumasseau ou ses extrémités ; mais il vaut mieux replier tous ces fils dans un même sens.

On peut donner aux plumasseaux une forme et des dimensions très-variables ; ils doivent avoir une certaine épaisseur, être très-doux, surtout sur les bords. La charpie ainsi disposée absorbe évidemment beaucoup moins bien que la charpie brute ; mais elle a sur celle-ci l'avantage de se prêter plus facilement à l'application des topiques sous forme d'onguents ou de pommades.

Les *boulettes* de charpie sont destinées tantôt à comprimer les orifices des petits vaisseaux qui échappent à la ligature, tantôt à diriger la cicatrisation des plaies profondes et anfractueuses, tantôt à maintenir seulement écartées les parois d'une solution de continuité. On peut, suivant les circonstances, les faire servir à porter au fond des plaies des topiques pulvérulents, mous ou liquides.

On prépare ces boulettes en roulant dans les mains de la charpie brute, mais sans la comprimer ; il faut que ces boulettes soient rondes et assez molles pour s'accommoder à la forme des parties qu'elles doivent remplir.

On peut disposer en *rouleaux* et en *cylindres* un certain nombre de brins de charpie pour les interposer entre les plis de la peau qui sont le siége d'excoriations, entre les lèvres d'une plaie, dès qu'il est nécessaire d'empêcher la cicatrisation à la surface, quand le fond n'est pas encore rempli, etc.

Les *pelotes* sont des tampons de charpie destinés à combler certaines cavités naturelles, comme le rectum, le vagin, quelquefois certaines cavités accidentelles, pour comprimer leurs parois et remédier à l'hémorrhagie. Les pelotes sont d'un volume variable, en rapport avec leur objet, généralement enveloppées dans un morceau de linge, autant pour rendre la compression plus exacte et plus uniforme que pour remplacer facilement l'appareil sans laisser des brins de charpie au fond de la plaie.

Les *bourdonnets* sont formés par la réunion de brins disposés parallèlement et fortement serrés. Quand on introduit des bourdonnets dans les cavités naturelles, on fixe à chacun d'eux et sur le milieu un fil double dont les chefs libres servent à l'extraire. D'ailleurs dans l'anse formée par l'écartement de ces deux fils on peut placer une quantité plus ou moins grande de boulettes, au-dessus desquelles on noue les deux chefs. C'est ce que l'on fait dans le tamponnement des fosses nasales. Après avoir fixé un bourdonnet à l'orifice postérieur des arrière-narines, on comble de charpie les fosses nasales, dans l'écartement des deux chefs ramenés en avant : si cela ne suffit pas, on peut en outre placer un second bourdonnet devant l'orifice antérieur des fosses nasales.

On désigne sous le nom de *mèches* deux objets de pansement différents : les unes, dites *mèches à séton*, sont des rubans de toile demi-usée et effilée de manière à présenter une frange de chaque côté, d'un à trois centimètres de largeur, ou bien les mèches de coton telles qu'on les trouve dans le commerce ; les autres, dites *mèches à fistules*, sont formées par la réunion de brins de charpie de trois à quatre décimètres de longueur. On noue sur le milieu un fil qui fixe tous les brins. On replie la mèche au niveau de la ligature, et on l'introduit ainsi à l'aide du porte-mèche. Avant de placer la ligature, il faut avoir grand soin de peigner la mèche, c'est-à-dire de détruire la disposition en tresses qu'on donne à cette charpie pour la conserver, et de lui donner par l'écartement de ses brins la faculté d'absorber plus facilement.

Les mèches à séton se caractérisent assez et donne très-bien l'idée de leur emploi. Les mèches à fistules servent à dilater des conduits naturels rétrécis, comme le rectum, à prévenir le rétrécissement consécutif de cet intestin, ce qui pourrait résulter d'une cicatrisation vicieuse après l'opération de la fistule.

Les *tentes* sont formées, comme les mèches, par des brins assez longs et noués ensemble par le milieu. A l'une des extrémités, on renverse les brins de manière à avoir en cet endroit une sorte de renflement. Les tentes, peu employées aujourd'hui, servaient autrefois à dilater et à comprimer.

La *charpie râpée* est un véritable duvet d'autant plus doux que le linge employé est plus fin ; on la prépare en râclant avec une lame métallique sur un morceau de linge tendu par ses quatre angles. Cette charpie n'a point les avantages de la charpie ordinaire : elle absorbe mal, parce qu'elle se dessèche rapidement ; elle adhère aux solutions de continuité, dont elle irrite les bords ; aussi l'emploie-t-on rarement.

MM. Cloquet et Velpeau ont essayé de remplacer la charpie par les *aigrettes du typha* ; mais elles ont les mêmes inconvénients que la charpie râpée : elles sont irritantes et moins absorbantes que la charpie ordinaire.

Nous connaissons à Paris, sous le nom de *charpie anglaise*, un tissu que les anglais appellent *lint*. Une face est villeuse et comme veloutée, elle présente une sorte de duvet ; l'autre face est lisse et satinée, comme le sont certaines étoffes. On a il y a peu de temps proposé en France un tissu tout-à-fait analogue, mais offrant plus d'épaisseur et présentant çà et là des trous faits avec l'emporte-pièce pour laisser couler les humeurs absorbées. Cette charpie, assez convenable pour l'emploi des topiques, ne peut remplacer notre charpie ordinaire, car elle ne peut, comme cette dernière, être disposée de manière à comprimer, à dilater, etc.

Dans ces derniers temps, quelques chirurgiens ont voulu substituer le *coton* à la charpie. Anderson, en Amérique, vanta ses avantages dans la brûlure ; en Europe, Mayor, de Lausanne, voulut en généraliser l'usage. Nous reconnaissons bien volontiers l'utilité du coton cardé pour la brûlure au second degré ; mais nous ne saurions accepter toutes les louanges données à cette substance par Mathias Mayor. M. Gerdy en a déjà démontré l'exagération. Le coton absorbe très-mal ; il ne se laisse pas pénétrer comme la charpie ordinaire, il adhère beaucoup aux bords des plaies. A cause de ces inconvénients qu'il partage avec la charpie râpée, il ne peut donc remplacer notre charpie ; il ne peut servir que de remplissage, utile pour égaliser une compression, la rendre uniforme sur tous les points d'un membre.

La *filasse* et l'*étoupe* sont les deux substances qui offrent le plus d'avantages après la charpie. D'un prix très-inférieur, elles peuvent mieux que le coton lui-même servir comme applications médiates et même remplacer totalement la charpie dans le pansement des grandes plaies ; c'est une ressource qu'on peut utiliser quand on est dénué d'objets principaux de pansement, comme aux armées. M. Gannal a fait subir à la filasse une préparation qui tend à la rendre plus douce. Après l'avoir battue, il la soumet à un courant de chlore.

On emploie la *soie* et la *laine*, tantôt en fils, tantôt en étoffe, suivant les besoins ; en étoffe, on s'en sert pour l'application de topiques huileux, mucilagineux, émollients, pour faire des embrocations, des fomentations, etc.

L'*éponge préparée* peut servir pour dilater certaines ouvertures, certains conduits ; l'expansion de cette substance au contact de l'humidité est très-grande et très-énergique, assez même pour qu'on doive en surveiller l'emploi.

L'*agaric* est utile pour recouvrir des parties à comprimer, comme certaines tumeurs, le sein, etc.

L'*amadou* doit toujours être à la disposition du chirurgien, parce qu'il est utile comme hémostatique, utile à mettre dans des plaies profondes et anfractueuses, là où l'on ne peut porter des ligatures.

Comme objets de pansement, nous avons encore à mentionner les compresses et les bandes. Suivant la forme qu'on leur donne, les compresses prennent des noms différents : *compresse carrée, longuette, en fichu, triangulaire, croix de Malte, demi-croix de Malte, compresse fendue à deux chefs, à trois chefs, fronde, compresse graduée*. Ces divers termes portent avec eux leur définition ; aussi ne m'arrêterai-je point à les décrire. Les compresses comme les bandes doivent être en toile de chanvre et blanches de lessive, sans ourlet sur les bords.

Les extrémités d'une bande se nomment *les chefs* ; la partie intermédiaire, le *plein*. Les bandes sont plus ou moins larges, suivant le besoin qu'on en a ; cette largeur varie en général de un à quatre travers de doigt ; leur longueur est très-variable aussi. Il vaut mieux employer deux bandes qu'une bande trop volumineuse, de plus de huit mètres, car il est alors difficile de la tenir bien fixée dans la main.

Pour appliquer une bande, il faut qu'elle ait été préalablement roulée, soit à un globe, soit à deux globes. Dans le premier cas, un des chefs est libre et l'autre est au centre du rouleau ; dans le second cas, les deux chefs sont au centre de deux rouleaux égaux ou non en volume, et la partie moyenne de la bande est seule libre.

Tantôt on applique les bandes sèches, tantôt on les charge de quelque topique liquide astringent, résolutif, etc. ; quelquefois on les mouille avec de l'eau simple, dans le but de faire un bandage plus exact et plus serré. D'autres fois, quand on veut faire un bandage solide et à demeure, l'on imbibe les bandes d'une solution d'amidon ou de dextrine ; ce sont les appareils inamovibles.

Il n'est pas indifférent d'employer une bande sèche ou une bande mouillée. Aug. Bérard a fait des expériences avec le dynamomètre pour connaître le plus exactement possible la force de constriction obtenue à l'aide de nos bandages ordinaires. Voici ses résultats :

1° Une bande mouillée comprime davantage qu'une bande sèche ;

2° Toute bande, appliquée sèche ou mouillée, se relâche graduellement ; la bande mouillée se relâche plus vite ;

3° Une bande appliquée sèche et mouillée en place se resserre d'abord ; mais en se desséchant elle se relâche beaucoup ;

4° Dans l'un et dans l'autre cas, la pression est en raison directe des tours de la bande. On doit ajouter à ces conclusions la considération suivante : quand on applique une bande mouillée, l'on serre involontairement plus fort, et cette pression brusque peut entraîner des accidents, surtout sur un membre où les os sont superficiels, comme l'avant-bras. M. le professeur Roux recommande beaucoup de ne jamais mouiller les bandes pour l'appareil de la fracture de l'avant-bras ; sans cette précaution, on risque d'avoir en quelques jours une mortification de toute l'épaisseur de la peau, là où la pression était la plus forte, favorisée par un plan osseux sous-jacent.

§ II. *Des bandages.*

On donne le nom de *bandage* à l'application méthodiquement faite, et dans un but thérapeutique, d'une ou de plusieurs pièces de linge, d'une ou de plusieurs bandes. Je dis que tout bandage doit être appliqué dans un but thérapeutique ; en effet, tout bandage est appelé à satisfaire aux exigences de chaque cas particulier, et c'est au chirurgien à le modifier suivant les circonstances. Tel bandage qui n'aurait point à remplir une indication spéciale serait mauvais, inutile et superflu ; il n'est bon qu'à la condition de prendre rang comme agent thérapeutique.

On désigne aussi sous le même nom des appareils généralement plus compliqués, non plus composés de bandes et de pièces de linge, mais de ressorts et de pièces métalliques destinés à agir d'une manière continue, souvent progressive ; ce sont les *bandages mécaniques*, comme les appelle M. Gerdy, réservant le nom de *bandages proprement dits* à ceux que nous avons d'abord définis. La description des bandages mécaniques ne doit pas être faite à part ; on ne peut l'isoler des maladies et des opérations qui en réclament l'emploi. Nous ne décrirons donc que les bandages proprement dits.

On les divise en deux classes : 1° *les bandages construits avec des bandes seules ;* 2° *les bandages pleins,* c'est-à-dire ceux qui sont construits avec des morceaux de toile offrant des carrés, des triangles, etc. On ajoute quelquefois des bandes à ces bandages pleins, sur leurs bords ou à leurs angles, pour les mieux fixer ; mais la pièce principale, fondamentale du bandage est le morceau de linge.

1° *Des bandages construits avec des bandes.* — Si l'on ouvre les anciens traités de chirurgie, l'on est vraiment effrayé de la quantité prodigieuse de bandages qui y sont décrits, tous plus ou moins compliqués, plus ou moins difficiles à appliquer.

Tous ces bandages se rapportent à cinq types principaux : le bandage circulaire, le bandage roulé, le bandage en spirale, qui n'est qu'une modification légère du précédent, le huit de chiffre, le bandage récurrent et le nœud d'emballeur.

Bandage circulaire. — On prend une bande roulée à un seul globe ; l'on en fixe une extrémité d'une main sur la partie qui doit être recouverte, puis, de l'autre main qui tient le globe de la bande, on la déroule à mesure qu'on appose les tours ou jets circulairement les uns sur les autres ; quand la bande est épuisée, l'on en fixe l'extrémité avec une épingle, ou bien on la fend dans une certaine étendue, suivant sa longueur, et on fait deux chefs : l'un est conduit dans le même sens que le corps de la bande, l'autre est ramené en sens inverse, de manière à rencontrer le premier pour être noué avec lui. Ce bandage est le plus employé de tous; il sert à fixer les pièces d'un pansement, et en même temps on peut le rendre compressif en disposant au-dessous un plan de compresses et en le serrant davantage.

Bandage roulé et spiral. — Dans le bandage roulé, les jets de bande ne sont plus superposés, mais imbriqués de manière à se recouvrir en partie. Certaines règles principales doivent en diriger l'application. Il faut avoir soin, quand on agit sur un membre, de poser les premiers tours de bande sur le point le plus éloigné du tronc, de manière à ne point empêcher le cours du sang veineux par une constriction inopportune et à prévenir tout engorgement douloureux. La pression doit être égale partout; sans cette condition, les parties moins comprimées seront œdémateuses. Il faut une assez grande habitude pour bien faire un bandage roulé et se soumettre à cette condition : l'uniformité de la pression. La bande appliquée doit comprimer la partie autant par ses bords que par son milieu; il faut qu'elle ne fasse aucun godet, sans quoi la compression n'est plus égale : aussi quand la partie, soit par sa convexité, soit par ses angles plus ou moins saillants, ne se prête plus à recevoir exactement la bande dans toute sa largeur, il faut diminuer celle-ci en renversant les jets sur eux-mêmes, et le faire jusqu'à ce que la partie à recouvrir puisse admettre la totalité de la bande.

Le bandage roulé se fait avec une bande à un seul globe et s'applique sur les membres affectés d'ulcères atoniques, de varices, d'œdème, etc. On fait d'abord à l'extrémité du membre plusieurs circulaires pour assujettir le chef de la bande; puis on recouvre successivement tout le membre par des doloires et des renversés, de manière à exercer une compression égale; l'on fixe avec une épingle l'extrémité de la bande. Le bandage roulé est surtout employé pour les membres qui, par leur forme, se prêtent bien à son application. Autrefois, avant de recouvrir ainsi tout le membre supérieur, on appliquait d'abord le *gantelet*, c'est-à-dire un bandage roulé sur chacun des doigts, dans le but de prévenir l'œdème; cette précaution est inutile : il suffit de comprimer un peu, avec quelques tours de bande, les quatre doigts réunis.

Une mesure plus importante consiste à ne point supprimer brusquement un bandage roulé qui a été appliqué pendant un certain temps; une compression modérée devient nécessaire pour remédier au défaut de tonicité des tissus et empêcher l'afflux des fluides.

Dans le bandage roulé, les jets de bande ne se recouvrent donc qu'en partie. Quand chaque tour n'est découvert que d'un tiers, c'est le *doloire*; si les bords se touchent seulement un peu, c'est le *mousse*; si les jets sont écartés et obliques, c'est le *rampant*. Ces deux dernières bandages sont les *bandages spiraux*; comme l'on sait, ils ne sont qu'une modification du bandage roulé.

Bandage en huit de chiffre. — Il est presque spécial à certaines régions : ainsi au coude, au genou modérément fléchi, au coude-pied, etc. On emploie une bande à un globe, l'on en place l'extrémité obliquement à la partie, puis on déroule la bande autour du membre, de manière à former une première anse ; une seconde anse est encore placée autour du membre, mais à l'opposé de la première, et l'on revient au point de départ où se fait l'entrecroisement. Le huit de chiffre se compose donc de deux anses placées obliquement et qui se croisent en deux points opposés. C'est le bandage qu'on emploie pour fixer le petit appareil qu'on applique après la saignée.

Au coude-pied, c'est l'*étrier*, avec quelques modifications en rapport avec la région.

A l'aine, c'est le *spica*, simple ou double, suivant qu'il embrasse en même temps que le bassin un seul des membres abdominaux ou la racine des deux à la fois. Un bandage analogue peut s'appliquer aux deux épaules. Le huit de chiffre est le type de ces bandages ; ceux-ci n'en sont que les dérivés.

Nœud d'emballeur — Ce bandage, employé autrefois après l'artériotomie, est maintenant à peu près aussi inusité que l'opération elle-même ; il exerce en effet une compression souvent plus forte qu'il est nécessaire, et douloureuse. On l'applique de la manière suivante. On prend une bande à deux globes, dont on applique le plein sur la région temporale blessée. Les deux globes sont conduits l'un en avant, l'autre en arrière de la tête ; ils se croisent du côté sain et sont ramenés sur la région blessée ; là ils se croisent de nouveau, et ils sont tordus l'un sur l'autre, de manière à faire un vrai nœud ; puis conduits l'un sous le menton, l'autre sur le sommet de la tête, ils se croisent encore sur la tempe saine pour être ramenés horizontalement, l'un en avant et l'autre en arrière sur la tempe blessée, où ils sont encore croisés et tordus. On répète cette manœuvre jusqu'à ce qu'on ait fait cinq ou six nœuds l'un sur l'autre. Le nœud d'emballeur peut être double ; il suffit de croiser et de tordre les deux bandes sur chaque région temporale. Comme je l'ai dit, ce bandage est difficile à supporter ; il est douloureux, parce qu'il n'exerce point une compression assez égale et étendue ; il ne presse très-fortement que sur les points où se trouvent les nœuds. Après l'artériotomie, il suffit d'appliquer sur la plaie de l'artère temporale quelques compresses doubles en forme de pyramide et de les maintenir par un simple bandage circulaire de la tête.

Bandage récurrent. — « Ce bandage est formé, dit M. Gerdy, de circonvolutions paraboliques et récurrentes, maintenues, chacune en particulier, par une circonvolution circulaire. Ils forment une espèce de coiffe ou de bonnet régulier. » Le bandage récurrent porte encore le nom de *capeline* ; on en connaît deux espèces : celle de la tête et celle des amputations. La capeline de la tête n'est plus employée et doit être rejetée, car un simple serre-tête la remplace avantageusement. Quant à la capeline des amputations, on s'en sert encore, surtout quand on manque de compresses. On l'appelle aussi *bandage récurrent des moignons*; il est à un seul ou à deux globes. Ce dernier est plus solide; mais il est compliqué et généralement rejeté. Le récurrent à un globe s'applique de la manière suivante. On commence par faire plusieurs circulaires autour du moignon, à deux ou trois travers de doigt de la plaie; l'on renverse la bande et le globe sur l'un des côtés du membre, et l'on maintient ce renversé avec le pouce de l'autre main, puis on amène en travers, sur la partie inférieure de la plaie et sur le côté opposé du membre, le globe de la bande; arrivé au niveau des premiers circulaires, on fait un renversé semblable au premier, et on le dirige comme lui après l'avoir d'abord assujetti par un ou deux circulaires. On fait ainsi un nombre de jets récurrents suffisant pour recouvrir toute la surface de la plaie, et l'on termine par quelques circulaires. Ce bandage est très-convenable pour les amputations de la cuisse, de la jambe, de l'avant-bras, mais beaucoup moins pour le bras, parce qu'il n'est pas très-solide, et qu'il tend sans cesse à tomber; il a besoin d'être soutenu par le membre lui-même, appuyé par une de ses faces sur un coussin ou sur un lit.

Tels sont les principaux types de tous les bandages simples. C'est à eux que se rapportent tous les bandages décrits dans les anciens ouvrages de chirurgie: le *bandeau*, la *capeline*, le *couvre-chef*, le *chevestre* ou bandage croisé de la mâchoire; le *discrimen*, employé autrefois pour la saignée de la veine frontale; l'*épervier*, recommandé dans les fractures et les plaies du nez, remplacé aujourd'hui par la *fronde*; l'*étoile*, ainsi appelée parce que les jets de bande entre-croisés forment à peu près un X; le *masque*, le *monocle*; le *quadrige*, décrit par Galien sous le nom de *cataphracta* et employé dans les fractures des côtes, de la clavicule ou du sternum, aujourd'hui tout-à-fait inusité et remplacé dans son application aux fractures des côtes, et quelquefois du sternum, par le *bandage de corps*, le *scapulaire*, le *spica*, le *suspensoire*, le *bandage en* T, etc.

Certains autres bandages, dits appareils à fractures, ne sont, pour leur partie principale, que des dérivés de ces bandages simples, la plupart composés avec des bandes diversement disposées et maintenues: ainsi le *bandage à bandelettes séparées* ou *bandage de Scultet*, le *bandage de Patt*, le *bandage à dix-huit chefs*. Nous aurons occasion de les décrire et de les apprécier à propos des fractures.

2° *Des bandages pleins.* — Ce sont des linges de forme et de grandeur variables, des mouchoirs, des serviettes, des cravates; ils forment des carrés, des triangles, des rectangles. Mathias Mayor (1) a voulu en faire un usage général et les substituer à tous les bandages construits

---

(1) *Nouveau système de déligation chirurgicale*, in-8°, 1832.

avec des bandes. Cette prétention est devenue un véritable abus entre les mains de son auteur. Sans doute l'on ne peut nier les avantages qu'offrent les bandages pleins comme moyens contentifs ; mais ce serait dépasser les limites du possible que de vouloir en faire des bandages compressifs : jamais ils ne pourront remplacer le bandage roulé, par exemple. Les principaux bandages pleins sont : l'*écharpe*, toujours nécessaire dans les maladies de l'épaule et du membre thoracique ; le *bandage de corps*, le *bandage triangulaire de la tête* et la *cravate*.

Ces bandages sont les types qui peuvent servir à la construction d'une foule d'autres, variables suivant la région, suivant les indications.

ARTICLE III.

DES OPÉRATIONS ÉLÉMENTAIRES.

En principe, il n'y a que deux opérations élémentaires, dont toutes les autres ne sont que les conséquences, c'est la *division* et la *réunion*, la *diérèse* et la *synthèse*.

SECTION PREMIÈRE. — DE LA DIVISION.

La division des tissus se fait habituellement à l'aide de l'instrument tranchant, et le bistouri, qui est le type de tous les instruments tranchants, est devenu vulgaire ; mais dans la nécessité de mettre au nombre des opérations élémentaires la ponction et la cautérisation, je les regarderai aussi comme des agents de la division des tissus, et j'en traiterai dans ce paragraphe.

Du bistouri. — Le bistouri est l'instrument le plus nécessaire en chirurgie ; il peut, à la rigueur, remplacer tous les autres instruments tranchants, qui n'en sont que des modifications. Il y a deux espèces de bistouris : le bistouri droit et le bistouri convexe.

Quoiqu'on ait voulu beaucoup innover en cette matière depuis quelque temps, la meilleure forme de bistouri droit est celle à pointe complétement rabattue, sur le modèle des couteaux pointus ordinaires ; la lame ne doit être ni trop longue ni trop large ; il n'est pas nécessaire qu'elle soit fixée à demeure sur le manche, une fois que l'instrument est ouvert ; cependant cette disposition est quelquefois utile et se retrouve d'ailleurs pour tous les nouveaux bistouris.

Le bistouri convexe n'exige guère que dix-huit lignes à deux pouces de tranchant ; le reste du talon doit être mousse et offrir assez de longueur pour être solidement fixé sur le manche et facile à saisir dans la main.

Positions du bistouri. — Les différentes manières de tenir le bistouri se réduisent à cinq principales, qu'on appelle *positions*.

Première position. — Comme une plume à écrire, le tranchant en bas. — Le pouce et l'index doivent être placés sur l'articulation de la lame avec le manche, le doigt médius étendu sur le plat de la lame, le tranchant tourné vers la paume de la main ; l'annulaire et le petit doigt s'appuient sur la région sur laquelle on opère. Pour cette position, un bistouri un peu court est préférable et plus commode.

Deuxième position. — Comme une plume à écrire, le tranchant en haut. — La position des doigts est la même que précédemment ; seulement le tranchant regarde en sens contraire : il est dirigé vers la face dorsale de la main.

Troisième position. — Comme un couteau à découper, le tranchant en bas. — Le pouce et le médius sont placés sur l'articulation du manche avec la lame, l'indicateur appuie sur le dos et sur le côté externe de la lame ; les doigts annulaire et auriculaire assujettissent le manche dans le creux de la main ; le tranchant regarde en bas. Quand on veut agir avec précaution, l'on avance le pouce et le médius jusque sur le talon et quelquefois sur la partie tranchante de la lame ; l'index est placé aussi plus en avant sur le dos. Quand au contraire l'on veut agir avec force, l'indicateur seul appuie sur le dos de la lame, ou même il est replié avec les deux derniers doigts pour maintenir le manche ; l'articulation du bistouri est alors assujettie entre le pouce et la seconde phalange de l'indicateur.

Quatrième position. — Comme un couteau, le tranchant tourné en haut. — Cette position est la même que la précédente ; l'indicateur se place sur la face externe de la lame, et le tranchant est tourné du côté de la face dorsale des doigts.

Cinquième position. — Comme un archet. — Dans cette position, on dirige généralement le tranchant en bas ; quelques chirurgiens préfèrent décrire une sixième position, dans laquelle le bistouri, tenu de la même manière, présente le tranchant en haut. Il faut placer le pouce et le médius sur l'articulation, l'indicateur sur le plat de la lame, l'annulaire sur le côté externe du manche et le petit doigt relevé. Pour plus de sûreté, l'on peut fixer l'instrument contre le bord cubital de la main, en joignant le petit doigt à l'annulaire.

Des ciseaux. — Les ciseaux sont droits ou courbes sur le plat, ou courbes sur le tranchant ; cette dernière forme est très-peu employée. La pointe doit être mousse, l'articulation médiocrement serrée et permettant aux branches des mouvements faciles ; les manches doivent être parallèles quand l'instrument est fermé : ce sont les ciseaux à la Percy.

On croyait autrefois que le bistouri agissait toujours en sciant et les ciseaux en pressant; aussi, dans la crainte bien vaine de mâcher les chairs et de les contondre, s'est-on trop abstenu de se servir des ciseaux, qui sont au contraire un excellent instrument et qui peuvent fournir une incision aussi nette que le bistouri. Ces deux instruments agissent un peu en sciant et beaucoup en pressant; aussi doit-on toujours avoir le soin, quand on fait des incisions, de tendre la peau et de la fixer autant que possible aux tissus sous-jacents.

On doit tenir les ciseaux de la manière suivante : l'on passe la phalangette du pouce dans l'anneau supérieur, la phalangine de l'annulaire dans l'anneau inférieur ; le médius et l'indicateur sont dirigés en avant sous la branche inférieure; souvent l'index est fixé sur la vis de l'articulation ; le petit doigt reste libre.

§ 1ᵉʳ. *Des incisions.*

Les incisions se font toujours de dehors en dedans, c'est-à-dire de la surface vers les parties profondes, ou de dedans en dehors, c'est-à-dire des parties profondes vers la surface.

De quelque manière qu'on agisse, l'incision peut suivre cinq directions principales :

1° Contre soi, quand le bistouri marche du point de départ vers le tronc de l'opérateur ;

2° Devant soi, quand il est dirigé en sens contraire ;

3° De gauche à droite, l'instrument tenu de la main droite ;

4° De droite à gauche, l'instrument tenu de la main gauche, ou même de la main droite ; mais il vaut mieux être ambidextre ;

5° De haut en bas, suivant certaines positions de l'opéré et suivant les régions sur lesquelles on opère.

1° *Incisions de dehors en dedans.* — Sous cette dénomination très-générale, l'on comprend les incisions droites et courbes, les incisions simples et les incisions composées. Toute incision doit être dirigée suivant une certaine ligne, en général l'axe du membre ; d'autrefois, pour des motifs particuliers, suivant la direction des nerfs et des vaisseaux, des fibres musculaires et tendineuses, des replis naturels de la peau, suivant le plus grand diamètre des tumeurs s'il s'agit d'en faire l'ablation. Il est nécessaire que la peau soit exactement tendue pour que les incisions soient bien faites; elle devrait l'être dans trois sens, des deux côtés de la ligne à inciser et sur le point opposé à la direction de l'instrument tranchant. Souvent, surtout quand on manque d'aides, la peau n'est que très-imparfaitement tendue, dans un ou dans deux sens seulement, des deux côtés de l'incision ; aussi celle-ci perd-elle beaucoup en netteté et en promptitude.

Des incisions simples. — On les pratique suivant trois procédés, qui ont chacun leurs avantages, ou plutôt qui remplissent, chacun d'eux en particulier, un but spécial.

Premier procédé. — Il faut d'abord tendre la peau, ce qu'on peut faire de plusieurs manières : avec la main appliquée à plat, le pouce et l'index écartés ; avec le bord cubital de la main libre en arrière, le petit doigt d'un côté de l'incision, le pouce de l'autre ; c'est un excellent moyen de tendre soi-même la peau dans les trois sens indiqués ; avec l'extrémité des quatre doigts placés sur la même ligne, dans le sens de l'incision : cette dernière manière n'est guère applicable qu'aux ouvertures d'abcès sur les membres ou sur le tronc, en général aux incisions qui n'exigent point une grande régularité et dont les bords doivent être bientôt modifiés par un assez long travail de suppuration. Voilà les quatre manières dont la peau doit être tendue par le chirurgien seul ; mais s'il a un aide à sa disposition, il peut faire tirer la peau d'un côté, tandis que lui-même la tire de l'autre ; il peut enfin garder ses deux mains libres, ce qui est nécessaire dans les opérations laborieuses, et confier à des aides le soin de tendre la peau et d'écarter les lambeaux.

Une fois ces précautions prises, l'opérateur plonge à une profondeur convenable un bistouri droit tenu en troisième position (comme un couteau à découper, le tranchant en bas) ; il abaisse le manche et relève la pointe sans le retirer des chairs, de telle sorte que le tranchant fasse avec la région un angle de 45° ; il incise en pressant et en sciant à la fois, et il prend le soin de relever perpendiculairement l'instrument, c'est-à-dire d'abaisser la pointe et de relever le talon pour éviter, en terminant l'incision, de blesser la peau au-delà des limites de la division des parties sous-jacentes avec la portion du tranchant qui est le plus rapprochée du talon.

Deuxième procédé. — Après avoir tendu la peau, l'on se sert d'un bistouri droit ou convexe tenu en première, troisième ou cinquième position, le tranchant incliné sous un angle variable entre 20° et 45° ; on incise couche par couche et légèrement, faisant passer le bistouri à plusieurs reprises dans la même voie. Ici il n'est guère possible d'éviter, comme on doit le faire dans le premier procédé, ces sections de peau qu'on nomme des queues, aux limites de l'incision. On devra toujours agir ainsi quand il faudra ménager les parties sous-jacentes, comme dans la hernie étranglée, dans l'ouverture de certains abcès dont le diagnostic n'est point précis, etc.

Troisième procédé. — On soulève un repli de la peau, d'autant plus grand qu'on veut faire une plus grande incision ; on fait tenir un côté à un aide, tandis qu'on garde l'autre côté entre le pouce et l'indicateur gauches ; de la main droite, armée d'un bistouri tenu en troisième ou en cinquième position, on divise rapidement ce repli jusqu'à sa base en promenant le tranchant du talon à la pointe, en pressant et en sciant à la fois.

C'est une manière prompte de diviser une assez grande étendue de peau ; mais l'incision est loin d'être nette en quelque point de sa longueur si l'on n'a pu diviser d'un seul coup tout le repli et qu'il ait fallu s'y prendre à deux fois ; on observe souvent alors une petite coche en ce point.

Du reste, ces trois procédés ont chacun leur valeur et servent, comme je l'ai dit, à remplir des indications spéciales.

Des incisions composées. — Ces incisions sont formées d'incisions simples diversement groupées, et de cet assemblage résultent les formes principales suivantes : en V droit ou renversé, en L, en T, en croix +, en étoile (c'est la réunion de plusieurs incisions en V), en ellipse ⌒, en croissant ⌣. Certaines règles sont applicables aux incisions composées : 1° toutes les fois que deux incisions sont superposées, comme dans l'ellipse, dans le croissant, il faut commencer par l'inférieure, qui est sur le point le plus déclive, afin de ne pas être gêné par le sang pour faire l'incision supérieure ; 2° toute incision abaissée sur une autre doit être commencée dans le point le plus éloigné et terminée sur la première. Ainsi l'incision cruciale, comme l'incision en X, comprend trois incisions : une première de haut en bas, une autre de gauche à droite et enfin une troisième de droite à gauche. Pour faire cette troisième incision, c'est-à-dire pour compléter la branche transversale de la croix, il faut se rappeler qu'elle doit être pratiquée de droite à gauche, car il serait difficile, en continuant à marcher de gauche à droite, de tendre suffisamment les tissus là où le bistouri rencontrerait la première incision longitudinale. Pour suivre les règles précitées, on devrait aussi, après avoir fait la première branche transversale, changer le bistouri de main et faire la troisième incision avec la main gauche ; mais ce changement, au milieu de l'opération, est quelquefois gênant : avec de l'habitude, l'on peut continuer avec la main droite.

2° *Incisions de dedans en dehors.* — Elles se font toutes avec le bistouri, car les ciseaux coupent à la fois de dehors en dedans et de dedans en dehors. On les pratique avec ou sans conducteur.

1° *Sans conducteur.* — *Premier procédé.* — On plonge dans une ouverture fistuleuse, dans l'angle d'une incision qui existe déjà, dans une collection purulente, un bistouri droit tenu en seconde position, de telle sorte que le dos de la lame fasse avec la peau un angle de 45° ; on le fait marcher ainsi pour diviser sur son tranchant oblique la peau et les parties sous-jacentes, puis on le retire après avoir relevé le manche jusqu'à ce que la pointe fasse un angle droit avec la peau ; c'est le moyen d'éviter une queue en terminant l'incision. On pourrait encore tenir le bistouri en première position ; mais il faudrait alors diriger la pointe de l'instrument vers la paume de la main.

Deuxième procédé. — On introduit à plat, par une ouverture, par une fistule, un bistouri droit et étroit, tenu en quatrième position ; après l'avoir fait avancer sous les tissus à une profondeur variable, on relève la pointe par un mouvement rapide de bascule, et abaissant le manche de l'instrument, on fait traverser à la pointe tous les tissus des couches profondes aux couches superficielles, et puis enfin on divise toutes les parties qui sont au devant du tranchant en ramenant celui-ci contre soi. C'est ainsi qu'on incise le prépuce dans l'opération du phymosis ; c'est ainsi encore qu'on peut traverser d'un seul coup la base d'un abcès superficiel et l'inciser tout entier en ramenant le tranchant contre soi. Mais dans cette opération et en général toutes les fois qu'on devra traverser un pli de la peau, l'on devra introduire le bistouri non plus à plat, mais la pointe dirigée perpendiculairement au pli ; de plus, il n'est point alors aussi nécessaire de se servir d'un bistouri étroit.

Troisième procédé. — C'est l'incision à lambeau ; on ne l'emploie que dans les amputations, soit de la continuité, soit de la contiguité. On fixe avec la main gauche les parties molles qui doivent constituer le lambeau ; on fait traverser la base de cette portion saisie par un bistouri ou un couteau tenu en troisième ou quatrième position, et l'on divise ces parties molles en ramenant le tranchant contre soi.

2° *Avec un conducteur.* — Le conducteur le plus employé est la sonde cannelée. Cet instrument est une simple tige d'acier creusée d'une cannelure sur sa longueur, arrondie à l'une de ses extrémités, terminée de l'autre côté par une plaque quadrilatère qu'on nomme *le pavillon.* On l'introduit par une ouverture fistuleuse déjà existante sous la peau, et jusqu'à une profondeur variable ; on la fixe solidement avec la main gauche, le pouce recouvrant la face supérieure du pavillon, l'index et le médius la face inférieure, l'annulaire et le petit doigt prenant un point d'appui sur les parties voisines. Le bistouri, tenu en deuxième ou en quatrième position, est porté dans la cannelure, le tranchant en haut, le dos appliqué sur la cannelure et faisant avec elle un angle de 30 à 45° ; on le fait glisser rapidement jusqu'à l'extrémité de celle-ci, divisant ainsi dans sa course toutes les parties molles que rencontre le tranchant. Il faut, quand la pointe est arrivée à l'extrémité de la sonde cannelée, relever le manche de manière à retirer l'instrument perpendiculaire à la cannelure ; sans cette précaution, les parties profondes seraient divisées dans une certaine étendue au-dessous de la peau sans que celle-ci le fût dans les points correspondants : il y aurait un cul-de-sac, d'où l'origine d'un décollement consécutif.

§ II. *De la dissection.*

La dissection est la division des couches du tissu cellulaire. Quand il s'agit de séparer un lambeau non adhérent, on le saisit avec le pouce et l'index de la main gauche, on le tend et on l'écarte des tissus sous-jacents ; on tient de la main droite un bistouri droit ou convexe en première position, et on lui fait parcourir toute la base du lambeau en dirigeant le tranchant autant que possible contre soi. Quand le lambeau est adhérent, on agit de la même manière, mais moins vite, à petits coups, et on doit avoir soin de ménager le tissu cellulaire sous-cutané pour laisser au lambeau une épaisseur convenable.

Dans la dissection *en dédolant*, on saisit avec une pince à disséquer des feuillets de tissu cellulaire, et on les divise en dessous du bec de la pince avec le bistouri, dont le tranchant est tenu horizontalement. C'est ainsi qu'on doit faire quand il faut garantir des parties profondes et quand on est incertain de la position d'un organe dont la lésion serait dangereuse : ainsi pour la hernie étranglée, pour la dissection autour des gros troncs vasculaires.

Il est quelquefois même plus prudent, surtout dans ce dernier cas, de quitter le bistouri et de déchirer le tissu cellulaire avec les doigts ou avec le manche d'un scalpel : c'est la dissection par *énucléation*.

§ III. *De la ponction.*

On donne le nom de *ponction* à l'introduction de tout instrument piquant dans les tissus. Généralement on désigne ainsi une opération au moyen de laquelle on pénètre dans une cavité naturelle ou accidentelle, pour en évacuer un liquide, au moyen d'un instrument plus ou moins fin. On pratique la ponction avec le bistouri, avec la lancette, avec le trocart.

1° *Ponction avec le bistouri.* — Il faut le choisir à lame droite, étroite et très-acérée ; on le tient en première ou en deuxième position, et on l'enfonce d'un seul coup et brusquement, en le tenant perpendiculairement à la peau.

La sensation d'une résistance vaincue et le jet d'un liquide sur les côtés de la lame indiquent qu'on a réussi. Si l'on veut évacuer le liquide contenu, il faut retirer le bistouri avec précaution et dans la position qu'on lui a donnée pour l'introduire, ou bien, ce qui vaut beaucoup mieux, presser la poche et faire couler le liquide sur les côtés de la lame, en retirant celle-ci peu à peu, à mesure que les parois de la tumeur reviennent sur elles-mêmes. Cette ponction directe est très-usitée pour vider les abcès froids.

2° *Ponction avec la lancette.* — La lame est placée à angle droit sur la chasse; on l'introduit brusquement et perpendiculairement à la peau, comme le bistouri; on la retire de même. Cette ponction n'est bonne que pour donner issue à un liquide très-ténu et limpide renfermé dans une cavité à parois peu résistantes; ainsi l'hydrocèle aiguë de la tunique vaginale, certains petits kystes, etc.

3° *Ponction avec le trocart.* — Le trocart est un instrument composé d'une tige d'acier cylindrique de huit centimètres de longueur, terminée d'un côté en pyramide triangulaire très-aiguë et à arêtes vives, de l'autre fixée à un manche de bois. La tige est reçue dans une canule d'argent ou de maillechort un peu moins longue que la tige, de telle sorte que la pyramide triangulaire pointue reste à nu dans le cas même où la tige est recouverte par la canule. Après avoir ainsi disposé l'instrument et s'être assuré que la tige peut glisser facilement dans la canule, l'on graisse la face externe de celle-ci et l'on saisit l'instrument par son manche, que le pouce et les trois derniers doigts réunis fixent dans la paume de la main; l'index est étendu sur la canule jusqu'au point où l'instrument doit pénétrer. La main gauche tend la peau et fait saillir un peu par une pression convenable la collection liquide s'il est nécessaire. Le trocart est enfoncé brusquement jusqu'à la limite fixée par le doigt indicateur étendu; l'on doit saisir aussitôt la canule le plus près possible de la peau entre le pouce et l'index de la main gauche, tandis qu'on retire la tige de la main droite; aussitôt le liquide s'échappe en jet. Pendant ce temps de l'opération, il faut maintenir avec force la canule et même tendre à l'enfoncer un peu pour éviter qu'elle ne suive le mouvement de retrait qu'on imprime à la tige. Pour la retirer elle-même, dès que le liquide est écoulé, on la saisit avec le pouce et l'index de la main droite, tandis que les doigts correspondants de la main gauche appuient sur la peau et exercent sur elle une pression dans un sens opposé; on la tire vers soi, soit directement, soit mieux en combinant quelques oscillations avec quelques mouvements de rotation.

Ce trocart est variable en volume, suivant la quantité de liquide que l'on doit extraire, suivant la nature de ce liquide, suivant le volume de la tumeur, suivant la cavité naturelle dans laquelle il faut l'introduire, etc.; mais son but est toujours celui-ci : évacuer un liquide. Il y a un autre trocart, instrument de trousse fort utile, c'est le *trocart explorateur.* Il se compose d'une tige d'acier très-fine et très-pointue de la grosseur d'un petit stylet, d'une canule d'argent qui glisse à frottement sur la tige et d'un petit étui qui se visse sur l'extrémité interne de la canule, destiné à protéger la pointe. Il est utile pour préciser le diagnostic de certaines tumeurs d'avoir une idée juste des parties renfermées; une ponction faite avec ce trocart indique d'une manière à peu près certaine, dans la grande majorité des cas, si une tumeur est solide ou liquide, et, dans ce dernier cas, la nature du fluide renfermé. Cependant je crois devoir ajouter que les ponctions exploratrices, innocentes la plupart du temps, sont quelquefois suivies d'une aggravation rapide des symptômes : ainsi pour les tumeurs encéphaloïdes. Aussi ne doit-on les pratiquer qu'au dernier moment, alors qu'on est disposé à prendre sur l'heure un parti. On ne doit les considérer que comme des expérimentations directes appelées à donner le dernier mot d'un diagnostic déjà porté et fondé sur l'appréciation des symptômes et de la marche de la maladie.

§ IV. *De la cautérisation.*

La cautérisation est une opération qui a pour but de désorganiser les tissus dans un temps plus ou moins rapide, quelquefois instantanément, dans une étendue et une épaisseur variables. Les indications de la cautérisation sont très-nombreuses : ainsi arrêter une hémorrhagie, détruire des chairs fongueuses, modifier la surface d'une plaie, établir un exutoire, etc. Il y a deux ordres de moyens de cautérisation : les uns agissent physiquement, les autres chimiquement. A la première catégorie appartient le calorique : c'est le fer rouge qui est le plus généralement employé ; à la seconde catégorie appartient un grand nombre d'agents tirés du règne minéral, qui désorganisent les tissus en agissant chimiquement, en les faisant passer dans diverses combinaisons dont ils sont l'un des éléments. On donne à ce dernier mode de cautérisation le nom de *cautérisation potentielle* ; celui de *cautérisation actuelle* est réservé au premier.

Cautérisation actuelle. — Les instruments qui servent à cette cautérisation sont des tiges de fer implantées dans un manche de bois d'un côté, tandis que de l'autre elles sont terminées de diverses manières, ce qui constitue les diverses espèces de cautères actuels : *en roseau*, quand la tige est cylindrique dans toute sa longueur et arrondie à son extrémité ; *olivaire*, quand cette dernière a la forme d'une olive ; *conique*, quand c'est un cône obtus ; *cultellaire* ou *hastile*, quand il représente une hache à tranchant mousse ; *nummulaire*, quand c'est un disque épais d'un centimètre sur trois centimètres de diamètre. Si la tige offre à son extrémité un renflement sphérique surmonté d'une pointe, c'est le cautère en *bec d'oiseau*. On l'appelle *annulaire* quand le disque ressemble à une couronne de trépan. Quand il s'agit de pénétrer dans une cavité plus ou moins étroite, l'on emploie une tige cylindrique placée dans une gaîne en forme de tube qui l'isole et protège les parties voisines contre l'action du feu. On place dans un réchaud, au milieu de charbons ardents, les cautères dont on veut se servir, toujours en assez grand nombre pour les renouveler à mesure qu'ils se refroidissent. Il résulte des expériences de M. Gondret que le cuivre, qui a beaucoup plus de capacité pour le calorique que le fer, lui est préférable pour la confection des cautères actuels ; toutefois l'idée de M. Gondret n'a pas prévalu. Il est d'ailleurs plus facile de se procurer partout une tige de fer qu'une tige de cuivre, et le prix beaucoup plus élevé de ce dernier métal a dû contribuer à s'en tenir aux cautères en fer. Ils cautérisent plus ou moins profondément, suivant qu'on les fait plus ou moins rougir par l'action du feu : de là la distinction du rouge obscur, du rouge cerise et du rouge blanc ou incandescent. C'est à ce dernier état qu'on doit les employer. On les applique immédiatement sur les chairs, ou bien on les tient à une certaine distance : ici c'est la cautérisation *objective*, là la cautérisation *inhérente* et la cautérisation *transcurrente*.

De la cautérisation inhérente. — C'est la plus employée et c'est même la cautérisation proprement dite ; elle est le mode suivant lequel on applique le feu comme moyen hémostatique. Les cautères olivaire et cultellaire sont ici les plus commodes.

Quand la plaie à cautériser fournit une assez grande quantité de sang, il faut, au moment où le cautère va être appliqué, éponger la surface inondée de sang, car un corps incandescent se refroidit d'autant plus vite qu'il doit fournir une plus grande quantité de calorique pour faire vaporiser une plus grande quantité de liquide. Le cautère ne doit pas appuyer fortement ; il doit toucher seulement la surface de la plaie et s'en éloigner dès que le sang a cessé de couler. En le laissant à demeure quelques instants de plus, on peut entraîner l'escharre produite, et l'hémorrhagie reparaît comme si rien n'eût été tenté contre elle, et même elle est d'autant plus difficile à arrêter qu'elle est un peu plus profonde et au milieu de tissus qui ne tardent pas à être gonflés par l'afflux des liquides. Quand il s'agit, au contraire, de détruire certains produits morbides, comme des portions de tumeurs cancéreuses, érectiles, il faut cautériser avec énergie et ne pas craindre de dépasser les limites du mal.

De la cautérisation transcurrente. — On se sert habituellement du cautère cultellaire, et l'on fait des raies de feu superficielles dans le sens de l'axe de la partie, qui ne doivent intéresser que l'épaisseur du derme. On peut faire des raies en plus ou moins grand nombre et leur donner une disposition variée, suivant la région et suivant les indications à remplir.

Après ces opérations, le meilleur moyen de calmer la douleur est d'appliquer des compresses d'eau froide, incessamment renouvelées pendant une heure ou deux. En somme, le feu appliqué en chirurgie est plus effrayant que douloureux : la souffrance est vive d'abord, mais elle ne dure pas ; aussi l'emploi du feu, trop vanté peut-être par les anciens, ou du moins souvent mal appliqué, sans indications bien précises, est de nos jours beaucoup trop rejeté. Les vétérinaires obtiennent à l'aide du feu des succès dont on prive l'homme ; médecins et malades ont contre l'application du feu des craintes illusoires et à peu près de la même valeur.

De la cautérisation objective. — Le cautère est d'abord tenu à six pouces de distance de la partie, puis rapproché à mesure qu'il se refroidit. On obtient ainsi une forte excitation, souvent utile dans certains ulcères atoniques, empêchés dans leur cicatrisation par une sorte de défaut de tonicité des tissus ; il est bon alors d'en modifier la surface en l'excitant.

2° Cautérisation potentielle. — Les substances employées sont en très-grand nombre : la potasse ou pierre à cautère, l'azotate d'argent ou pierre infernale, l'azotate acide de mercure et le chlorure ou beurre d'antimoine ; les acides sulfurique, azotique, chlorhydrique, etc. ; la pâte de Vienne, la pâte de zinc, la pâte arsénicale, etc. Chacun de ces caustiques réclame quelques mots sur son mode d'emploi.

M. Malgaigne rappelle dans son *Manuel de médecine opératoire* que tous, même ceux qui sont solides, n'agissent qu'en se liquéfiant, et pour cette raison, dans le but d'en limiter exactement la sphère d'action, il recommande d'essuyer avec soin la surface à cautériser, de préserver les parties voisines et surtout les parties déclives avec de la charpie ou l'emplâtre diachylon, d'éponger le sang qui suinte quelquefois pendant l'opération, d'enlever les dernières traces du caustique quand l'escharre est produite.

Potasse concrète ou pierre à cautère. — La potasse et le nitrate d'argent sont deux caustiques employés généralement à l'état solide. On se sert du premier de la manière suivante. On applique sur la partie à cautériser un petit emplâtre de diachylon percé dans son centre d'un petit trou rond de grandeur moitié moindre que celle de l'escharre qu'on veut produire ; on place en ce point un petit fragment de potasse d'une ligne et demie de diamètre au plus, on le recouvre d'un second emplâtre plus grand et non fenêtré, et on maintient le tout par une légère compression, à l'aide de compresses et d'une bande. Au bout de six heures environ la cautérisation est achevée, et l'on a une escharre toujours plus grande que l'ouverture dans laquelle a été placé le fragment de potasse ; elle est brune et sèche ; elle tombe spontanément du dixième au vingtième jour. On peut en hâter l'élimination, surtout lorsqu'elle se fait trop attendre, par des applications chaque jour répétées d'onguent de la mère ou de basilicum étendu sur du linge, ou mieux de cataplasmes émollients. Il faut toujours avoir soin, quand on emploie la pierre à cautère, d'éviter d'en mettre une trop grande quantité et de bien assujettir le fragment pour ne point avoir des fusées, des escharres longues, inégales, rayonnées en divers sens, suivant la direction des parties déclives. La potasse est d'un usage fréquent pour établir ou exutoire, pour ouvrir des abcès froids, en incisant le lendemain sur l'escharre.

Azotate d'argent. — On l'emploie à l'état liquide sous forme de solution concentrée, et à l'état solide sous forme de cylindres qu'on place dans un instrument appelé porte-pierre. C'est sous ce dernier état que ce caustique est le plus employé pour réprimer les bourgeons charnus exubérants, pour les plaies vénéneuses, les piqûres anatomiques, certains ulcères, etc.

Caustiques liquides. — Ces caustiques, ainsi que le précédent, appartiennent à cette classe désignée en thérapeutique sous le nom de *cathérétiques*; la potasse et tous les caustiques mous sont des *escharrotiques*. Les caustiques liquides les plus énergiques sont l'azotate acide de mercure et le chlorure d'antimoine. Après eux viennent les acides sulfurique, azotique, chlorhydrique : ils sont moins puissants que le beurre d'antimoine surtout, qui mérite seul une place à côté des escharrotiques ; cependant, ils conviennent très-bien pour modifier certaines inflammations des muqueuses, comme la stomatite mercurielle, le muguet, les aphtes, etc. C'est avec un petit pinceau de charpie fixé sur un manche de bois qu'on applique ces caustiques sur les parties malades. Il faut en borner l'action, le plus possible, aux limites du mal, éviter d'imbiber outre mesure le pinceau afin que la liqueur ne s'écoule pas de tous les côtés.

Nous voilà arrivés aux caustiques mous. Quelques-uns sont très-énergiques, et l'intérêt qui s'attache à plusieurs d'entre eux est d'autant plus grand qu'on a voulu les substituer à l'instrument tranchant dans une foule de circonstances, surtout dans le traitement des tumeurs cancéreuses.

Caustique de Vienne. — Il est pulvérulent, composé de cinq parties de potasse et de six parties de chaux triturées ensemble et conservées dans un flacon bouché à l'émeri. Quand on veut l'employer, on en fait une pâte en ajoutant un peu d'alcool ; elle doit être demi-molle, pas assez fluide pour couler, pas assez solide pour se dessécher aussitôt ; on doit l'appliquer dès qu'elle est préparée. On en place sur la peau essuyée et bien sèche une couche de trois millimètres d'épaisseur et sur une surface un peu moins étendue que celle de l'escharre qu'on veut avoir. Au bout de huit à dix minutes, la peau est désorganisée dans toute son épaisseur, jusqu'au tissu cellulaire sous-cutané ; on enlève la pâte caustique, et pour calmer la douleur produite, il est utile d'appliquer sur la partie soit une compresse vinaigrée, soit une compresse imbibée d'alcool pur ou d'eau de Cologne.

En laissant la pâte plus longtemps, quinze minutes, vingt minutes même, l'on aurait une escharre plus profonde, mais qui ne dépasserait cependant pas le tissu cellulaire. L'escharre est d'un jaune clair, quelquefois un peu marbrée par des stries de sang et des petits épanchements qui résultent d'exhalation pendant l'opération et sont placés audessous d'elle ; en raison de sa transparence, elle permet de les distinguer facilement. La pâte de Vienne rend de grands services en chirurgie ; elle est sans contredit bien préférable à la pierre à cautère ; en peu d'instants le chirurgien peut en voir le résultat, et il n'a pas à craindre ces fusées de caustique dans tous les sens qui amènent des plaies dont la cicatrice n'est que trop souvent indélébile.

Pâte phagédénique de M. Canquoin. — Elle est composée de chlorure de zinc, de farine et d'un peu d'eau, mais dans des proportions variables, ce qui fait plusieurs degrés. Avant d'appliquer ce caustique, il faut mettre le derme à nu ; puis on place sur la surface dénudée une rondelle de pâte d'une grandeur et d'une épaisseur convenables, suivant l'étendue et la profondeur nécessaires de l'escharre.

Pâte arsénicale. — C'est la poudre de Rousselot mise à l'état de pâte à l'aide d'un peu d'eau. On l'attribue communément au frère Côme. Cette poudre est différemment composée ; il y en a diverses formules. La poudre de Rousselot, des hôpitaux de Paris, contient : oxyde blanc d'arsenic, 2 grammes ; sulfure rouge de mercure, 15 grammes ; sang-dragon, 125 grammes. Selon le Codex et d'après la formule de Dubois, ce serait : sang-dragon, 30 grammes ; sulfure rouge de mercure, 15 grammes ; oxyde blanc d'arsenic, 2 grammes. On conserve ces trois substances réduites en poudre ; chaque fois qu'on veut s'en servir, on les mêle intimement dans un mortier de verre, et au moment de l'appliquer, on en met sur une soucoupe la quantité suffisante, dont on fait une pâte avec de la salive. Il faut appliquer sur la partie à détruire une couche de deux millimètres d'épaisseur. Ce caustique demande parfois quelques jours pour produire son effet : en général, il exige au moins vingt heures. On trouve une escharre sèche, très-dure, très-longue à se détacher, une vingtaine de jours au moins ; tantôt la surface sous-jacente est vermeille, couverte de beaux bourgeons charnus, tantôt il y a une cicatrice bien organisée.

L'application de ce caustique est douloureuse et peut entraîner des accidents très-graves, même la mort. M. le professeur Roux en cite un exemple remarquable : une jeune fille de dix-huit ans qui mourut en quarante-huit heures, après avoir eu des coliques, des vomissements, des convulsions, après une application de pâte arsenicale, d'un pouce à un pouce et demi d'étendue, pour détruire une ulcération de mauvaise nature qui s'était développée sur la cicatrice résultant d'une amputation du sein.

Quelques autres faits analogues ont été rapportés par les auteurs ou consignés dans des recueils périodiques. Cependant en sollicitant de la part des expérimentateurs les soins les plus grands et la circonspection la plus éclairée, l'on peut présumer que ces faits malheureux seront très-rares, et ceux que nous connaissons n'autorisent pas à rejeter de la thérapeutique chirurgicale un agent qui peut rendre de grands services. Depuis quelque temps, M. Manec a eu souvent l'occasion, à la Salpêtrière, d'appliquer la pâte arsenicale pour des cancers du sein, de la face, etc.; je sais que plusieurs de ses résultats ont été très-beaux et je n'ai point appris qu'il ait observé des accidents mortels. En général il est prudent de ne pas l'appliquer sur de grandes surfaces ni sur des parties récemment mises à nu.

SECTION II.

DE LA RÉUNION.

Pour obtenir la réunion des plaies par première intention, on se sert de quatre moyens : la position, le bandage, les bandelettes agglutinatives, la suture.

§ 1er. *De la position.*

La position ne peut être, dans la plupart des cas du moins, un moyen définitif de réunion ; mais elle lui vient en aide, et l'on en retire de grands avantages. Le principe est celui-ci : mettre les parties divisées en contact ; si elles peuvent demeurer ainsi sans y être maintenues, la position suffit ; sinon il faut combiner la position avec un des trois autres moyens de réunion. On a souvent posé comme règle générale qu'il fallait mettre les parties à l'état de relâchement, de repos ; mais c'est, dans une foule de circonstances, une règle trop exclusive et souvent illusoire, car là où il y a repos pour certains muscles, il y a tension pour certains autres. Pour les membres, il faut avoir égard à la position naturelle qu'ils prennent spontanément. La flexion n'est pas une position supportable pendant longtemps, elle fatigue les malades ; si elle est absolument nécessaire pour obtenir une coaptation exacte des lèvres de la plaie, il faudra toujours la maintenir par un bandage. En résumé, il faut mettre les parties divisées en contact immédiat et faire que la position à laquelle on soumet le malade soit la plus commode et la plus exempte de fatigue.

§ II. *Du bandage unissant.*

Le bandage unissant n'est facilement applicable qu'aux membres ; les plaies y sont longitudinales ou plus ou moins obliques ou transversales. De là deux espèces de bandage unissant : le bandage des plaies longitudinales et le bandage des plaies en travers. Les uns et les autres constituent les bandages invaginés de M. Gerdy.

Le bandage unissant des plaies transversales est composé de deux larges et fortes compresses dont l'une est divisée à l'une de ses extrémités en un certain nombre de chefs étroits ou de lanières, et dont l'autre présente, au contraire, des boutonnières en nombre égal aux chefs de la première compresse ; toutes deux sont fixées par leur extrémité simple, l'une au-dessus, l'autre au-dessous de la plaie, au moyen de circulaires de bande. Quand le pansement est fait, on engage chaque lanière dans une des boutonnières, on les tire en sens inverse, de manière à mettre en contact les lèvres de la plaie, et on les maintient avec de nouveaux tours circulaires.

Le bandage unissant des plaies longitudinales se fait avec une bande de sept à huit aunes, plus ou moins large, suivant la plaie à réunir ; on en partage l'extrémité en plusieurs chefs et l'on fait un pareil nombre de boutonnières à une distance de ces chefs, suffisante pour que le plein intermédiaire, appliqué sur la partie saine de la circonférence du membre, puisse en entourer les deux tiers ; des compresses graduées étant alors appliquées près des bords de la plaie, on passe les chefs dans les boutonnières pour les tirer en sens opposé, et l'on termine par des tours circulaires.

Le bandage unissant est peu employé aujourd'hui, et le discrédit dans lequel il est tombé est assez mérité. En effet, il est inutile pour les plaies qui n'intéressent que la peau et le tissu cellulaire-sous cutané ; les bandelettes agglutinatives sont plus simples et peuvent le remplacer avantageusement, et au besoin, la suture, qui est un moyen plus sûr. Quant aux plaies plus profondes, celles qui intéressent les muscles, surtout quand ils sont coupés transversalement, il est fort difficile d'avoir un contact intime entre les parties divisées. Avec le bandage unissant le mieux appliqué, la rétraction musculaire se fait encore, si ce n'est aussitôt, du moins au bout de quelques heures, dès que le bandage est relâché, ce qui arrive toujours, à moins de serrer outre mesure, ce qui peut gêner la circulation dans le membre malade.

§ III. *Des bandelettes agglutinatives.*

Il y a plusieurs espèces de sparadraps qui, découpés en bandelettes, peuvent servir à la réunion des plaies. Les plus employés de nos jours sont l'emplâtre diachylon gommé étendu sur de la toile, le taffetas d'Angleterre. L'un et l'autre répondent à toutes les exigences et remplacent très-bien tous les emplâtres agglutinatifs connus autrefois, la toile de Mai, la toile Gauthier, etc.

En France, les bandelettes de diachylon sont plus employées que celles de taffetas d'Angleterre, surtout pour la réunion des grandes plaies. Elles ont en effet de grands avantages : la matière emplastique étendue sur la toile ne se dissout point au contact des humidités de la plaie, comme on l'observe souvent pour le taffetas d'Angleterre. On sait que celui-ci est formé de plusieurs couches superposées d'une solution d'ichthyocolle et d'eau (60 grammes pour 250 gr.), à laquelle on a ajouté, après l'avoir passée, 500 grammes d'alcool de 12° à 22°, le tout réduit à moitié sur un feu doux. Cet emplâtre, comme je l'ai dit, se dissout facilement en tout ou en partie par le sang ou les humidités de la plaie, qui pénètrent la toile et s'échappent. D'un autre côté, il a l'inconvénient de s'attacher d'une manière trop intime aux parties qu'il est chargé de réunir, il devient irritant pour les bords de la solution de continuité, il est plus difficile à renouveler que le diachylon ordinaire. Pour ces motifs, nous préférons en France ce dernier emplâtre agglutinatif; il doit être étendu sur une toile assez grosse et à mailles assez larges pour se laisser facilement pénétrer par la matière emplastique; sans cette précaution, en général bien observée dans les hôpitaux de Paris, le diachylon s'enlève par écailles, laissant à nu une toile trop fine et non imprégnée d'emplâtre; dès lors il n'est plus agglutinatif.

Il faut avoir égard aux parties sur lesquelles on doit, à l'aide des bandelettes, faire la réunion. On prétend généralement que le contact de l'emplâtre diachylon avec une peau fine et délicate, comme chez les femmes, et surtout à la tête et à la partie antérieure du thorax, peut déterminer l'érésipèle. Cette crainte est fondée; il vaudrait peut-être mieux s'en abstenir dans ces cas, principalement dans les hôpitaux, où l'on observe si souvent l'érésipèle, et chez les individus déjà atteints de cette maladie sujette à récidiver.

Voici le mode d'application des bandelettes. Celles de diachylon doivent être un peu ramollies et celles de taffetas d'Angleterre d'abord humectées avec la salive. Après avoir nettoyé et desséché les environs de la plaie, on en fait maintenir les bords rapprochés par un aide; on place la bandelette d'un côté; puis, soutenant soi-même le bord opposé de la plaie, l'on applique la bandelette, bien tendue, de cet autre côté.

Gama a proposé un autre procédé qui offre de grands avantages pour la coaptation exacte des lèvres de la plaie et qui remplace fort bien le bandage unissant, surtout celui des plaies longitudinales. On coupe des bandelettes larges d'un pouce au moins et d'une longueur telle qu'elles puissent faire au moins deux fois le tour de la partie où est la plaie. On roule ces bandelettes à deux globes sur leur côté non recouvert d'emplâtre. On place le plein des deux rouleaux sur le point diamétralement opposé à la plaie en lui faisant faire le tour de la partie; les bords sont ainsi parfaitement rapprochés; après avoir croisé les chefs l'un sur l'autre, l'on termine par le second tour. C'est une excellente réunion des plaies longitudinales. On pourrait peut-être lui reprocher d'agir avec trop de force, de ne pas se prêter aisément à la turgescence inflammatoire, mais on ne recouvre pas toute la plaie; on laisse de larges intervalles pour la surveiller sans être obligé d'enlever l'appareil. On peut aussi, si l'on redoute la compression des troncs artériels, rendre cette compression médiate en disposant près de leur trajet de la charpie ou des compresses qui en éloignent les bandelettes. On peut ne lever l'appareil que lorsqu'on a lieu de croire la cicatrisation achevée.

§ IV. *Des sutures.*

Les sutures sont des opérations au moyen desquelles les lèvres d'une plaie sont rapprochées et maintenues en contact à l'aide de fils ou d'aiguilles passées dans leur épaisseur. Elles étaient fort recommandées par les anciens. L'académie de chirurgie a voulu en restreindre l'emploi ; mais Pibrac et Louis ont plutôt essayé de le proscrire que de le régulariser et d'en poser nettement les indications. Toutefois, depuis leurs mémoires, la suture était tombée dans un discrédit dont elle paraît devoir se relever de nos jours.

Les circonstances dans lesquelles elle convient le mieux sont les suivantes : 1° quand il faut obtenir une cicatrisation très-régulière et le plus promptement possible ; 2° quand il faut immédiatement une coaptation très-exacte, comme dans les plaies des cavités splanchniques, dans la division de conduits naturels ; 3° dans la plupart des opérations autoplastiques et surtout dans celles où l'on veut obtenir la réunion de parties libres et mobiles, comme dans l'opération du bec-de-lièvre, la staphyloraphie.

Il y a certaines règles générales bonnes à suivre pour toutes les sutures :

On ne doit pas trop serrer les fils pour ne pas gêner l'expansion des tissus quand viendra l'inflammation traumatique.

Le fil ne doit pas traverser trop obliquement les lèvres de la plaie, mais plutôt presque directement et dans toute leur épaisseur ; il doit être placé assez profondément pour ne point laisser au-dessous de lui des creux où le sang et le pus pourraient s'accumuler.

On doit mettre un nombre de points de suture en rapport avec l'étendue de la plaie, toujours en nombre suffisant pour qu'elle ne puisse s'entr'ouvrir dans les intervalles.

Il ne faut jamais placer les fils ou les aiguilles trop près des bords de la plaie, car ils pourraient les déchirer ; il faut comprendre dans la suture une certaine largeur des tissus, mais très-variable, suivant ces tissus eux-mêmes, suivant l'étendue de la plaie, suivant la nature de l'opération, etc.

Nous comptons six espèces de sutures : la suture entrecoupée, la suture du pelletier, la suture à points passés, la suture à anses, la suture enchevillée et la suture entortillée.

1° *Suture entrecoupée.* — Ce qui la distingue est d'être ainsi formée : un fil simple ou double est passé dans l'épaisseur des deux lèvres de la plaie, et les deux chefs en sont noués de manière que les lèvres de la plaie soient comprises dans un cercle non interrompu formé par les fils ainsi disposés. Il y a plusieurs manières de faire la suture entrecoupée : ce sont autant de procédés, au nombre de quatre :

1er *procédé.* — On prend autant de liens qu'on veut faire de points de suture ; on adapte à chacun deux aiguilles courbes. Une première, tenue comme une plume à écrire, est portée dans la profondeur de la plaie et la traverse dans toute son épaisseur de dedans en dehors ; on passe de même l'autre fil à travers la lèvre opposée ; on retire les aiguilles, on tire les fils de manière à bien affronter les lèvres de la plaie, et enfin on réunit les deux chefs par un nœud simple ou double ; ce nœud ne doit jamais être placé au niveau de la surface saignante.

Quand on n'a qu'une seule aiguille à sa disposition, on traverse l'une des lèvres de la plaie de dehors en dedans, puis l'autre de dedans en dehors.

2e procédé ou procédé de Lafaye. — On prend un long fil simple ou double armé d'une seule aiguille ; on lui fait traverser en un seul temps et de droite à gauche les deux lèvres de la plaie, rapprochées par un aide ; on commence par un bout de la division pour aller jusqu'à l'autre. Il faut soutenir avec le pouce et l'index le point de la lèvre gauche où l'aiguille devra sortir ; on évite ainsi aux tissus d'être poussés et tiraillés de dedans en dehors jusqu'aux limites nécessaires pour que la résistance qu'ils apportent au passage de l'aiguille soit vaincue. Puis on reporte l'aiguille plus loin pour faire un second point, et ainsi de suite autant qu'il est nécessaire pour une réunion exacte, laissant entre chaque point des anses de fil assez longues. Cela fait, on coupe celles-ci par le milieu, et on noue ensemble les chefs opposés l'un à l'autre. Il faut avoir soin de serrer et de nouer d'abord les points du milieu.

3e procédé. — Lavauguyon a proposé de réunir les trois bords d'une incision en T, en se servant d'un seul fil avec deux aiguilles. A chaque angle, chaque aiguille est d'abord enfoncée de dehors en dedans, de manière que l'anse réunisse les deux angles ; on fait passer ensuite de dedans en dehors chaque aiguille au delà de l'incision transversale et l'on noue les extrémités du fil.

Pour l'incision cruciale, on peut se servir du même procédé, en ayant soin que l'anse du fil soit placée bien directement au-dessus de la seconde incision verticale. Je propose de modifier ce dernier procédé ou plutôt d'en créer un quatrième pour la réunion plus exacte des incisions cruciales par la suture entrecoupée.

4e procédé. — Je prends deux fils composés de trois brins et armés chacun de deux aiguilles courbes. Chaque aiguille est portée dans la profondeur de chaque lambeau et dirigée de dedans en dehors, de manière que lorsque les deux aiguilles de chaque fil ont traversé deux points de la peau disposés sur une ligne droite qui passe par le sommet de deux angles correspondants, j'ai deux anses de fil triple formant la croix et placées de telle sorte que les quatre chefs libres sont au sommet des quatre angles droits d'un carré qui circonscrit exactement les quatre lambeaux de l'incision cruciale. Cela fait, deux chefs opposés du même brin sont noués ensemble, de l'un et de l'autre côté, de manière à réunir d'abord les quatre angles ; puis des huit chefs restés libres on en emploie deux pour réunir la branche gauche de l'incision transversale, deux pour la branche droite, deux pour la première incision verticale et deux autres enfin pour la seconde incision verticale. On obtient ainsi à l'aide de douze bouts de fil noués deux à deux une réunion qui prend la figure suivante :

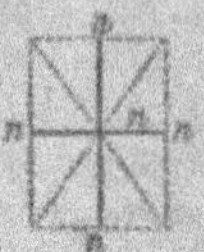

(La lettre *n* indique les points où sont placés les nœuds.)

Ce procédé, beaucoup plus simple dans le manuel qu'on ne saurait le croire, peut rendre des services quand il s'agit de réunir exactement de grandes incisions cruciales qui laissent à découvert des organes importants. La suture enchevillée, excellente dans ces circonstances, n'est facilement applicable que pour une seule incision ; pour deux incisions qui se croisent, il faut s'en priver et revenir à la suture entrecoupée : je crois que ce procédé répond à toutes les exigences. Si les incisions étaient très-longues, on pourrait encore les réunir au delà, chacune isolément, soit par d'autres points de suture, soit par des bandelettes agglutinatives.

2° *Suture du pelletier ou en surjet.* — C'est la même que la suture entrecoupée de Lafaye ; seulement, au lieu de laisser des anses de fils, on tire complétement ceux-ci, de manière à affronter exactement les lèvres de la plaie. La suture achevée, le fil forme une spirale continue dont les extrémités sont aux deux angles de la plaie ; c'est en ces points qu'on les arrête définitivement.

M. le professeur Velpeau décrit cette suture sous le nom de *suture continue.*

3° *Suture à points passés.* — On prend un fil muni d'une seule aiguille, on affronte les lèvres de la plaie, et on les fait tenir par un aide ; on les traverse toutes deux de droite à gauche par exemple, puis de gauche à droite à un centimètre ou deux plus haut, et ainsi de suite jusqu'à ce qu'on soit arrivé à l'autre extrémité de la plaie. Les anses ne recouvrent donc pas la surface saignante ; elles sont placées sur les côtés entre les points traversés par l'aiguille. On arrête les chefs du fil à chaque extrémité de la solution de continuité.

4° *Suture à anses.* — Ledran avait proposé de traverser les deux bords de la plaie par plusieurs anses de fils dont les bouts étaient réunis et tordus ensemble. Cette suture a été employée dans les plaies des intestins.

5° *Suture enchevillée ou emplumée.* — On la pratique comme l'entrecoupée; seulement les fils sont doubles, de telle sorte qu'une fois tous les points de suture placés, d'un côté de la plaie chaque fil forme une anse, de l'autre côté sont deux bouts libres et séparés. On ouvre toutes les anses, on y passe une sonde, une plume ou un rouleau de sparadrap parallèlement à la plaie, et l'on tire les bouts de fils; entre ces bouts dédoublés, on place une cheville semblable, et on les noue sur celle-ci en serrant assez fort pour rapprocher exactement les lèvres de la plaie. Cette suture est très-utile dans les plaies pénétrantes de l'abdomen, quand il faut empêcher la sortie des viscères à travers une large ouverture, quand il est important, comme dans ces plaies, d'obtenir une réunion exacte des parties profondes afin de prévenir les éventrations consécutives.

6° *Suture entortillée.* — Le pivot de cette suture est une tige métallique qui traverse les deux lèvres de la plaie. On se sert d'aiguilles ou d'épingles ordinaires, mais bien acérées. On tient l'épingle entre le pouce et le médius de la main droite, l'index appuyant sur la tête; on lui fait traverser de dehors en dedans la lèvre gauche de l'incision, puis de dedans en dehors la lèvre droite. Cette première épingle est assujétie par un fil ciré qui forme une anse dont la convexité regarde la plaie; les extrémités de ce fil sont confiées à un aide, tandis que le chirurgien place de la même manière autant d'épingles qu'il en faut; puis il reprend les chefs du fil jeté sur la première épingle, les ramène au-devant d'elle, les croise, en contourne les extrémités, fait ainsi plusieurs 8 de chiffre successifs; il passe à la seconde épingle en croisant d'abord les chefs du fil au-devant de la plaie et dans l'intervalle des épingles, contourne les extrémités de la seconde et fait pour celle-ci plusieurs 8 de chiffre comme pour la première; puis il passe aux autres pour agir de même.

La suture entortillée est la plus convenable pour avoir une réunion exacte, exempte de difformité : ainsi dans les opérations qui se pratiquent à la face, pour le bec-de-lièvre. Les épingles doivent être retirées du troisième au cinquième jour; attendre plus longtemps serait imprudent; on pourrait avoir dans les points traversés par les épingles autant de petits trajets fistuleux longs à guérir.

Il est difficile de faire un parallèle entre les diverses sutures, d'apprécier rigoureusement les avantages des unes et les inconvénients des autres. En effet, en pareille matière, tout dépend en grande partie de l'opportunité et de l'emploi judicieux de tel ou tel autre moyen de réunion; c'est ce que nous aurons l'occasion de démontrer quand nous ferons l'histoire des plaies.

ARTICLE IV.

DES OPÉRATIONS COMMUNES, OU PETITE CHIRURGIE.

§ 1ᵉʳ. *De la saignée.*

La saignée est une opération au moyen de laquelle on enlève à
l'économie une certaine quantité de sang ; cette évacuation se fait de
trois manières : en ouvrant une veine, une artère ou les vaisseaux
capillaires. De là trois espèces de saignées : la phlébotomie, l'artériotomie et la saignée capillaire.

Phlébotomie. — On pratiquait autrefois cette opération sur un plus
grand nombre de veines qu'aujourd'hui : ainsi les veines ranine, frontale, angulaire de l'œil, dorsale du pénis étaient souvent ouvertes. De
nos jours, on n'intéresse guère que les veines du pli du bras, quelquefois les ramifications de la saphène interne au niveau de la malléole,
quelquefois aussi, mais plus rarement, la jugulaire externe.

1º *Saignée du bras.* — On trouve à la partie supérieure et antérieure
de l'avant-bras cinq veines principales, qui sont : la cubitale, la médiane basilique, la médiane céphalique, la médiane commune et la radiale. Quelques mots d'abord sur ces veines superficielles et sur l'anatomie chirurgicale du pli du bras, notions trop souvent négligées et
cependant indispensables aux élèves. Pour bien saigner, ce qui est très-
nécessaire dans la pratique, il ne faut pas seulement avoir vu faire et
se fier à son talent d'imitation ; il faut aussi puiser en soi la confiance
qui résulte de connaissances anatomiques exactes.

Les deux troncs veineux qui résultent des veines superficielles du
membre thoracique sont les veines céphalique et basilique, qui se terminent toutes deux dans l'axillaire.

La première, *veine radiale cutanée de Chaussier*, est la plus extérieure. Elle commence par beaucoup de radicules disposées en réseau
sur le dos de la main et sur les muscles du pouce ; elles se réunissent
en un seul tronc, la veine céphalique du pouce, qui longe le premier
espace interosseux, depuis l'éminence thénar jusqu'au niveau de la
partie extérieure du poignet. Là, cette veine change de nom, c'est la
veine radiale superficielle ; elle monte le long de la partie antérieure et
externe de l'avant-bras, reçoit dans son trajet des ramuscules veineux
sous-cutanés et se réunit au pli du coude à la *médiane céphalique*. Celle-
ci monte en dehors au côté externe du pli du coude, dans l'espace triangulaire formé par les muscles antérieurs de l'avant-bras ; elle est plus
grosse que la radiale superficielle et communique vers l'angle inférieur du pli du coude avec une branche de la basilique, la médiane basilique. Ce sont ces deux veines, la *radiale superficielle* et la *médiane*

céphalique, qui forment le tronc de la veine céphalique. Elle monte le long du bord externe du muscle biceps, d'abord sous la peau, puis dans l'intervalle triangulaire qui sépare les muscles grand pectoral et deltoïde, se dirige en dedans, au-dessous ou au-dessus de la clavicule et va s'ouvrir, quelquefois divisée en plusieurs branches, dans la veine axillaire, en envoyant souvent un rameau de communication à la jugulaire externe.

La basilique, *veine cubitale cutanée de Chaussier*, est plus volumineuse que la céphalique; elle est formée par la réunion des veines cubitale postérieure, cubitale antérieure et médiane basilique.

La veine cubitale postérieure est plus grosse que l'antérieure; elle commence sur la partie interne du dos de la main et sur la face dorsale des doigts. C'est d'abord un réseau formé par beaucoup de radicules anastomosées entre elles et avec les radicules d'origine de la céphalique du pouce; tous ces petits vaisseaux forment en dedans de la main un seul tronc qu'on appelle *veine salvatelle*, souvent assez volumineuse pour être ouverte à défaut de veine au pli du bras. Elle remonte à la partie interne de l'avant-bras et prend le nom de *cubitale postérieure*, reçoit des veines sous-cutanées, passe derrière l'épitrochlée et se réunit à *la veine cubitale antérieure*. Celle-ci prend naissance à la partie inférieure, interne et antérieure de l'avant-bras et remonte au devant de l'épitrochlée. Après avoir envoyé plusieurs rameaux à la cubitale postérieure, elle se réunit définitivement à elle au niveau de l'épitrochlée.

La veine médiane basilique, née des veines cubitales antérieures superficielles, a un trajet fort court; elle monte obliquement en dedans le long du bord interne du tendon du muscle biceps, couverte par les premiers rameaux du nerf cutané interne, et s'anastomose au niveau de l'angle inférieur du pli du coude avec la médiane céphalique, tantôt à angle aigu, tantôt par un rameau transversal. A ce point de réunion s'ouvrent deux veines : l'une profonde, formée par des rameaux détachés des veines radiale et cubitale profondes; l'autre sous-cutanée, qui est *la médiane commune*. Cette dernière provient de la réunion en un seul tronc de nombreuses racines répandues sur toute la face antérieure de l'avant-bras. Ainsi formée par ces trois branches, la basilique monte le long de la partie interne du bras, au devant du nerf cubital, ne recevant que peu de rameaux et envoyant des anastomoses fréquentes à la céphalique. Puis, elle se jette profondément dans le creux de l'aisselle et se continue avec l'axillaire.

Telle est l'anatomie descriptive des veines superficielles du membre thoracique. J'ai quelques autres considérations d'anatomie chirurgicale à donner sur la région du pli du coude.

Des veines qui s'y trouvent, *la médiane basilique* est généralement la plus grosse, celle qui évidemment peut fournir en peu de temps une grande quantité de sang, elle est aussi la plus superficielle et la plus constante. A ces titres, elle devrait toujours être préférée; mais il n'en est point ainsi, et on ne doit l'ouvrir que dans les cas où il est impossible de faire autrement, car il y a possibilité de blesser l'artère brachiale. Cette veine longe le tendon du biceps et l'artère, dont elle est séparée par des lames fibreuses ou celluleuses. Tantôt elle lui est parrallèle et placée immédiatement au-dessus ; tantôt, et plus souvent, elle la croise obliquement. Des rameaux du nerf cutané interne l'environnent.

Les autres veines n'offrent point le danger de la lésion d'une artère ; mais elles sont entourées par des filets nerveux et d'autant plus qu'on s'approche du bord interne du bras ; en outre elles sont quelquefois si petites, que leur piqûre ne peut fournir assez de sang.

En résumé, les veines du pli du bras peuvent être rangées dans l'ordre suivant, au point de vue du choix qu'on doit en faire pour la phlébotomie : 1° *la médiane céphalique*, à sa partie supérieure ; un peu plus bas, elle est moins isolée, accompagnée par le nerf musculo-cutané ; mais encore on peut en éviter la lésion en plaçant l'avant-bras en pronation : de cette manière, le long supinateur recouvre le tendon du biceps et le nerf musculo-cutané ; 2° *la radiale* ; 3° *la médiane commune* ; il faut remarquer ici que quand elle se trouve sur l'interstice qui sépare le long supinateur du rond pronateur, elle est entourée par des filets nerveux, et séparée de l'artère radiale par l'aponévrose seulement, chez les sujets maigres ; 4° *la cubitale* ; 5° *la médiane basilique*.

Il est bien entendu que beaucoup reste à l'appréciation du chirurgien, et ce tableau n'est tout au plus qu'un guide pour les élèves.

L'absence ou le défaut d'ampleur des autres veines oblige souvent à ouvrir la médiane basilique. Il faut le faire le plus bas possible, parce que l'artère brachiale est plus profonde à mesure qu'elle descend. Il est quelquefois utile de mettre l'avant-bras dans une pronation forcée ; l'on écarte d'autant plus l'artère de la veine.

Procédé opératoire. — Il faut une ligature rouge ou brune en drap ou en laine, une lancette, une cuvette pour recevoir le sang, une compresse, une bande roulée et de l'eau froide.

On ne se sert plus guère que des lancettes dites à grain d'orge. Autrefois on les appelait à grain d'orge, à grain d'avoine, à langue de serpent, selon l'acuité de leur pointe. Quelques-unes portent sur le milieu des deux faces une petite saillie en dos d'âne. Cette disposition les rend plus solides ; mais il faut que la saillie soit extrêmement faible, sans quoi l'instrument ne remplirait plus son but : il doit diviser sans laisser béantes les lèvres de la petite plaie, ce qui arriverait s'il était trop épais. On saigne le malade assis sur une chaise, sur un lit, ou couché horizontalement ; cette dernière position est préférable toutes les fois que le sujet est déjà affaibli et qu'on a lieu de redouter la syncope.

On opère sur le bras droit avec la main droite, sur le bras gauche avec la main gauche. C'est ici qu'on reconnaît tous les avantages d'être ambidextre. Cependant on peut encore se servir de la main droite pour le bras gauche ; mais la nécessité de se mettre en dehors du membre, l'inclinaison forcée donnée à la main, la difficulté de maintenir le bras du patient et de prévenir les mouvements sont des circonstances assez graves pour qu'on doive toujours choisir le bras droit quand on n'est pas ambidextre. D'ailleurs ce choix est en grande partie soumis à la disposition des veines.

Il faut avoir soin que les vêtements relevés ne fassent point une contre-ligature au-dessus du coude; dans le cas où ils formeraient une corde circulaire, il faudrait les retirer. On explore la région, on constate la position du tendon du biceps et de l'artère brachiale, on choisit la veine et le lieu où elle devra être ouverte, et puis on place la ligature. Celle-ci doit-être mise à un pouce de la piqûre; il est inutile de l'éloigner de trois ou quatre travers de doigt, mais il est quelquefois très-utile de la rapprocher jusqu'à trois ou quatre lignes quand les veines sont roulantes. On pose le plein de la bande sur la face antérieure du bras, le chef qui pend en dedans plus long que l'autre; on fait croiser les chefs derrière le bras, et après un second tour on les arrête au côté externe par une rosette dont l'anse doit être en haut et les bouts pendants.

La striction doit être assez forte pour gonfler les veines, mais pas assez pour interrompre la circulation artérielle. On laisse le bras libre, recommandant au malade, si les veines ne sont pas apparentes, de fléchir et d'étendre alternativement les doigts de la main pour les faire grossir par les efforts musculaires en provoquant le reflux du sang des veines profondes dans les veines superficielles.

Pendant ce temps, on ouvre la lancette, la lame faisant avec la châsse un angle droit ou un peu obtus; l'extrémité de celle-ci tenue à la bouche, le sinus de l'angle tourné du côté du bras. On étend alors celui-ci; on le place dans la position convenable, au degré d'extension nécessaire, dans la pronation ou la supination. Le chirurgien fait appuyer la main contre sa poitrine, entre elle et son bras gauche, de manière à prévenir tout mouvement brusque du membre sur lequel il opère. Il fixe de nouveau la veine, la fait gonfler encore par de légères frictions de bas en haut faites jusqu'à la ligature, l'assujettit, sans tirer les tissus en aucun sens, avec le pouce placé à plat et d'autant plus près de l'ouverture à faire que la veine est plus roulante. La lancette doit être tenue par le talon, entre l'indicateur et le pouce fléchis et dont la pulpe doit aller au moins jusqu'au point où finit le talon et où commence le tranchant; les autres doigts réunis prennent un point d'appui sur le membre. Le chirurgien enfonce doucement et non pas d'une manière rapide et brusque l'instrument jusqu'au vaisseau : c'est *le mouvement de ponction*; si l'ouverture n'est pas assez grande, il retire l'instrument en abaissant le manche et relevant la pointe, c'est-à-dire en coupant : c'est *le mouvement d'élévation.*

En général quand on se sert de lancettes larges, la ponction suffit, excepté pour les veines profondes, où il faut absolument suivre exactement les deux temps de l'opération. Quand la veine est roulante, la jonction ne doit pas être directe, mais un peu oblique. En général, il vaut mieux faire une large ouverture qu'une ouverture trop petite ; l'on évite ainsi les saignées blanches et le thrombus.

Quelques chirurgiens ont proposé d'ouvrir les veines d'autant plus parallèlement à leur axe qu'elles étaient plus volumineuses et de faire pour les plus grosses, et surtout pour celles qui sont situées sur l'artère, une ouverture longitudinale. J'affirme, pour l'avoir vu plusieurs fois, qu'on se prive ainsi du but de la saignée : on n'a pas de sang, les lèvres de la plaie tendent au contact. Il faut qu'une veine soit bien volumineuse et les mouvements musculaires incessants et énergiques pour que la plaie ne se referme pas et que le flot du liquide qui tend à s'échapper soit assez fort pour vaincre la tendance des tissus à revenir sur eux-mêmes.

Le sang sort en arcade, et on le reçoit dans une cuvette. Dans les hôpitaux, il y a des bassins gradués circulairement, où il est facile d'apprécier le nombre des palettes retirées. Chaque palette contient environ 125 grammes. On fait tourner et serrer dans la main du malade un lancetier ou une bande pour favoriser la sortie du sang ; l'avant-bras doit être soutenu, car il lui serait quelquefois difficile de demeurer libre et dans une position fixe pendant quelques instants.

Quand on veut arrêter la saignée, on place le pouce gauche soit au-dessous de la plaie, en appuyant assez pour empêcher l'abord du sang veineux ; soit sur la plaie ; il suffit quelquefois, chez les sujets maigres, de détruire le parallélisme en tirant la peau en dehors. On ôte la ligature, on nettoie le membre, on applique une petite compresse sur la piqûre, et on la maintient avec une bande en 8 de chiffre. Tantôt les deux bouts de la bande sont noués ensemble ; tantôt le premier bout n'est pas libre, placé directement sur la compresse, le dernier bout seul est assujetti par une épingle. Le malade doit conserver au bras la position demi-fléchie pendant vingt-quatre heures environ et s'abstenir de mouvements.

Quand il faut plusieurs fois revenir à la saignée dans une maladie, on peut empêcher la réunion des lèvres de la plaie en mettant un peu de cérat et solliciter l'issue du sang, après avoir appliqué la ligature, par un petit coup sec sur la veine ; mais on ne doit agir ainsi que peu d'heures après la première piqûre, douze heures au plus, sans quoi l'on risque en détruisant les adhérences déjà commencées des lèvres de la plaie de provoquer une phlébite. Il est même plus prudent de faire une nouvelle piqûre que d'empêcher le travail naturel de cicatrisation de la première.

On peut ouvrir une autre veine ou la même, mais plus bas et assez loin de la première piqûre pour que la sphère d'inflammation qui devra s'emparer des lèvres de ces petites plaies ne s'étende point à toutes deux à la fois ; car la phlébite pourrait envahir tout le calibre du vaisseau et même s'étendre au loin.

La saignée est une opération souvent difficile quand les veines ne sont pas apparentes ou qu'elles sont très-petites, quand elles sont roulantes, comme chez les sujets amaigris et les vieillards; quand elles sont placées au milieu d'un tissu cellulaire graisseux abondant. Il faut beaucoup d'habitude pour obvier à ces inconvénients, quelquefois laisser en place la ligature pendant quelque temps, une demi-heure, pour sentir enfin un cordon vasculaire veineux. Quand on ne peut se diriger que par le toucher, il ne faut jamais intéresser la médiane basilique ou la médiane commune, de peur de blesser l'artère brachiale ou l'artère radiale; il faut toujours ouvrir la médiane céphalique, qui, normalement, n'est en rapport avec aucune artère. On ne doit pas solliciter le gonflement des veines en plongeant le bras dans un bain chaud; c'est un mauvais moyen, qui n'a pour résultat que de faire rougir la peau, de gonfler tout le membre uniformément et de cacher les vaisseaux.

Quand une veine a été piquée un grand nombre de fois, elle est couverte de cicatrices. Il ne faut pas alors suivre le conseil des auteurs qui, donnant pour raison la coarctation du vaisseau, veulent qu'on pique immédiatement au dessous d'une cicatrice; il vaut mieux ouvrir la veine sur la cicatrice même. Certaines circonstances, soit accidentelles, soit dépendantes de l'opération, empêchent même la sortie du sang; ainsi, le défaut de parallélisme entre la plaie de la peau et celle de la veine; il faut toujours conserver au membre la position qu'on lui avait donnée d'abord, tirer la peau en divers sens jusqu'à ce que le parallélisme soit rétabli. Je ferai remarquer à cette occasion que bien souvent, après avoir piqué dans la supination, ce qu'on fait le plus ordinairement, on laisse le membre revenir aussitôt dans la pronation; c'est un grave inconvénient, parce que le parallélisme est souvent détruit, à moins qu'on ait fait une large ouverture sur une grosse veine très-superficielle et bien adhérente à la peau. Il vaut mieux, pour diriger le jet du sang et l'empêcher de retomber sur le côté interne du bras, remplacer la pronation par un mouvement de rotation en dedans de tout le membre, l'avant-bras restant en supination.

Un peloton graisseux vient quelquefois s'interposer et mettre obstacle à la sortie du sang; il faut ou le repousser avec un stylet, ou mieux le saisir avec une pince à disséquer et l'exciser avec des ciseaux courbes.

Un coagulum sanguin se forme à l'orifice et fait bouchon comme le peloton de graisse; cette circonstance dépend bien plutôt d'une ouverture trop petite et trop peu perméable que de l'état du sang lui-même. Il faut activer le jet par des frictions faites de bas en haut sur l'avant-bras et laver un peu la plaie avec une éponge fine trempée dans l'eau tiède.

La ligature est quelquefois trop serrée et la circulation artérielle interrompue, ce qu'on reconnaît à l'absence du pouls radial; il ne s'écoule de la veine que le sang qui remplissait son calibre avant qu'on ait apposé la ligature. Le remède est bien simple : il faut desserrer celle-ci.

Quelquefois le sang coule en bavant d'abord, puis cesse de couler sans cause physique appréciable ; si l'on examine le malade, on le voit pâlir, chanceler et tomber en syncope. Tant qu'elle dure, la saignée ne peut reprendre, parce que le cœur ne pousse plus le sang vers les extrémités.

Toutes ces circonstances ne sont que des obstacles à l'opération ; mais certaines autres sont plus que des obstacles, ce sont des accidents dont quelques-uns peuvent être très-graves ultérieurement.

1° *L'ecchymose* a lieu surtout chez les individus à chair molle, à peau fine, dont les veines sont roulantes ; elle dépend beaucoup de l'étroitesse de l'ouverture et du défaut de parallélisme entre la division des téguments et celle de la veine ; une partie du sang s'échappe au dehors, une autre s'infiltre dans les mailles du tissu cellulaire et s'étend ainsi sous forme d'une tache bleuâtre sur une surface de plusieurs pouces. L'ecchymose n'est pas un accident grave, elle disparaît spontanément en quelques jours ; mais on doit l'éviter, parce que tout malade est disposé dès lors à mettre en doute votre habileté chirurgicale.

2° *Le thrombus.* — Le sang, au lieu de s'y infiltrer, peut s'épancher et former une petite tumeur hémisphérique ; c'est le thrombus. Il n'est pas non plus un accident grave ; mais il est presque toujours un obstacle immédiat à la sortie du sang. On peut hâter la résorption du liquide épanché par des applications résolutives ou plutôt par des cataplasmes émollients. Le thrombus est quelquefois l'occasion d'un abcès autour de la veine.

3° *La blessure de l'artère brachiale.* — Je ne parle pas de la lésion de l'artère radiale dans la saignée de la médiane commune, parce qu'on ouvre rarement cette veine dans les circonstances favorables à la blessure de l'artère et mentionnées plus haut ; je ne veux m'occuper que de l'accident très-grave qui peut compliquer l'ouverture de la médiane basilique.

L'expansion aponévrotique du biceps est la seule barrière qui existe entre la veine et l'artère ; aussi, quand on enfonce trop profondément la lancette, l'on peut traverser la veine de part en part et intéresser l'artère. Le jet du sang indique en partie la nature de l'accident. Il est rouge vermeil, saccadé, isochrone aux battements du pouls. Cependant on peut conserver encore des doutes, car on voit souvent, sous l'influence d'une grande accélération dans les mouvements du cœur, le sang artériel ne pas perdre ses caractères et revenir par les veines tel à peu près qu'il est sorti du ventricule gauche ; de plus, le jet en saccade peut être trompeur, parce que l'artère brachiale peut quelquefois imprimer à la veine des secousses passagères qui en imposent. Enfin dès qu'on présume la lésion de l'artère, il faut pour acquérir une certitude recourir à l'expérimentation directe, faire la compression alternative des deux vaisseaux et en apprécier les résultats. Si la médiane basilique est seule ouverte, la compression au-dessus active l'écoulement, au-dessous elle le supprime. Si l'artère est seule ouverte, l'on observe l'effet contraire ; la compression au-dessus arrête le sang ; au-dessous, elle en active la sortie. Le plus souvent la veine et l'artère sont ouvertes toutes deux, et les deux sangs se mêlent sans se confondre : on distingue très-bien un filet rouge sur la colonne de sang noir ; quelquefois, suivant la disposition de ces ouvertures, les deux jets ne se mêlent pas, l'un va d'un côté et l'autre va d'un autre côté. Il est encore facile d'acquérir la certitude de la lésion simultanée des deux vaisseaux ; si l'on comprime au-dessus de la plaie, l'on n'aura plus qu'un jet de sang noir ; si l'on comprime au-dessous, le sang veineux ne sort plus, et la colonne de sang artériel est augmentée.

La piqûre de l'artère brachiale, à moins qu'elle ne soit très-peu large et qu'elle n'intéresse qu'une très-faible étendue de sa circonférence, exige pour sa guérison l'oblitération complète du vaisseau. Si elle ne s'établit pas, il en résulte des accidents ultérieurs fâcheux. Combien d'anévrysmes variqueux du pli du bras reconnaissent pour cause une saignée malheureuse ! Il faut immédiatement arrêter le sang. On y parvient presque toujours en plaçant l'avant-bras dans une flexion forcée sur le bras ; mais ce n'est là qu'un moyen provisoire, et il faut cependant arrêter définitivement l'hémorrhagie : on peut choisir alors entre la compression et la ligature. Je ne veux pas ici faire un parallèle entre ces deux moyens et juger en ce moment chacun d'eux ; ces considérations trouveront leur place à propos des plaies des artères. Dans le cas particulier qui m'occupe, je dirai seulement que toutes les fois qu'on a lieu de croire que la blessure intéresse une partie un peu considérable de la circonférence du vaisseau, la moitié à peu près, ce qu'on peut juger approximativement à la grosseur du jet de sang, il est préférable de lier immédiatement l'artère au-dessus et au-dessous du point où elle est blessée. Sans doute on interrompt brusquement la circulation dans un gros tronc vasculaire, ce qui n'est pas sans dangers ; mais c'est le seul moyen de prévenir un anévrysme faux consécutif ou un anévrysme variqueux, conséquences ordinaires de ces blessures traitées par la compression.

En consultant les observations rapportées dans les ouvrages classiques ou consignées dans les recueils périodiques, je me suis assuré qu'on peut considérer comme de rares exceptions les faits de guérison par la compression seule. En principe, l'on ne saurait trop vanter, comme règle générale, la ligature immédiate. Toutefois, si l'on s'arrête à la compression, on doit la faire de la manière suivante : on forme une pyramide de compresses pliées en triangle, l'on applique le sommet de cette pyramide sur la piqûre, et un bandage en 8 de chiffre fortement serré maintient cette compression. L'appareil doit rester en place environ huit à dix jours au moins. « Si la blessure de l'artère est très-petite, qu'elle ait un millimètre au plus, dit M. Nélaton, on peut espérer une guérison complète ; aussi faut-il ménager le membre, éviter pendant quelque temps les mouvements et tous les efforts qui pourraient tendre à rompre une cicatrice si heureuse.»

L'érysipèle simple ou phlegmoneux, l'angioleucite, la phlébite sont encore des accidents possibles de la saignée ; je les décrirai bientôt dans la classe des phlegmasies, et je devrai les noter encore comme accidents des plaies.

2° *Saignée du pied.* On ouvre des branches de la saphène interne au devant de la malléole. On pourrait aussi bien pratiquer la saignée du pied sur la saphène externe ; mais elle est plus petite et ne peut fournir une assez grande quantité de sang.

Les objets nécessaires sont un baquet ou un seau contenant de l'eau chaude, une ligature, une lancette, une compresse et une bande. Pour faire affluer le sang dans la veine, l'on n'a qu'un seul moyen à sa disposition, la compression ; on ne peut plus ici compter sur les contractions musculaires qui, pour le bras, font refluer une certaine quantité du sang des veines profondes dans les veines superficielles. On pratique cette saignée de la manière suivante : Le malade, assis sur un siége élevé ou sur le bord de son lit, plonge la jambe droite dans le seau d'eau chaude ; le chirurgien, placé en face de lui sur une chaise moins élevée, met sur ses genoux une alèze pliée en plusieurs doubles, retire de l'eau au bout de quelques instants le pied du malade, le pose sur ses genoux, applique la ligature quelques pouces au-dessus des malléoles et la fixe, comme pour la saignée du bras, par une rosette en dehors du membre, à anse supérieure et à bouts pendants. La jambe est de nouveau plongée dans l'eau et y demeure quelques minutes jusqu'à ce qu'une des branches de la saphène soit suffisamment gonflée. L'opérateur prend alors le pied, le fixe sur ses genoux avec la main gauche dont les quatre doigts reposent sur la face dorsale, tandis que le pouce est appliqué sur la veine qu'il a choisie. Il prend alors de la main droite la lancette tenue à ses lèvres, comme dans la saignée du bras, et la dirige de même. Dès que la veine est ouverte, le sang s'écoule, plus souvent en bavant que par jet ; le pied est aussitôt plongé de nouveau dans le bain où on le laisse le temps suffisant pour que l'eau soit fortement colorée en rouge. Il faut maintenir cette eau à une température convenable, toujours la même ; il faut aussi que le pied reste presque à fleur d'eau, parce que, dit-on, quand il est enfoncé profondément, la colonne de liquide est trop pesante et empêche la sortie du sang ; celui-ci se coagule. Dès qu'on en a retiré la quantité voulue, l'on retire le pied de l'eau, on l'essuie et l'on ôte la ligature. La suppression de la compression suffit en général pour arrêter l'écoulement du sang ; mais il faut protéger la plaie par un bandage composé d'une compresse et d'une bande assez longue pour faire l'étrier.

Un accident spécial à cette saignée dépend du plan osseux sous-jacent ; souvent la pointe de la lancette se brise et reste implantée dans le périoste ou dans la malléole elle-même. Il en résulte parfois un petit abcès qui se termine par l'élimination du corps étranger, mais très-rarement une inflammation phlegmoneuse de tout le membre. Pour prévenir cet accident, il faut conduire la lancette obliquement, soulever la veine pour ainsi dire, raser la malléole avec le tranchant de la lancette et non pas avec la pointe. Dans le cas où celle-ci a été rompue, il faut ou procéder immédiatement à son extraction ou attendre ; dès qu'il se manifeste de la douleur, de la chaleur, du gonflement, il faut s'efforcer de limiter l'inflammation. Comme je l'ai dit, il arrive ordinairement un petit abcès, et tout est bientôt terminé par l'élimination du morceau resté dans la plaie.

3° *Saignée du cou.* On la pratique sur la jugulaire externe. Il ne faut pas l'ouvrir trop près de la clavicule, parce qu'on pourrait craindre l'entrée de l'air, ni trop haut, parce qu'elle est entourée par les nerfs du plexus cervical. «Il faut l'ouvrir au dessous de la partie moyenne, dit M. Nélaton (1).» — «Il faut plonger la lancette un pouce au-dessus de la clavicule,» dit M. Malgaigne (2) Cette dernière indication n'est pas juste, car la compression prend au moins la place d'un pouce et l'ouverture de la veine ne peut être faite qu'au dessus. Il faut suivre le conseil de M. Nélaton. Chez certains sujets, les jugulaires sont très-apparentes, mais jamais assez gonflées pour rendre inutile la compression. On applique immédiatement au-dessus de la clavicule soit le pouce, soit une compresse graduée fixée à l'aide d'une bande ou d'une cravate dont les deux chefs passent l'un en avant, l'autre en arrière et sont noués sous l'aisselle du côté opposé. On place le pouce gauche sur la compresse, l'index sur la jugulaire pour la fixer, et l'on plonge la lancette assez profondément, prenant le soin de faire une ouverture plus large qu'au bras.

Quand la veine est très-profonde, M. Magistel (3) propose de faire avec le bistouri une incision de six lignes environ, et si du même coup la veine n'a pas été ouverte, la saisir avec une pince et y pratiquer une petite incision longitudinale.

Le sang coule en bavant. Pour éviter de souiller les vêtements, on peut le diriger dans un bassin avec une carte pliée en gouttière. Les cris, les mouvements de mastication et tous les efforts favorisent la sortie du sang. La saignée terminée, l'on ôte la compresse graduée, et l'on applique sur la plaie une petite compresse que l'on fixe avec une bande roulée autour du cou et médiocrement serrée. Quand le sang tarde à s'arrêter, M. Magistel fait un point de suture à la peau. Il faut dire qu'on est rarement dans cette nécessité, car le sang sort presque toujours difficilement et même il ne sort souvent pas. Ce sont ces mo-

---

(1) *Éléments de Pathologie chirurgicale*, tome 1er, p. 27.
(2) *Manuel de Médecine opératoire*, p. 70.
(3) *Traité pratique des Émissions sanguines*, Paris, 1838, p. 115.

tifs et la crainte de l'entrée de l'air qui ont fait complétement rejeter la saignée du cou.

Artériotomie. — La position de la branche frontale de l'artère temporale immédiatement au-dessous de la peau, son isolement, la circonstance d'un plan osseux sous-jacent, voilà autant de raisons qui rendent cette saignée facile.

M. Magistel ouvre le tronc même de la temporale avant sa division en branche frontale et branche occipitale.

On pratiquait autrefois cette saignée beaucoup plus souvent qu'aujourd'hui, surtout dans les inflammations de l'œil et de l'encéphale. On sait en effet que la branche antérieure s'anastomose avec les artères frontale et sourcilière et qu'elle envoie des rameaux dans l'orbite par les trous de l'os malaire; l'on sait aussi que la temporale communique avec les vaisseaux crâniens par ses anastomoses avec l'auriculaire postérieure et l'occipitale. Ce sont ces données anatomiques qui ont sans doute dirigé les médecins dans l'application de l'artériotomie au traitement des maladies précitées.

Suivant le procédé ordinaire, l'on n'ouvre que la branche antérieure ou frontale de la temporale; il est très-facile de la suivre sous la peau du front, soit par la vue seulement, soit en constatant ses battements avec le doigt. Quelques chirurgiens exercent d'abord une compression entre les capillaires et l'ouverture de l'artère avec une compresse graduée, fixée par une bande. Cette précaution a une faible valeur, car si l'on comprime la branche frontale seule, une partie du sang se porte dans la branche occipitale, dans l'auriculaire supérieure, dans la temporale profonde, qui servent de diverticulum; la compression n'a de valeur qu'une fois exercée sur le tronc même de l'artère quand on a l'intention de l'ouvrir, comme le veut M. Magistel, et encore elle ne sert à quelque chose que jusqu'au moment de la division du vaisseau, car dès lors elle devient tout à fait illusoire; elle ne sert en résumé qu'à conserver au profit de la saignée la quantité de sang que peut admettre le calibre de l'artère depuis le lieu de l'ouverture jusqu'au point où est exercée la compression, et cela se réduit à bien peu si l'on songe à la brièveté du tronc de la temporale depuis le trou auriculaire.

Le malade peut être assis ou couché, la tête reposant sur l'autre tempe; l'on marque avec l'ongle le lieu de la piqûre, l'on tend la peau avec le pouce et l'indicateur de la main gauche; puis, avec un bistouri tenu en première ou en troisième position, on divise d'un seul trait l'artère en travers. Le sang s'écoule le plus souvent en bavant, et on le dirige sur une carte disposée en gouttière et placée au-dessus d'une cuvette. Quelquefois il s'échappe par jets saccadés quand on fait contracter le muscle temporal en rapprochant les mâchoires. Pour arrêter le sang, on comprime l'artère près de la plaie, puis on recouvre celle-ci de plusieurs compresses disposées en pyramide, le tout maintenu par le bandage appelé *nœud d'emballeur*, ou mieux par un bandage circulaire. Il faut attendre une dizaine de jours l'oblitération complète du vaisseau.

M. Magistel a donné un procédé dans lequel il ouvre le tronc même de la temporale gauche à quinze lignes environ du trou auriculaire et à huit ou dix lignes de l'arcade zygomatique. Il se sert d'un bistouri à lame étroite, pointue et courbe, qu'il tient en deuxième position ou comme une lancette ; il le plonge à une ligne environ au-dessous de l'artère, le doigt médius gauche placé en dehors d'elle et à deux ou trois lignes au-dessus du lieu de l'incision, jusque sur l'aponévrose temporale : c'est le premier temps ; dans un second temps, il porte la pointe de l'instrument sous l'artère obliquement d'avant en arrière et de bas en haut ; dans un troisième temps, il coupe en travers l'artère et les téguments.

Pour ouvrir la temporale droite, il faudrait tenir le bistouri de la main gauche et placer le médius droit en dehors de l'artère et au-dessus du lieu de l'incision.

Après la saignée, M. Magistel fait le pansement ordinaire ; cependant s'il ne suffit pas, il fait avec une aiguille courbe un point de suture dans lequel il comprend les extrémités de l'artère. Quelquefois il a pu lier ou tordre les bouts du vaisseau.

Ce dernier procédé est préférable au premier ; l'opération n'est ni plus grave ni plus douloureuse, car les trois temps se confondent en un seul par la rapidité de l'exécution, et l'on a l'avantage d'une saignée abondante, ce qu'on n'obtient jamais par la division de la branche frontale seulement.

Cependant l'artériotomie est à peu près complétement rejetée aujourd'hui. On l'accuse d'avoir été suivie quelquefois d'un anévrysme ; peut-être dans ces cas tout le calibre du vaisseau n'avait-il point été divisé.

Saignée capillaire. — Cette saignée, d'une application si commune en thérapeutique, a pour ainsi dire un caractère spécial : elle n'est pas brusque comme la phlébotomie et l'artériotomie, elle n'enlève pas tout d'un coup et dans un instant donné une masse de sang ; elle est continue, si je puis m'exprimer ainsi, ou du moins elle dure un certain temps, et elle est toujours accompagnée d'une fluxion plus ou moins grande vers la partie qui en est le siége.

On emploie la saignée capillaire sur toute la surface tégumentaire, externe et interne ; ce sont une foule de petits vaisseaux artériels et veineux qui sont divisés. Pour la pratiquer, on se sert des sangsues ou de l'instrument tranchant. Quand on fait usage de ce dernier, il faut, pour avoir du sang, remplacer la succion naturelle de la sangsue par une succion artificielle : l'on applique au-dessus des petites plaies faites par un bistouri ou un instrument particulier apppelé *scarificateur* un vase dans lequel on fait le vide.

Ce sont deux ordres de moyens à l'aide desquels on pratique la saignée capillaire, *les sangsues* et *les ventouses*.

Application des sangsues. — La bouche de la sangsue offre un appareil très-favorable pour la succion ; elle est élargie en forme de triangle, mobile et armée de trois dents tranchantes. Il y a un grand nombre d'espèces de sangsues: celles qui sont employées en médecine sont l'*hirudo sanguisuga*, dont le dos est noir et le ventre verdâtre, et l'*hirudo officinalis*, dont le dos porte une bande brune et dont les côtés sont jaunes et marqués de taches brunes ; des taches semblables existent sur le ventre, qui est jaunâtre.

A l'aide des sangsues, on obtient toujours plus de sang qu'avec les ventouses ; outre la quantité souvent considérable qu'elles puisent elles-mêmes, les petites plaies fournissent du sang après leur chute, et leur disposition en triangle permet plus aisément d'entretenir un écoulement continu à l'aide de topiques tièdes, susceptibles d'empêcher la coagulation du sang, que les plaies nettes et à lèvres rapprochées faites avec le bistouri ou le scarificateur.

Il y a plusieurs manières d'appliquer les sangsues :

1° On peut les placer une à une, comme dans un espace très-étroit, circonscrit, sur une région très-délicate où il est important qu'elles ne s'éparpillent point et ne piquent certains organes, l'œil par exemple.

2° On se sert de spéculums quand on veut placer les sangsues à de grandes profondeurs, dans le vagin, dans le rectum, etc.

3° Pour une cavité qui ne peut admettre un spéculum, comme la bouche, l'on se sert d'un petit tube de verre, comme l'a proposé Brunninghausen, ou d'une carte roulée en forme de tube, suivant le procédé de Lœffler. Ces tubes sont du calibre d'une sangsue ordinaire ; on dirige l'orifice buccal de l'animal du côté par lequel le tube est appliqué et fixé sur la partie ; de l'autre côté, on pousse la sangsue avec une baguette.

4° Pour mettre à la fois un certain nombre de sangsues et sur une surface large, on peut les enfermer d'abord dans un verre ordinaire de table, ou dans un verre plus petit ; on essuie avec soin la partie et on renverse sur elle l'extrémité ouverte du verre. En peu de temps, les sangsues, fixées d'une part aux parois du vase, s'attachent d'autre part à la peau par leur ventouse antérieure, suivant la ligne circulaire que décrit le contour de l'orifice du verre. C'est un bon procédé ; mais il a quelquefois l'inconvénient d'éloigner trop les sangsues du centre du mal, d'autres fois de les grouper en trop grand nombre sur un même point, ce qui peut entraîner ultérieurement une inflammation trop vive de la peau. Cependant il est très-applicable dans les cas où l'on veut précisément soustraire aux morsures un certain espace, comme certains bubons, certaines tumeurs phlegmoneuses circonscrites, afin de prévenir la suppuration. Il est bon d'ajouter un morceau de diachylon taillé en rond qu'on place sur la partie pour la mettre à l'abri des piqûres. Il faut avoir un verre assez large pour circonscrire et au delà la tumeur et le morceau de diachylon, pour qu'il reste libre un cercle concentrique au verre, excentrique au morceau de dyachylon, où puissent piquer les sangsues.

Beaucoup de personnes préfèrent les appliquer en masse de la manière suivante. On essuie avec soin la partie malade, on place les sangsues dans un linge après les avoir débarrassées de l'eau qui les recouvrait, et on les renverse sur la peau, le linge tenu dans la paume de la main, qui exerce un pression douce qui les sollicite à piquer. Dès qu'on a lieu de croire que toutes ont mordu, l'on peut retirer le linge, car elles ne quitteront plus la place qu'une fois gorgées de sang. Ce dernier procédé est le meilleur pour obtenir une saignée capillaire abondante; ce qui est utile dans beaucoup d'inflammations étendues des parenchymes.

Qand on place les sangsues près des orifices naturels, on peut craindre qu'elles s'y introduisent : quelques lotions d'eau vinaigrée les en feraient bientôt sortir. Mais enfin on peut, surtout pour satisfaire l'esprit des malades, prendre quelques précautions, introduire dans le conduit un corps étranger qui en bouche l'ouverture. Brunninghausen recommande de mettre dans le rectum une bandelette de linge humectée d'huile toutes les fois qu'on applique des sangsues à l'anus.

Les sangsues restent en général une demi-heure en place, deviennent trois ou quatre fois plus grosses qu'elles le sont à l'état normal et s'approprient environ 10 à 15 grammes de sang. Quand on juge convenable de les faire tomber, on peut les piquer, leur couper la queue, répandre sur elles et surtout près de la tête du sel ou du tabac; on peut aussi, ce qui est préférable quand on veut les conserver et les faire dégorger ensuite pour les utiliser encore, repousser leur bouche du lieu où elles ont mordu avec l'ongle du doigt indicateur promené sur la peau avec effort.

On favorise l'écoulement du sang par des lotions tièdes et émollientes, par des cataplasmes appliqués sur la partie. Dans certains cas, soit que les sangsues aient déjà sucé une assez grande quantité de sang, comme il arrive chez les enfants, les femmes, soit que l'écoulement ait duré assez longtemps, il faut l'arrêter. Tantôt le simple contact de l'air extérieur détermine la coagulation du sang dans chaque petite plaie et bouche les ouvertures; tantôt ce simple moyen ne réussit pas, et il faut recourir à certains absorbants, comme l'agaric, la fibrine pulvérisée, la colophane, la toile d'araignée; on peut y joindre une légère compression faite avec la main ou à l'aide d'un petit bandage circulaire. La cautérisation avec le crayon de nitrate d'argent est utile quelquefois; mais le plus souvent elle échoue, et le sang suinte sous l'escharre produite ou sur ses côtés.

Quand tous ces moyens sont sans résultat, on peut essayer ce que conseillent plusieurs auteurs et M. Malgaigne en particulier, placer sur la partie une compresse pliée en plusieurs doubles et promener sur elle une spatule fortement chauffée. On provoque la vaporisation des parties les plus fluides du sang et la portion fibrineuse se coagule bientôt.

Quelquefois enfin, il y a urgence d'arrêter très-promptement une hémorrhagie par les piqûres de sangsues, quand elles ont intéressé une veine un peu volumineuse, comme chez les enfants et les femmes à peau fine et délicate, chez lesquels le réseau vasculaire est très-développé et superficiel. On peut choisir alors entre les moyens suivants :

Faire la suture de la petite plaie par un point passé avec un fil de soie très-fin.

Faire le temponnement direct avec un peu de charpie placée dans les petites plaies, comme le voulait Authenrieth.

Engager la peau qui entoure la piqûre entre les branches d'une tige de bois fendue jusqu'à moitié et dont les branches, en se rapprochant spontanément, exercent une compression continue.

Enfin M. Rudolphi di Tacca préfère appliquer une ventouse ; en quelques instants un caillot est formé. On peut laisser cette ventouse en place pendant quelque temps, ou la renouveler, en prenant le soin, à chaque fois, de ne pas toucher au caillot, jusqu'à ce que le sang soit définitivement arrêté.

L'application des sangsues est rarement suivie d'accidents graves. Le plus commun, c'est l'inflammation des piqûres, ce qui arrive souvent quand on ne les protége point contre le frottement des vêtements ou des draps. Le point piqué devient douloureux, s'entoure d'une aréole inflammatoire ; il y a du gonflement et de la douleur jusqu'à ce qu'il s'échappe enfin une goutte de pus : en général la cicatrisation ne se fait plus attendre. Il suffit de combattre cette petite inflammation par quelques topiques émollients.

Les piqûres laissent après elles une division à trois branches d'égale longueur et qui se réunissent au même point ; elles sont entourées d'une ecchymose variable en étendue suivant la laxité du tissu cellulaire de la région ; cette ecchymose se dissipe en quelques jours, et il ne reste bientôt plus qu'une petite cicatrice blanche et triangulaire, presque toujours légèrement élevée au-dessus du niveau de la peau. Ordinairement cette cicatrice, indélébile d'ailleurs, tend à s'affaisser peu à peu ; cependant Boyer en a vu devenir exubérantes, dures, tuberculeuses, et dans un cas il rapporte les avoir cautérisées pendant près de six mois pour les détruire. Ce sont là des cas exceptionnels.

Ventouses. — On appelle ainsi un petit vase ou récipient en forme de cloche qu'on applique sur un point quelconque de la surface du corps et dans lequel on fait le vide. L'absence de pression atmosphérique sur la région circonscrite par l'ouverture du récipient a pour résultat de faire affluer le sang vers la partie recouverte par la ventouse. Ce sont en général des demi-sphères de diverses grandeurs, munies d'un bouton d'un côté, d'un autre, offrant une ouverture à bords moins épais ; cette ouverture est moins large que le reste du récipient. Il y a plusieurs moyens de faire le vide, tantôt à l'aide de la combustion, tantôt directement par une pompe aspirante.

Ainsi on peut verser quelques gouttes d'alcool, l'enflammer, tenir la ventouse l'ouverture en bas et l'appliquer très-rapidement à la surface des téguments, quand la flamme est sur le point de s'éteindre. On peut remplacer l'alcool par des corps dont l'ignition est prompte et rapide, du papier fin, de l'étoupe.

Mais par ces deux moyens, on échauffe souvent assez les bords du vase pour brûler circulairement et même assez profondément la région sur laquelle on applique la ventouse. Il vaut mieux suivre le procédé suivant : on a une lampe à l'alcool que l'on tient de la main gauche, très-rapprochée du point où l'on veut placer la ventouse. La main droite tient celle-ci perpendiculairement au-dessus de la lampe pendant quelques instants, puis la retire tout-à-coup, toujours dans la même position, sans l'incliner à droite ou à gauche, et va l'appliquer sur la peau.

En Allemagne, l'on plonge la ventouse dans un baquet d'eau très-chaude, et on l'applique immédiatement. Au sortir de l'eau, la ventouse est remplie de vapeur qui se condense en se refroidissant.

On peut faire le vide directement dans la petite cloche à l'aide d'une pompe aspirante qui communique par un conduit étroit avec la face supérieure de la ventouse ; au moyen d'un robinet, on peut à volonté suspendre ou rétablir la communication entre la ventouse et la pompe ; quelques coups de piston, suffisent pour raréfier l'air, et un tour du robinet permet de ramener celui-ci dans la cloche, qui dès lors n'est plus adhérente. Cet instrument ne mérite pas la préférence sur le procédé par la lampe à l'alcool ou sur celui encore par l'eau bouillante. Au moment de l'application, la peau rougit, s'élève en hémisphère ; il y a dans la partie un sentiment de tension et de douleur sourde. On laisse la ventouse en place de quelques minutes à un quart d'heure. Pour l'enlever, on la saisit d'une main comme pour la renverser et vaincre la résistance qu'oppose l'adhérence intime du bourrelet contre les parois, tandis qu'avec la pulpe d'un doigt de l'autre main, on appuie sur les téguments près du verre de manière à permettre l'entrée de l'air ; un petit sifflement très-fugace en indique la présence ; aussitôt la peau s'affaisse, la ventouse se détache ; il reste une rougeur limitée par un cercle déprimé et moins foncé. La circulation capillaire, d'abord empêchée dans l'aire de la ventouse, reprend son cours, et la rougeur de la peau disparaît. Telles sont les *ventouses sèches*.

Quand on veut non-seulement produire une révulsion, qui est l'effet ordinaire des ventouses sèches, mais avoir encore tous les bénéfices d'une saignée capillaire, l'on peut faire sur la peau congestionnée de petites incisions et ensuite réappliquer la ventouse. Le sang sort immédiatement de ses vaisseaux divisés et se précipite dans le vase. Telle est la *ventouse scarifiée*.

Pour faire ces scarifications, on peut se servir d'une lancette, d'un bistouri ou d'un *scarificateur*. Quand on se sert de l'un des deux premiers, il faut le tenir en cinquième position, parcourir très-rapidement l'étendue de la peau comprise dans la ventouse, faire le plus grand nombre possible de petites incisions parallèles et avoir le soin de ne pas dépasser le tiers ou la moitié de son épaisseur.

Le scarificateur est un instrument à l'aide duquel on peut diminuer les douleurs en pratiquant instantanément une grande quantité d'incisions. C'est une boîte en cuivre qui contient dix à vingt lames tranchantes des deux côtés et à extrémité arrondie et tranchante : elles sont fixées perpendiculairement sur un axe placé intérieurement, auquel on peut imprimer par un ressort un mouvement de rotation en deux sens différents ; elles peuvent passer ainsi tout d'un coup d'un côté à l'autre de la boîte, puis revenir sur leur course en sens inverse. On peut, au moyen d'une vis, descendre ou monter l'axe qui les supporte, ou, ce qui revient au même, l'axe restant fixe, descendre ou monter la plaque de cuivre qui forme la face supérieure de la boîte, de telle sorte que lorsqu'elles sont parvenues au milieu de leur course, elles peuvent, à travers des fentes parallèles pratiquées sur cette face supérieure, se montrer au dehors dans une plus ou moins grande étendue, de deux à quatre millimètres. On peut donc, après avoir appliqué et fixé en appuyant un peu sur la partie la face de l'instrument, qui présente des fentes parallèles, faire agir le ressort placé en dehors et sur l'un des côtés et faire passer ainsi toutes les lames du côté opposé ; dans leur course, chacune d'elles fait une incision d'autant plus profonde qu'on a permis à une plus grande longueur de dépasser la face qui offre ces fentes. On ne doit jamais entrecroiser les incisions ; il faut les faire parallèles : les scarifications entrecroisées sont douloureuses et plus susceptibles d'inflammation que les autres ; les petites plaies, très-superficielles cependant, tardent à se fermer, surtout au point de l'entrecroisement.

Cette saignée capillaire n'est jamais abondante ; le sang s'écoule en petite quantité et se coagule bientôt dans la cloche, qu'il faut vider et replacer à plusieurs reprises, non-seulement pour en tirer davantage, mais encore pour conserver le vide dans la ventouse, car le sang tend à faire disparaître le défaut de pression et à faire équilibre à la pression atmosphérique.

Dans ces derniers temps, M. Junod a proposé l'emploi de grandes ventouses applicables à tout un membre. C'est un grand cylindre étroitement fermé à la partie supérieure et autour du membre par une manchette de caoutchouc qui empêche l'entrée de l'air ; on fait le vide avec une pompe aspirante, et le degré de raréfaction est mesuré par un manomètre. Cet indicateur est très-utile, car cette ventouse est très-puissante, assez forte pour amener facilement la syncope ; il faut, pour chaque personne, noter le degré de raréfaction convenable si l'on doit y revenir à plusieurs reprises.

§ II. *Du sinapisme.*

On donne le nom de sinapisme à un topique composé de farine de moutarde et d'eau ; on réduit la farine à l'état de pâte en y versant de l'eau froide jusqu'à ce qu'elle ait une consistance convenable ; on l'étend sur un linge, on lui donne une épaisseur de 8 à 10 millimètres, on relève carrément les bords du linge, comme pour un cataplasme ordinaire, et on la pose à nu sur la peau, puis on maintient ce topique par une compresse et quelques tours de bande. Autrefois, et encore aujourd'hui, certaines personnes croient mieux faire et donner plus de force au sinapisme en formant la pâte avec de l'eau chaude, du vinaigre ou de l'eau vinaigrée ; il résulte des recherches de MM. Trousseau et Blanc (1) qu'on détruit ainsi par l'acide acétique le principe actif contenu dans la moutarde ; on obtient l'effet contraire ; le sinapisme est beaucoup moins fort et énergique.

Il faut avoir soin de ne jamais appliquer les sinapismes sur des parties qui sont exposées à la compression qui résulte du décubitus dorsal, ainsi la face postérieure des membres inférieurs ; il n'est que trop fréquent de voir des escharres se produire aux parties qui reposent sur le lit, il faut s'abstenir de les provoquer en amenant sur ces parties une irritation qui disparaît d'autant moins vite que le siége en est déclive et la circulation capillaire gênée. Il faut appliquer les sinapismes à la face interne des cuisses, des jambes, à la face dorsale du pied, rarement sur les grandes articulations, à moins d'indications spéciales, jamais à la face postérieure du membre abdominal, aux malléoles, au talon, aux faces interne et postérieure du membre thoracique ; ici, il faut les appliquer sur la face externe.

Souvent on emploie la farine de moutarde mêlée à la farine de graine de lin ; la pâte qui en résulte avec addition d'eau est moins irritante que le sinapisme pur ; elle a aussi une action moins forte ; c'est un *cataplasme sinapisé.*

Le premier effet du sinapisme est la rubéfaction très-circonscrite de de la peau et une douleur intense. MM. Trousseau et Blanc, qui, dans la note précitée, ont parfaitement analysé les effets produits, ont remarqué que la vésication peut succéder à la rubéfaction après trois quarts d'heure d'application ; quelquefois cependant, cette vésication se fait plus longtemps attendre ; dans tous les cas elle est moins prompte que

---

(1) Note sur les sinapismes, *Archives générales de Médecine*, tome XXIV, page 74.

par les cantharides ; l'épiderme se soulève par places isolées et non pas
en masse, comme dans le vésicatoire. Toutefois, quoique plus lente, l'action du sinapisme n'en est pas moins très-énergique, assez même pour
qu'on doive la surveiller. On n'a que trop souvent vu des sinapismes
abandonnés sur des malades mal soignés, chez des enfants surtout,
produire des escharres fort difficiles à guérir.

Dès que le sinapisme est enlevé, on lave la partie pour en ôter tout ce
qui peut rester de la pâte rubéfiante, on laisse pendant quelques instants
la partie exposée à l'air, puis on la couvre avec un linge fin ; si les douleurs se prolongent, ce qui arrive, et qu'elles soient très-intenses, on
peut les diminuer beaucoup en appliquant sur la partie mise à nu une
compresse trempée dans le liniment camphré ou dans l'alcool camphré,
ou mieux encore dans l'éther sulfurique ; la vaporisation de ce liquide
soustrait à la partie une certaine quantité de calorique, et cette déperdition de chaleur diminue beaucoup la douleur.

§ III. *Du vésicatoire.*

Le vésicatoire est un topique irritant dont l'action ne se borne plus
à la rubéfaction ; elle amène un soulèvement de l'épiderme, bien circonscrit aux limites de l'application. Je n'ai point à poser les indications
du vésicatoire et à analyser son mode d'action ; qu'il me suffise de dire
que tantôt on l'applique comme agent thérapeutique direct, tantôt il
n'est que la première phase, le *primus modus faciendi* de la méthode
endermique si employée de nos jours.

Un grand nombre de substances tirées des trois règnes de la nature
sont vésicantes : l'ammoniaque, l'eau bouillante, le suc d'euphorbe,
quelques renoncules, la moutarde, etc., les cantharides.

Ce sont ces dernières que l'on emploie le plus souvent ; cependant,
quand on veut appliquer un vésicatoire pour favoriser l'absorption d'un
médicament par la méthode endermique, il vaut mieux employer la
pommade ammoniacale de Gondret ; on obtient une vésication presque
instantanée, en quelques minutes, et il est bien prouvé que l'absorption
est d'autant plus active que la surface est dénudée plus récemment.

La pommade de Gondret se compose d'ammoniaque liquide et
d'axonge ; pour produire une prompte vésication, on l'emploie ainsi :
on en applique avec une spatule une couche de 2 millimètres d'épaisseur ;
on la met à l'abri du contact de l'air au moyen d'un morceau de diachylon ou d'un linge placé sur la partie sans y adhérer ; au bout de dix
minutes la vésication est produite. On enlève l'épiderme, on applique
sur le derme mis à nu le médicament pulvérulent qu'on veut confier à
l'absorption et l'on fait un pansement simple. Le lendemain, on renouvelle la même application ; toutefois, au bout de peu de jours, ce vésicatoire ne peut plus servir, et il faut en appliquer un second pour que
l'absorption puisse se faire.

Mayer employait l'eau bouillante ; il plongeait la tête aplatie et large d'un marteau dans l'eau à 100° et l'appliquait immédiatement à nu sur la peau ; une ampoule de la largeur de la tête du marteau était bientôt soulevée.

Dans le procédé de Carlisthe, on applique sur la partie un linge double mouillé, sur lequel on promène un cautère nummulaire chauffé au rouge brun.

L'emploi des cantharides est préférable, plus sûr dans son action et moins douloureux. On applique sur la peau une couche d'emplâtre épispastique étendu sur un morceau de diachylon ; celui-ci doit être plus grand que le vésicatoire, il doit le dépasser sur les côtés ; cette bordure extérieure doit être tailladée en divers points pour s'appliquer exactement sur la peau. On emploie l'emplâtre préalablement ramolli dans l'eau tiède et on le malaxe avec les doigts enduits de cérat ou d'un autre corps gras pour éviter qu'ils ne s'y attachent. On le saupoudre avec la poudre de cantharides et quelquefois même on enduit sa surface d'un peu de vinaigre ; de cette manière, la poudre de cantharides adhère davantage.

On doit raser la partie parce qu'on épargne toujours ainsi des douleurs au malade pour les pansements ultérieurs. On doit aussi fixer avec soin l'emplâtre par des bandelettes agglutinatives et un bandage approprié pour éviter les déplacements, car, une fois ramolli, il peut couler en divers sens et porter son action sur les parties déclives de la région ; la vésication n'est plus alors circonscrite, mais étendue et rayonnée en divers sens.

Après douze, dix-huit ou vingt-quatre heures, l'action est terminée et l'ampoule est formée. Si l'on veut seulement avoir un vésicatoire *volant*, on crève la cloche par un côté, l'on évacue la sérosité ; on laisse l'épiderme en place pour éviter les douleurs qui résultent de la dénudation du corps papillaire et de son exposition à l'air extérieur, et on le recouvre d'un linge sec très-fin, de quelques applications émollientes, si la douleur est un peu vive. En peu de jours un nouvel épiderme s'est reproduit et tout est terminé. Quand on veut faire suppurer le vésicatoire, l'on saisit l'épiderme avec une pince et on le déchire ou, ce qui est mieux, on le coupe avec des ciseaux près de la circonférence de l'ampoule. Les deux ou trois premiers jours, on panse avec de simples corps gras, du cérat ou du beurre frais étendu sur une feuille de poirée dont on a écrasé les nervures. Au bout de ce temps, on applique des topiques irritants pour maintenir l'inflammation de la plaie à un degré tel qu'elle suppure ; ce sont les pommades épispastique, de garou, de sabine ; après quatre ou cinq jours, des granulations sont très-visibles à la surface, la sérosité s'est troublée peu à peu et a pris les caractères du pus. Il est avantageux de ne jamais employer comme véhicules des divers topiques du linge ou du papier brouillard ; en effet, ces substances se laissent facilement humecter, elles sont bientôt traversées par la sérosité ou le pus, tandis que les feuilles de poirée ou même les parties les plus tendres des feuilles de choux appliquées par leur côté lustré opposent une barrière complète aux humidités de la plaie ; on applique d'ailleurs deux feuilles superposées, la seconde pour protéger la première. On maintient le pansement avec des compresses, une bande ou un bandage de corps. En certaines régions, comme aux membres et surtout au bras, il est facile et utile, pour éviter les contacts brusques et douloureux des corps extérieurs, de protéger le vésicatoire par une plaque métallique en forme de brassard et maintenue par des rubans.

Si on n'a pas à sa disposition d'emplâtre épispastique, on peut le remplacer par une couche de vieux levain, sur laquelle on met la poudre de cantharides. Il y a du reste un grand nombre de manières d'appliquer le vésicatoire : ainsi quelques personnes se contentent d'appliquer sur la peau un morceau de sparadrap recouvert de poudre de cantharides ou un linge trempé d'abord dans du vinaigre et saupoudré de cantharides. Ces moyens expéditifs, qui peuvent réussir quelquefois et comme par exception, sont loin d'avoir des résultats assurés. Cependant, il en est un dernier auquel M. Trousseau accorde une grande faveur ; il consiste à appliquer sur la peau un morceau de papier brouillard trempé dans de la teinture de cantharides. Ce papier, même desséché, dit-on, conserve sa propriété vésicante et peut être conservé longtemps dans un état parfait d'intégrité.

Bosquillon a apporté une légère modification au mode d'emploi de l'emplâtre épispastique ordinaire ; il a proposé d'examiner l'effet produit après six heures d'application ; si la rougeur de la peau est bien prononcée, on peut ôter l'emplâtre et le remplacer par un cataplasme émollient qui suffit pour faire lever la cloche. De cette manière, on évite des douleurs au malade, on prévient d'autant mieux l'absorption du principe actif renfermé dans les cantharides et ses effets sur les organes génito-urinaires.

On a beaucoup préconisé contre ces accidents si fréquents du côté de la vessie l'emploi de la poudre de camphre mêlée aux cantharides sur l'emplâtre épispastique lui-même. L'action du camphre ainsi employé est loin d'être constante et identique ; on se tromperait fort d'en attendre un résultat certain ; et cependant, il est souvent nécessaire de ménager les organes urinaires et de ne pas porter sur eux une irritation qui peut leur être funeste. En général, les cantharides agissent d'autant mieux sur la vessie qu'elles sont appliquées plus près de cet organe ; chez quelques sujets plus disposés que d'autres, l'effet est très-marqué. Pour l'éviter, on fera toujours mieux de remplacer la poudre de camphre à la surface du vésicatoire par un lavement camphré, de quatre à huit grammes de camphre, administré le jour de l'application.

§ IV. *Du cautère.*

On l'appelle encore fonticule ; c'est un petit ulcère établi artificiellement dans le but d'avoir une suppuration plus ou moins abondante en un point déterminé de l'économie. Nous connaissons deux espèces de cautères : le *cautère plat ou volant* et le *cautère permanent* ou *cautère proprement dit*.

Le premier résulte toujours de l'élimination de l'escharre qui suit l'application de la potasse caustique et de la pâte de Vienne. La surface mise à nu n'est pas un ulcère dans le sens vulgairement attaché à ce mot, c'est une plaie qui tend spontanément à la cicatrisation. Aussi faut-il, à moins de conditions spéciales à l'individu, entretenir et provoquer la suppuration par quelque onguent irritant. Les cautères plats sont très-employés dans le traitement de quelques affections de la scrophule, de certaines formes de l'ostéite, des tumeurs blanches, du mal vertébral de Pott, etc.

Le cautère proprement dit ou fonticule n'est plus dans les mêmes conditions ; il a bien toutes les qualités d'un ulcère qu'on soigne et qu'on entretient des mois et des années par un corps étranger maintenu dans son intérieur, un pois, une boule d'iris, etc.

Cet exutoire n'est pas appliqué indifféremment sur toutes les parties du corps ; sur telles d'entre elles il serait gênant, sur telles autres dangereux. Ainsi, on ne doit jamais l'appliquer trop près d'un os, d'un tendon, d'un gros tronc vasculaire, d'un nerf, du corps d'un muscle dont il peut gêner les mouvements. Il a des lieux d'élection ; ce sont : 1° au bras, à l'angle inférieur du deltoïde, dans cette dépression limitée en haut par le deltoïde, en avant et en dedans par les muscles biceps et brachial antérieur, en arrière et en dehors par le muscle triceps ; 2° à la cuisse, au-dessus du genou, dans la dépression qui sépare le jumeau interne situé en arrière des tendons réunis des muscles couturier, droit interne et demi-tendineux. Il y a trois manières d'établir le cautère : avec le bistouri, la potasse ou le vésicatoire.

Premier procédé. — Le bistouri. — On peut, ou bien faire un pli à la peau et l'inciser de manière à avoir une plaie de six à huit lignes, ou bien plonger un bistouri droit tenu comme une plume à écrire à travers la peau préalablement tendue, et perpendiculairement à elle, jusqu'à la couche celluleuse, puis inciser les téguments dans l'étendue d'un centimètre. Dans l'un et l'autre cas, on introduit une boulette de charpie fortement serrée et dure dans la petite plaie et on recouvre le tout avec un pansement simple. Trois ou quatre jours après, on enlève la boulette de charpie et on la remplace par un pois ; puis on continue le même pansement chaque jour, tant qu'on conserve l'exutoire.

Deuxième procédé. — La potasse. — Qu'il me suffise de rappeler à propos de ce caustique qu'il faut employer un morceau un peu moins gros qu'une lentille ; une cautérisation suffisante est opérée en six ou huit heures. On peut attendre la chute de l'escharre ou la fendre crucialement dès le lendemain, couper les quatre lambeaux à leur base et mettre au centre de la plaie un pois qu'on maintient appliqué assez fortement à l'aide d'un emplâtre de diachylon. Il est préférable en effet de fendre l'escharre, car sa chute se fait souvent attendre dix ou douze jours, et quelquefois même on a lieu de craindre de trouver au-dessous d'elle une cicatrice en partie formée.

On peut avantageusement remplacer la potasse par la pâte de Vienne et suivre pour son application les règles que nous avons données à l'article CAUTÉRISATION.

Troisième procédé. — *Le vésicatoire.* — On applique au centre d'un vésicatoire en suppuration un pois que l'on tient appliqué par des bandelettes de diachylon. Ce pois se creuse lui-même un trou, aidé en cela par la compression. Ce procédé est long, douloureux et n'amène jamais un aussi bon résultat que la potasse ou la pâte de Vienne.

De ces trois procédés, celui par les caustiques est préférable ; c'est le plus généralement employé.

§ V. *Du séton.*

Si j'avais à parler du séton en général, je devrais le considérer sous tous ses points de vue et j'aurais lieu de m'étendre longuement sur ses propriétés comme agent thérapeutique. Il est en chirurgie l'un des moyens le plus mis en usage, et souvent pour amener des résultats opposés les uns aux autres : tantôt il est appelé à dilater un canal rétréci, tantôt à provoquer la sortie de certains liquides et à les conduire au dehors de quelques tumeurs ; quelquefois il a pour mission d'enflammer et de faire suppurer des kystes séreux pour en amener l'oblitération ; d'autrefois, on l'emploie dans le traitement des fractures non consolidées ; enfin, on a proposé d'en faire l'application aux anévrismes à leur début pour obtenir la coagulation du sang et l'oblitération du vaisseau.

Ici c'est un simple exutoire, et je dois me contenter d'indiquer la manière de l'appliquer.

Toutes les régions garnies de tissu cellulaire sous-cutané sont susceptibles d'être traversées par un séton, mais les lieux d'élection sont la nuque et l'hypogastre.

Voici le procédé ordinaire pour l'application du séton à la nuque :

Le malade est assis sur une chaise la tête légèrement inclinée en avant, assez pour mettre à découvert toute la région cervicale postérieure, pas assez pour tendre la peau de cette région et empêcher de la saisir ; la partie doit être rasée avec soin s'il est nécessaire ; les épaules seront garanties par une alèze jetée sur elles. Le chirurgien placé en arrière et à droite pince la peau en haut et en bas, de manière à avoir un pli vertical ; il est convenable, après l'avoir saisi, de laisser les tissus revenir sur eux-mêmes, sans que la pulpe des doigts quitte la peau. C'est une bonne manière de se rendre compte à l'avance de la largeur qu'aura le séton. Le chirurgien confie la partie supérieure du pli à un aide et tient la partie inférieure; les doigts de l'un et de l'autre doivent être exactement sur la même ligne verticale, et la base du pli doit être également large en haut et en bas, sans quoi on n'aurait plus des incisions régulières, elles ne seraient pas parallèles l'une à l'autre; de là des tiraillements de la peau et des douleurs renouvelées à chaque pansement. Le chirurgien traverse cette base avec un bistouri à lame large et à pointe très-acérée tenu en troisième position; il l'enfonce jusqu'au talon. Il le retire en relevant un peu le manche, abaissant la pointe et appuyant du tranchant sur les tissus, de manière à agrandir et à égaliser les ouvertures, mais surtout l'ouverture de sortie toujours plus petite parce qu'elle a été faite par la portion rétrécie de la lame. Il fait aussitôt passer à travers la plaie un stylet boutonné enfilé d'une mèche de linge effilée sur ses bords et enduite de cérat dans une étendue convenable. La peau est dès-lors abandonnée à elle-même; il ne reste plus qu'à ôter le stylet, laver la région, placer un plumasseau sur chaque plaie, une compresse par dessus et maintenir le tout avec une cravate ou une bande roulée circulairement autour du cou. La partie non employée de la mèche doit être repliée et cachée avec soin dans la compresse pour éviter qu'elle soit souillée par les humeurs qui s'épancheront de ces deux plaies.

Boyer ne se servait pas du bistouri; il employait une aiguille aplatie, large de quatre à cinq lignes, enfilée de la mèche ordinaire; l'aiguille, en perçant le pli de la peau, entraine la mèche avec elle.

Il faut laisser à demeure le premier pansement jusqu'à ce que la suppuration soit établie, environ quatre jours. Pour les pansements ultérieurs, voici ce qu'il faut faire: enduire de cérat la portion de la mèche qui doit traverser la plaie, puis tirer cette mèche de droite à gauche et retrancher ensuite à gauche toute la partie qui a séjourné la veille dans la plaie. Quand elle est épuisée, on en coud une nouvelle à l'ancienne ou on en passe une autre avec le stylet aiguillé. Le pansement doit être fait toutes les vingt-quatre heures, quelquefois même deux fois par jour dans l'été, quand la suppuration est très-abondante.

Un séton bien placé et bien entretenu est un exutoire excellent, qui peut rendre de grands services dans certaines maladies chroniques des yeux, de l'encéphale, etc.

Il est quelquefois l'occasion d'accidents dont les plus fréquents et les plus importants sont l'inflammation, l'érésipèle, la douleur.

L'inflammation, hors des limites naturelles, devient un accident dans les premiers jours qui suivent l'application du séton. Quelquefois, un ou deux jours après, le trajet parcouru par la mèche se tuméfie, devient douloureux, il y a de la fièvre, et l'on a lieu de craindre une inflammation phlegmoneuse; il faut, sans retirer la mèche, recourir aux applications émollientes et sédatives. Plus tard, quand la suppuration est déjà établie, le trajet du séton peut encore s'enflammer, mais plus rarement, quand les pansements sont proprement et méthodiquement faits ; les mêmes moyens devraient être employés pour la combattre. Quelquefois, cependant, l'inflammation phlegmoneuse parcourt ses périodes et arrive à suppuration ; ce sont en général de petits abcès situés près des ouvertures ou sur le milieu du trajet. — L'érésipèle peut survenir à toutes les époques, plus souvent cependant dans les premiers jours, quelquefois avant le premier pansement. Les ganglions lymphatiques sont gonflés et douloureux aux angles de la mâchoire, le long du bord postérieur du muscle sterno-cléido-mastoïdien ; quelques autres symptômes précurseurs annoncent l'imminence de l'érésipèle, du malaise, la perte de l'appétit, des nausées, de la fièvre. Si, guidé par ces phénomènes, on découvre la région cervicale, on trouve un érésipèle. Il faut, s'il est possible, s'abstenir de retirer la mèche, appliquer sur la région des topiques émollients, des compresses trempées dans de l'eau de sureau. Cependant, si l'érésipèle gagne en étendue, et si après une première résolution il envahit de nouveau les environs du séton, il faut enlever la mèche pour la replacer plus tard, s'il en est temps encore, quand l'érésipèle aura complétement disparu.

La douleur est un accident très-fréquent. Elle reconnaît diverses causes : dans le commencement, elle peut tenir aux incisions ellesmêmes et cède facilement à des applications sédatives ; toutefois, il faut en tenir grand compte quand on a la maladresse d'intéresser les muscles et qu'elle se prolonge un peu, qu'elle résiste aux moyens dirigés contre elle ; cette douleur dans la région cervicale peut précéder en effet l'apparition du tétanos. M. le professeur Blandin a vu cette terrible maladie survenir et amener la mort pour un séton dans l'application duquel on avait intéressé la couche musculaire. A une époque plus reculée, la douleur peut dépendre de pansements mal faits, négligés ; dans ces circonstances, un gonflement habituel des ganglions lymphatiques amène de l'endolorissement, de la difficulté dans les mouvements, particularités qui viennent s'ajouter encore aux souffrances qu'apporte une plaie mal pansée. Souvent, au niveau de chaque ouverture, naissent des bourgeons charnus qu'il faut réprimer avec le nitrate d'argent ; sans quoi, ils deviennent exubérants et bouchent les ouvertures ; dès lors, les frottements, le passage de la mèche réveillent des douleurs. Ces bourgeons deviennent saignants, suppurent et la cautérisation ne peut les réprimer ; il faut les exciser avec des ciseaux ou avec le bistouri.

Enfin, sans cause appréciable et chez certains sujets seulement, le séton est l'occasion d'une excitation générale tellement grande, qu'il est suivi de douleurs réveillées à tout propos ; c'est ce qu'on voit chez quelques femmes. Il faut dans ces cas supprimer un exutoire dont l'utilité est très-contestable, au prix de semblables angoisses.

§ VI. *Du moxa.*

La cautérisation des parties molles peut se faire, avons-nous dit, à l'aide de deux sortes d'agents, les cautères actuels et les cautères potentiels. Le moxa rentre vraiment dans la première catégorie, car il a dans ses effets de nombreux points de ressemblance avec le fer rouge. Ce qui l'en distingue, c'est son mode d'application. Tandis que le fer rouge désorganise instantanément et fait passer aussitôt, sans transition pour ainsi dire, une surface plus ou moins étendue de vie à trépas, le moxa, pour arriver à ce résultat, met un temps plus long; la partie condamnée à l'incinération passe d'abord par tous les degrés d'une congestion très-active, congestion qui a même du retentissement dans les environs. Cette fluxion périphérique est un effet sur lequel on compte et qui place le moxa au rang des révulsifs les plus puissants. A la chute de l'escharre, on a un vrai cautère plat.

Plusieurs substances inflammables et susceptibles de brûler spontanément ont été employées : la mèche des canonniers, le lin, le chanvre, la moelle du tournesol, le duvet des feuilles d'armoise, le camphre, etc.; celles qui sont préférables sont le coton cardé et des cylindres en linge ou en papier, préalablement imbibés de chromate de potasse. Percy avait conseillé, pour activer la combustion, de se servir de cylindres de papier ou de linges trempés dans une forte solution de nitrate de potasse; c'est un procédé encore suivi à l'Hôtel-Dieu de Paris. Le nitrate de potasse a le grave inconvénient de déterminer une fumée épaisse et irritante, désagréable au malade, surtout si l'on applique des moxas autour des yeux pour certaines maladies de ces organes.

On fait un long cylindre de coton cardé du diamètre de dix à vingt lignes, entouré d'une bande de toile serrée et arrêtée par une couture; puis on divise ce cylindre par fragments de huit à dix lignes de hauteur; ce sont autant de moxas. On tient l'un d'eux entre les branches d'une pince à anneaux forte et un peu longue, ou bien on l'enchâsse dans une ouverture centrale pratiquée à dessein dans un morceau de carton appliqué directement sur la peau, ou bien enfin on se sert du porte-moxa de Larrey; on allume l'une des extrémités du cylindre à une chandelle et on applique l'autre sur la peau mouillée de salive. On active la combustion en soufflant avec la bouche, avec un tube ou avec un soufflet; mais il faut faire en sorte qu'elle ne soit pas plus rapide d'un côté que d'un autre. C'est pendant la combustion de la moitié inférieure environ de la hauteur du moxa que la cautérisation a lieu; c'est aussi le moment des souffrances du malade.

Quand le cylindre est entièrement consommé, on en retire les cendres et l'on trouve une escharre brune au centre, jaune à la circonférence; elle intéresse toute l'épaisseur de la peau ou du moins une grande partie de cette épaisseur, plus profonde en général au centre, où la combustion a été plus active. La douleur, très-vive d'abord, est promptement calmée par des applications émollientes et surtout des applications d'un liquide très-volatil, des compresses trempées dans l'éther sulfurique.

L'escharre tombe au bout de dix à douze jours et, comme je l'ai dit, on peut convertir la plaie en cautère plat ou même en fonticule, en prenant le soin de placer un ou deux pois sur elle et d'exercer une compression suffisante.

On donne le nom de *moxa tempéré* à un cylindre de coton qu'on brûle sur un morceau humide de drap épais qui recouvre la partie ; on obtient presque toujours ainsi une vésication.

§ VII. *De l'acupuncture.*

L'acupuncture est une opération par laquelle on introduit dans les parties molles une aiguille fine d'une longueur variable entre quatre et huit centimètres, terminée d'un côté par une pointe conique, de l'autre côté implantée dans un manche taillé à facettes. L'aiguille à acupuncture sert à divers usages, tantôt à préciser le diagnostic d'une tumeur ; tantôt elle est enfoncée et laissée à demeure dans les veines ou les artères pour provoquer leur oblitération. D'autres fois enfin elle est le véhicule du courant électrique, et alors cette double opération porte le nom d'*électropuncture*. Ici, il n'est plus nécessaire d'avoir des aiguilles à manche, il suffit d'avoir des aiguilles munies d'un anneau à leur partie supérieure ; toutefois, si l'on trouve le manche utile pour l'introduction, on peut le conserver en faisant ajouter un petit anneau d'acier à sa partie inférieure s'il est lui-même en acier, ou à l'extrémité supérieure de l'aiguille, s'il est en bois.

Il y a plusieurs modes d'introduction :

1° On applique la pointe perpendiculairement sur la peau, on roule le manche entre le pouce et l'index de la main droite; combinant ce mouvement de rotation avec une pression modérée, l'aiguille entre aussi profondément qu'on le désire.

2° On tient l'aiguille de la main gauche perpendiculairement à la peau et par la tige ; on frappe sur le manche, à petits coups répétés, avec un petit maillet.

3° Enfin, on peut enfoncer directement et tout d'un coup l'aiguille bien pointue dans les tissus; ce dernier procédé est toujours préférable quand il n'est pas nécessaire de diriger l'introduction avec de grandes précautions, car alors il faudrait toujours suivre le premier procédé ; c'est ce que l'on fait quand on veut faire l'électropuncture de la moelle vertébrale.

Pour retirer les aiguilles, on les place entre l'index et le médius de de la main gauche, apposés à plat sur la peau et appuyant sur elle en sens opposé aux tractions faites de la main droite sur l'extrémité supérieure.

Quand on veut introduire l'électricité dans nos tissus, on peut le faire, soit en déchargeant une bouteille de Leyde sur chaque aiguille et à plusieurs reprises, soit en mettant en communication avec deux aiguilles fixées à une certaine distance l'une de l'autre les deux pôles d'une pile galvanique.

§ VIII. *De l'inoculation en général.*

De la vaccine.

On donne le nom d'inoculation à toute opération par laquelle, en introduisant dans l'économie, au moyen d'une piqûre ou d'une petite ouverture faite à la peau, une certaine quantité du productif pathogénique spécial à une maladie, on provoque le développement de cette même maladie. Dans ces prolégomènes, je ne m'occuperai point de la question de savoir quel est ici le degré appréciable de cause à effet. Je dirai seulement par avance que tout homme porte en lui une prédisposition définie à toutes les maladies et que notre rôle d'observateur se réduit à constater l'influence des causes occasionnelles.

L'inoculation de l'humeur vaccinale, du pus de la variole et du pus du chancre, ce sont autant d'occasions où la vaccine, la variole, la syphilis sont mises en jeu chez l'individu qui en est l'objet.

Ce fut en 1798 que Jenner (1) publia le résultat de ses recherches sur l'inoculation directe du *cowpox* ou de la *la picote des vaches*, puis sur l'inoculation du vaccin de l'homme à l'homme. La maladie qui résulte de l'insertion du pus spécial tiré du cowpox et des boutons d'un individu vacciné porte le nom de *vaccine*.

Elle a, comme chacun le sait, la propriété de prévenir la variole, ou au moins d'en modifier considérablement l'intensité et la marche. L'examen approfondi de cette question appartient plus particulièrement à la pathologie interne; je dois décrire seulement la manière de faire l'inoculation et la vaccine elle-même.

Manuel opératoire. — On peut pratiquer l'inoculation sur toutes les parties du corps, mais on inocule toujours la vaccine sur la partie supérieure et externe du bras. On a décrit une foule de procédés et on a employé des instruments variés : la lancette ordinaire, la lancette à dard, la lancette cannelée, l'aiguille plate, une épingle, etc. Voici le procédé le plus simple et le plus généralement suivi :

On charge de vaccin la lancette ordinaire. Si celui qu'on emploie est conservé entre des plaques ou dans des tubes, il faut d'abord le délayer dans un peu d'eau. Si on vaccine de bras à bras, il faut ouvrir un bouton arrivé au huitième jour de son développement, entouré d'une aréole inflammatoire; on y fait à la base plusieurs piqûres par lesquelles on

---

(1) *Recherches sur les causes et les effets de la vaccine*, Londres 1798; traduit par Delaroque. Lyon, 1804.

voit sourdre des gouttelettes arrondies et perlées, il faut en charger les deux faces de la lancette et vacciner immédiatement.

On saisit avec la main gauche la partie supérieure du bras du sujet, la paume de la main dans l'aisselle, le pouce et les quatre doigts réunis disposés les uns d'un côté, l'autre de l'autre côté du bras, de manière à tendre la peau. La lancette, tenue de la main droite, est enfoncée obliquement sous l'épiderme jusqu'à une demi-ligne environ de profondeur.

On laisse l'instrument en place dans cette position pendant trois ou quatre secondes et on le retire en l'essuyant dans la plaie, c'est-à-dire en lui imprimant diverses directions pour que la matière qui est sur les deux faces de la lame puisse plus facilement se répandre. Il faut avoir grand soin, dans la première ponction faite, comme dans les mouvements en divers sens qu'on exécute avant de retirer la lancette, il faut avoir soin, dis-je, de ne pas piquer profondément le derme afin de ne pas avoir trop de sang qui entraînerait aisément le vaccin.

On fait ordinairement trois piqûres à chaque bras, chacune à un pouce de distance, soit en ligne droite, soit en triangle. On peut se servir de la même lancette pour plusieurs piqûres; cependant, il vaut mieux la laver et la charger de nouveau. Quand l'opération est terminée, il faut laisser sécher le bras à l'air libre et prendre garde que les vêtements viennent frotter contre les petites plaies.

Telle est la vaccination de bras à bras; mais souvent on se trouve dans la nécessité d'employer du vaccin conservé sur des lancettes, des plaques de verre, des tubes très-étroits.

Pour conserver du vaccin sur une lancette, on en charge ses deux faces et on roule une petite bandelette de linge ou de papier autour du talon de la lame, afin que les deux branches de la châsse n'appuient point sur elle et n'enlèvent par les frottements l'humeur vaccinale. Pour s'en servir, il faut humecter la lancette et la laisser un peu plus longtemps dans la plaie, afin de permettre à toute la partie desséchée de se ramollir. Toutefois, ce procédé de conservation est très-mauvais, parce que la lame s'oxyde et qu'il en résulte la décomposition du vaccin.

Des plaques de verre carrées de deux centimètres sont préférables. On ouvre une pustule vaccinale, on les applique plusieurs fois à sa surface et, une fois chargées, on les pose l'une contre l'autre par leur face enduite de vaccin, on les réunit avec de la cire sur leurs bords et on les entoure d'une feuille de plomb ou d'étain. Pour se servir du vaccin ainsi conservé, on le délaie dans une très-petite quantité d'eau et on en charge une lancette.

On emploie encore des tubes de verre très-fins à leurs extrémités, un peu renflés au milieu, longs de deux à trois centimètres. Pour les remplir, on place l'une des extrémités du tube sur le bouton ouvert et le liquide y monte. Quand il est plein, on en ferme les deux extrémités à la lampe. Pour se servir du vaccin, on brise le tube et on plonge la pointe de la lancette dans l'humeur liquide qui s'écoule. La vaccination pratiquée de bras à bras est bien préférable, car il est très-fréquent, par tous ces moyens de conservation, de trouver le vaccin en partie décomposé.

De la vaccine. — C'est la maladie qui résulte de l'insertion du pus tiré du cowpox ou du bouton développé au bras d'un sujet déjà vacciné.

Quelques instants après l'inoculation, une aréole rose d'une ligne de diamètre entoure la piqûre; cette aréole ne persiste pas; elle disparaît bientôt.

Le quatrième jour seulement, on voit apparaître quelques phénomènes du côté des piqûres; il s'y forme un point rouge, induré. Le cinquième jour, cette induration est bien manifestement un bouton au centre duquel se trouve la cicatrice de la piqûre.

Le sixième jour, le bouton devient plus large, s'aplatit et est un peu déprimé à son centre.

Le septième et le huitième, il grossit encore, il est plus déprimé au centre, d'une couleur argentée; la base en est dure et entourée d'une aréole rougeâtre un peu élevée au-dessus du niveau de la peau.

Jusqu'au onzième jour, ces phénomènes ne font qu'augmenter; la pustule est de plus en plus ombiliquée; elle repose sur une base indurée; elle est d'une teinte livide, placée sur une aréole d'un rouge vif. A cette époque, elle est à son apogée, elle s'accompagne de démangeaisons, de fièvre, de gonflement aux ganglions axillaires.

Dès lors, la pustule s'affaisse, prend une couleur brune, l'aréole pâlit, se rétrécit, et, dès le treizième jour, la dessiccation commence du centre à la circonférence; elle est complète du quatorzième au dix-huitième jour. Une croûte plus ou moins épaisse, bombée et brunâtre, a succédé à la pustule; elle tombe du vingtième au vingt-cinquième jour.

L'inoculation de la vaccine laisse une cicatrice indélébile, gaufrée, d'un blanc mat, toujours facile à distinguer quand la pustule a suivi une marche régulière.

Quelquefois on observe, même après une inoculation bien faite, le développement de la *fausse vaccine* ou *vaccinelle* pour laquelle tout est terminé, développement du bouton, suppuration et dessiccation, au bout de huit jours environ.

Cette fausse vaccine, qui peut dépendre du sujet chez lequel on a pratiqué l'opération, du vaccin employé ou même d'une inoculation mal faite, ne met point à l'abri de la variole.

CHAPITRE II.

En médecine comme en chirurgie, la grande famille des phlegmasies tient le premier rang. Je devrais, pour être complet, commencer leur étude par un chapitre sur l'inflammation. Celle-ci vient si fréquemment compliquer les maladies chirurgicales qu'il serait convenable en effet de faire la part du rôle de l'inflammation comme affection possible et très-souvent obligée de diverses espèces morbides ; c'est à ces titres que l'inflammation tend : ici à faire *adhérer* des parties divisées, elle est dite alors *adhésive* ; là *à chasser, à éliminer* des tissus mortifiés, etc. Sans doute, l'étude préalable des causes, des phénomènes locaux et anatomiques, des terminaisons de l'inflammation ne serait point déplacée ici ; mais cette histoire pourrait avec autant de droits être revendiquée au profit de la pathologie interne ; d'ailleurs, pour rester dans les limites du cadre de cet ouvrage, l'inflammation doit trouver place en pathologie générale ; aussi dois-je entrer de suite dans le domaine de la pathologie spéciale.

Pour rester fidèle au plan que j'ai indiqué, je veux toujours reconnaître en pathologie chirurgicale un certain nombre d'espèces morbides ou unités pathologiques, à existence propre, ne pouvant se réduire les unes dans les autres, autour desquelles viennent se grouper un certain nombre d'affections, parties plus ou moins nombreuses d'un grand tout qu'on nomme la maladie. Les espèces morbides ou grandes familles sont, en chirurgie : les phlegmasies, les plaies, la brûlure, la gelure, le cancer, la mélanose, la scrofule, la syphilis, le rachitisme la contusion, les fractures, l'entorse, les luxations, les hernies, les corps étrangers, les difformités congéniales ou acquises. Peut-être certaines affections trouveront-elles difficilement place dans ce cadre et paraîtront-elles déplacées au lieu où elles auront été décrites ; la faute en est à la science, assez peu avancée pour n'offrir que des notions encore imparfaites sur la nature pathologique de quelques affections ; mais cette considération ne peut m'empêcher de passer outre et de conserver un plan défini et philosophique.

Quant à deux autres états pathologiques généralement et toujours décrits en chirurgie, les ulcères et les fistules, je ne puis leur donner place au milieu d'espèces morbides, parce que ce ne sont que des lésions. Leur description devrait venir au fur et à mesure qu'a lieu celle des maladies qui les provoquent et dont ils sont la terminaison. Cependant ils ont une telle importance et sont l'occasion de tant d'indications thérapeutiques variées que je crois devoir donner sur eux des considérations générales après l'histoire des plaies.

DES PHLEGMASIES.

Ce chapitre doit comprendre un grand nombre de maladies ; il n'y en a point qui, par leur aptitude à se montrer à peu près indifféremment dans toutes les parties du corps, méritent pour cette raison de faire une classe à part. Parce que l'inflammation du tissu cellulaire est, si je puis dire, l'inflammation type, celle où il est le plus fréquent de voir la maladie parcourir ses périodes, ce n'est point un motif pour dire qu'elle est plus spécialement du domaine de la chirurgie ; elle est plus fréquente que les autres, tantôt à titre de maladie, tantôt comme affection ; mais voilà tout.

ARTICLE PREMIER.

Du phlegmon.

Le phlegmon est l'inflammation du tissu cellulaire. Tantôt il est superficiel, tantôt il est profond, suivant qu'il occupe le tissu cellulaire sous-cutané ou le tissu interstitiel des parenchymes ou l'atmosphère cellulleuse qui entoure quelques-uns de ces derniers. Tantôt il est simple ou circonscrit, tantôt il est diffus. Cette dernière distinction est très-utile, car la maladie offre de grandes modifications suivant qu'elle est bornée ou diffuse, les terminaisons en sont quelquefois différentes et les indications thérapeutiques ne sont plus les mêmes.

ARTICLE II.

Du phlegmon simple ou circonscrit.

Le phlegmon est superficiel ou profond ; de là, quelques différences dans les symptômes, la marche et le traitement.

Symptômes, marche, durée, terminaisons. — Le premier phénomène appréciable est une tension douloureuse de la région affectée, avec tuméfaction légère. Au toucher, on sent bientôt une induration sous-cutanée plus ou moins étendue, circonscrite, douloureuse sous une légère pression. La peau rougit dans toute l'étendue du phlegmon ; soulevée par l'induration sous-jacente, elle n'est plus mobile, mais tendue, douloureuse, plus chaude qu'à l'état normal. Ses fonctions se font encore et l'exhalation dont elle est le siége continue ; au début, celle-ci est quelquefois même un peu exagérée, et on remarque une douce moiteur.

Quant à la douleur, elle est un phénomène constant dans le phlegmon, surtout dans le phlegmon aigu ; cette douleur augmente depuis le début jusqu'à la fin. A une certaine période, quand la maladie doit se terminer par suppuration, elle devient pulsative, c'est-à-dire qu'elle est plus forte pendant la diastole des artères. Elle présente ce caractère sous forme d'exacerbations d'abord rares, puis plus fréquentes à mesure qu'on approche de la terminaison.

La douleur dans les inflammations, disent certains auteurs, est due à un état particulier des nerfs, d'autres disent à une distension de la partie enflammée. Sans doute, comme l'ont démontré Whitt et Thomson (1), certaines parties, qui n'ont dans l'état sain que peu ou point de sensibilité, acquièrent, quand elles sont enflammées, une sensibilité exquise. C'est ce qu'on remarque dans l'inflammation des tendons, des ligaments, des cartilages, des os, des membranes.

____

(1) *Lectures on inflammation*, page 45.

Mesurée au thermomètre, la chaleur est presque toujours moindre qu'on ne serait tenté de le croire d'après la sensation du malade ; cependant elle est généralement plus élevée qu'à l'état normal, surtout si le phlegmon est un peu vaste, si la fièvre inflammatoire qui l'accompagne est un peu vive.

La tuméfaction, la rougeur, la douleur, la chaleur sont des phénomènes à peu près constants et dont l'apparition est simultanée dans le phlegmon superficiel.

Quand le phlegmon occupe le tissu cellulaire profond d'un membre, quelques uns d'entre eux peuvent manquer. Ainsi, la tuméfaction n'existe pas, empêchée par une masse plus ou moins épaisse de parties qui compriment le siége de l'inflammation, ou bien elle n'est appréciable ni à l'œil ni au toucher.

La peau ne rougit point, la chaleur de la région est la même, la douleur seule existe. Ce n'est plus cette douleur vive et réveillée au moindre contact comme dans le cas précédent ; elle est, surtout au début, plutôt gravative, causant un sentiment de pesanteur. Elle présente quelquefois une circonstance remarquable, de la voir calmée par une pression assez forte exercée sur la région malade.

Quand le phlegmon est très-limité, on n'observe aucun trouble fonctionnel ; mais quand il occupe un grand espace, et surtout en certaines régions, au cou, à la face, à la paume des mains, dans toutes les parties pourvues d'une grande quantité de nerfs, les troubles généraux sont très-marqués : chaleur de la peau, coloration du visage, pouls plein, dur et fréquent, soif vive, inappétence, de l'agitation, quelquefois du délire chez les enfants, tels sont les symptômes ordinaires de la fièvre inflammatoire plus ou moins intense qui accompagne les vastes phlegmons.

Les terminaisons sont la délitescence, la résolution, l'induration, la suppuration et la gangrène.

Délitescence. — Cette disparition subite de la tumeur avant qu'elle ait parcouru toutes ses périodes est très-rare ; elle a cependant, dit-on, été quelquefois observée.

Résolution. — C'est une terminaison encore assez fréquente et très-heureuse ; les symptômes généraux diminuent et disparaissent les premiers, puis les symptômes locaux : rougeur, chaleur, douleur et tuméfaction. Elle commence en général vers le sixième jour et elle est complète vers la fin du deuxième septénaire. La rougeur de la peau est remplacée par l'exfoliation de l'épiderme sous forme d'écailles furfuracées qui se détachent promptement.

Induration. — Ce n'est qu'une résolution incomplète ; on la reconnaît aux signes suivants : les symptômes généraux disparaissent, la douleur, la chaleur et la rougeur diminuent graduellement, et cependant l'engorgement local reste stationnaire. L'induration résulte de l'épanchement de lymphe plastique dans les vacuoles du tissu cellulaire.

Suppuration. — Un phlegmon abandonné à lui-même suppure presque

toujours ; il s'y fait une collection de pus appelée *abcès chaud ou phlegmoneux*. Certains signes particuliers annoncent l'imminence de cette
terminaison, la formation du pus et enfin l'achèvement de la collection
purulente.

Quand les symptômes locaux persistent et même augmentent d'intensité jusqu'au cinquième jour et que la douleur devient pulsative, la suppuration est à craindre.

Si, en outre, on observe des frissons irréguliers et passagers, on peut
affirmer qu'elle s'accomplit.

Dès qu'une rémission notable dans les phénomènes locaux et généraux
s'est montrée après ces premiers symptômes, l'abcès est formé ; il n'y a
plus ni frissons ni douleur pulsative ; celle-ci est quelquefois alors gravative ; la rougeur de la peau n'est plus d'un rouge vif, elle est plus pâle
et presque nulle ; une tuméfaction bien nette, circonscrite et fluctuante
persiste seule.

Parfois on voit à la surface de la peau des *sudamina*. Ce phénomène
n'est malheureusement pas constant ; s'il avait en séméiologie une plus
haute valeur, il serait d'un grand secours dans le diagnostic des abcès phlegmoneux. Ceux-ci occupent une telle place en chirurgie, et le
travail par lequel s'opère la suppuration est si intéressant que je crois indispensable de reprendre cette étude dans le paragraphe suivant.

Physiologie pathologique. — Il est complétement illogique de déduire
de l'homme sain à l'homme malade et de mettre au service de l'explication des phénomènes dans les maladies les connaissances que nous avons
des actions organiques normales. Dans l'état de maladie, celles-ci sont
modifiées, elles ne sont plus les mêmes. Mais, toujours chercher la raison de ce changement dans la lésion des tissus ou des parenchymes serait
mauvais, car ce ne serait pas autre chose alors qu'expliquer le symptôme
par la lésion : malheureuse explication hérissée d'hypothèses. La modification qui existe dans le jeu des fonctions est variable suivant chaque
maladie, tantôt nulle, tantôt très-apparente, et on conçoit que l'histoire
de ces changements soit variée comme les maladies qui les provoquent.
La physiologie pathologique est donc l'étude des fonctions dans l'état de
maladie. La gravité de celle-ci dépend en grande partie des dérangements
plus ou moins complets qu'elle apporte ; plus les fonctions paraissent s'é-
loigner du type normal, moins il y a de régularité entre elles, plus est
grande la gravité de la maladie.

Pour le phlegmon, cette modification dont je parle ne commence guère
d'une manière sensible que dès que le pus est réuni en foyer, dès qu'il
y a abcès. J'en parlerai dans le paragraphe suivant.

Étiologie. — Le phlegmon est dit *de cause interne* quand il se développe sans qu'aucune circonstance extérieure puisse en donner le motif ;
mais ce développement est rare dans ces circonstances. Comme maladie,
le phlegmon naît presque toujours à l'occasion d'une contusion, d'une
plaie, d'un corps étranger solide introduit sous la peau, de l'infiltration

dans le tissu cellulaire d'un liquide irritant, comme l'urine, la bile, les matières fécales, etc.

Ailleurs, le phlegmon est une affection plus ou moins fréquente, plus ou moins grave, à titre de complication, d'accident ou de phénomène naturel dans d'autres maladies, la morve, certaines formes de fièvre purulente, la variole, etc.

Diagnostic. — La symptomatologie du phlegmon est si tranchée et si nette qu'on ne peut le méconnaître, surtout quand il est superficiel. Il faut d'ailleurs en étudier le diagnostic à deux périodes, avant la formation des produits de l'inflammation et quand ceux-ci sont formés. Je ferai tout à l'heure le diagnostic des abcès chauds.

Dans les quatre ou cinq premiers jours, quand la rougeur de la peau s'étend loin au delà des limites du siége du mal, on peut présumer l'existence d'un érésipéle, d'une angioleucite, quelquefois d'un phlegmon diffus ; mais cette confusion avec les deux premières maladies n'est possible qu'au début seulement ; la marche en est différente et quelques symptômes nets et particuliers à l'érésipéle et à l'angioleucite peuvent éclairer les doutes. La rougeur du phlegmon va presque toujours en diminuant du centre du mal vers les parties voisines ; celles-ci ne sont pas douloureuses sous la pression comme l'est le point central. Dans l'érésipéle au contraire, la rougeur est uniforme et la pression ne détermine pas des douleurs plus vives dans un point que dans un autre.

Quant au phlegmon diffus, j'en parlerai quand j'en aurai décrit les symptômes : il sera dès lors plus convenable d'en tirer les éléments du diagnostic et de poser les différences qui le séparent du phlegmon circonscrit.

Dans le phlegmon profond, le caractère de la douleur doit guider, et c'est le phénomène qu'on doit observer avec le plus grand soin, car l'erreur est facile au début. Il faut se rappeler que cette douleur est le premier et le seul phénomène appréciable, qu'elle est continue, exaspérée par les mouvements du membre, quelquefois modérée par une pression assez forte. Elle peut s'irradier assez loin, mais elle a un point particulier où elle est plus vive et toujours spontanée. Avec de l'attention, on peut reconnaître qu'elle n'offre ni le caractère de la douleur du rhumatisme, ni celui de la douleur névralgique, ni celui de la douleur de l'arthrite. Dans ce dernier cas, il faut essayer de faire la part des souffrances provoquées par les mouvements articulaires et des souffrances qui résultent du jeu des muscles, car la douleur de l'arthrite est réveillée par les premiers et celle du phlegmon par les seconds. Quand la collection purulente est formée, les éléments du diagnostic sont plus nombreux ; j'en parlerai dans le paragraphe suivant.

Pronostic. — Le phlegmon emprunte beaucoup de sa gravité à son étendue, à son siége. Profond, il est toujours une maladie grave qui demande des soins très-intelligents. Superficiel, il est d'autant moins dangereux que les parties qu'il affecte ont moins d'importance et peuvent, avec moins d'inconvénients, être le siége d'un abcès.

Traitement. — Quand la cause occasionnelle est évidente et qu'il est aisé d'en anéantir l'action, on doit le faire aussitôt.

Quand il s'agit d'un membre, on peut de suite avoir recours à la position, c'est-à-dire mettre la partie malade sous un angle tel qu'elle soit plus élevée que la racine du membre, de façon que le sang ne stagne point dans la région affectée et qu'il se dirige vers le tronc, sollicité par son propre poids. M. le professeur Gerdy a beaucoup vanté cette méthode.

Un traitement antiphlogistique énergique est d'ailleurs nécessaire; il doit être plus ou moins actif suivant l'intensité de la maladie. Au début, une ou deux saignées générales, quand la constitution est bonne, peuvent beaucoup modifier les progrès du mal. Ensuite, on a recours aux émissions sanguines locales, les sangsues; elles suffisent quand le phlegmon est peu étendu ou quand on l'observe chez un sujet faible. Pour en retirer tous les avantages qu'on peut en attendre, c'est-à-dire prévenir la suppuration, il faut en appliquer un nombre suffisant; mieux vaut n'en point appliquer que d'en mettre quelques unes seulement qui n'ont pour effet que d'appeler le sang vers la partie.

Des cataplasmes de farine de lin, de fécule, doivent être employés comme topiques; souvent, des fomentations, des bains locaux émollients sont très-utiles. Quand les douleurs sont très-vives, on peut essayer de les calmer par des cataplasmes de feuilles de belladone ou de morelle, des embrocations avec un mélange d'huile d'amandes douces, des cataplasmes ordinaires arrosés d'une vingtaine de gouttes de laudanum. A cet appareil antiphlogistique, il faut joindre les boissons délayantes. On peut aussi employer les purgatifs et les éméto-cathartiques à titre de dérivatifs; ils sont presque toujours nécessaires quand les voies digestives sont embarrassées.

Les répercussifs comme la glace, l'eau froide, sont des topiques qui, employés d'une manière inconsidérée, peuvent être nuisibles; ils ne doivent jamais être appliqués au delà du troisième jour. Au début, ils dégagent la partie des liquides qui tendent à l'engorger; plus tard, quand la douleur est devenue pulsative, quand il y a eu quelques petits frissons, ils peuvent déterminer des accidents graves, la fièvre purulente.

M. Serres d'Uzès a donné une méthode de traitement des inflammations qui a eu de grands partisans et un retentissement vraiment exagéré. On revient un peu aujourd'hui des vertus si éminemment antiphlogistiques de l'onguent mercuriel, et l'enthousiasme s'est refroidie. Mais enfin, voici la méthode de l'auteur : il étend une couche d'onguent mercuriel double sur la partie enflammée; cette première friction dure dix minutes, puis il recouvre la peau avec un linge sec. Toutes les deux heures il répète cette friction, pendant vingt-quatre heures. Au bout de ce temps une amélioration sensible dans l'état local doit s'être manifestée; sinon, le phlegmon suppurera. Employée seule, cette méthode n'a pas les avantages qu'en attend M. Serres : elle ne peut remplacer les émissions sanguines locales et générales, mais elle est utile après elles, et on peut voir alors que l'onguent mercuriel est un puissant résolutif.

Quand l'inflammation marche vers la suppuration, malgré les moyens mis en usage pour la combattre, il faut continuer d'appliquer des topiques émollients, jusqu'à ce que la collection soit entièrement formée. Autrefois, dès qu'on reconnaissait la suppuration inévitable, on avait recours aux maturatifs; c'étaient des cataplasmes faits avec une décoction de plantes émollientes et de farines résolutives (*farines de semences de fenugrec, de fève, d'orobe, de lupin*), auxquelles on ajoutait souvent de la pulpe d'ognons de lis blanc, de la pulpe de feuilles d'oseille bouillies, de l'onguent basilicum, de l'onguent de la mère, etc., en proportions variables.

Aujourd'hui, peut-être à tort dans certains cas, ainsi pour quelques phlegmons en des régions où il est important de limiter promptement la suppuration, les topiques maturatifs sont généralement abandonnés.

§ I. *Des abcès phlegmoneux.*

L'inflammation, par l'évolution successive de ses périodes, peut arriver à la suppuration, c'est-à-dire à la formation d'un liquide particulier nommé pus dans la substance ou à la surface des différentes parties du corps. Le pus ne se forme pas d'emblée, et si l'on veut examiner les produits de l'inflammation à ses diverses époques, on peut suivre ainsi pas à pas leurs transformations successives jusqu'à l'état de pus parfait ou pus phlegmoneux. On donne le nom d'abcès à la réunion en foyer du pus dans le tissu cellulaire sous-cutané et dans l'épaisseur des parenchymes. Les collections purulentes qui se forment dans diverses cavités naturelles et en particulier dans les cavités splanchniques, comme l'arachnoïde, la plèvre, le péricarde, le péritoine, ne portent point le nom d'abcès : ce sont des *épanchements.*

On divise les abcès en *abcès chauds* ou *phlegmoneux* et en *abcès froids.* suivant la marche aiguë ou chronique de l'inflammation. Les derniers se forment tantôt au lieu et place du siége de l'inflammation, ce sont *les abcès froids idiopathiques* : ils sont la terminaison *des phlegmons chroniques* ; tantôt, le pus provient d'une inflammation plus ou moins éloignée, en général de parties osseuses malades, et il ne se réunit dans un endroit donné que suivant des circonstances purement mécaniques, modifié dans son trajet suivant les conditions de pente, de résistance plus ou moins grande des tissus, etc., toutes circonstances physiques : ce sont *les abcès par congestion ou abcès migrateurs* de M. le professeur Gerdy. L'histoire détaillée de l'ostéite sous toutes ses formes sera pour moi l'occasion de décrire ces abcès qui en sont une des affections les plus constantes.

ANATOMIE ET PHYSIOLOGIE PATHOLOGIQUE. — J'ai ici trois choses à examiner : la formation du pus, la poche qui le renferme, l'influence de l'abcès sur les parties voisines ; et enfin se rattache à ce troisième ordre de considérations la question de savoir si l'état anatomique des tissus voisins influe sur le mode de terminaison des abcès.

De la formation du pus. — Comme je l'ai dit, le pus est le dernier terme, ou, si l'on veut, la manière d'être ultime des produits de l'inflammation. Il est donc bien entendu qu'il n'est pas formé d'emblée, et qu'avant d'arriver à l'état de pus parfait ou pus phlegmoneux, il passe par des transformations préalables.

Dans toute partie enflammée, il y a afflux et stase du sang dans les capillaires ; ceux-ci, soit par rupture, soit plutôt par transsudation, laissent s'extravaser dans la trame organique une certaine quantité du liquide qu'ils charrient ; en même temps la plupart s'oblitèrent. Tels sont les phénomènes qu'on observe pendant la première ou les deux premières périodes de l'inflammation si bien décrites pour la pneumonie sous le nom de congestion et d'hépatisation rouge. Dans le tissu cellulaire, la marche est la même, et les produits inflammatoires, pour être déplacés, n'en sont pas moins identiques. Commence alors une troisième période à laquelle Kaltenbrunner a donné le nom de coction. Les tissus perdent leur transparence ; ils sont imbibés d'un liquide d'un blanc mat, séreux, puis moins fluide, plus épais, offrant çà et là des corpuscules irréguliers, floconneux, qui, d'abord épars, s'amoncellent davantage ; ce sont des globules de pus qui enfin absorbent en eux la matière infiltrée, le sang retenu dans les capillaires et ces vaisseaux eux-mêmes quand ils sont d'un petit calibre. Le pus les a remplacés, et désormais il est seul contenu dans la poche, qui porte le nom d'abcès.

Telle est la marche de la formation de ce liquide quand on l'observe ainsi pas à pas, période par période. Sans s'arrêter ici à réfuter les théories des auteurs sur la formation du pus, les uns le regardent comme le résultat de l'altération des fluides, les autres comme le résultat de l'altération des fluides et des solides, discussion qui doit plutôt trouver sa place dans le volume de Pathologie générale ; je ferai remarquer que ces théories sont presque toujours plus ou moins mécaniques, toutes anti-médicales. C'est de l'anatomisme humoral ou solidiste ; on fait jouer un grand rôle, un rôle tout actif au sang *animé d'un mouvement intestin qui disjoint et dissout ses molécules* ; la bonne qualité de ce liquide, de la graisse et des sucs lymphatiques contenus dans les cellules, voilà autant de circonstances favorables à la formation du pus. Maintenant, pourquoi se forme-t-il en foyer ? Mettant encore la raison à la place de l'observation, les auteurs nous disent que, formé des débris des fluides et des solides, ce pus n'est pas susceptible d'aucune élaboration qui puisse le rendre propre à quelques fonctions, et, dès-lors, il se forme une collection qui n'est plus bonne à rien et que la nature cherche à évacuer.

Hunter a donné de la formation du pus une théorie qui a eu beaucoup de partisans. Pour lui , c'est une sécrétion , et c'est à l'occasion de cette idée qu'on a décrit la membrane pyogénique à laquelle on a donné une importance bien exagérée. Suivant Hunter , le sang se sépare en traversant les vaisseaux et il subit une modification sur la nature de laquelle il ne s'explique point , mais il donne les conditions du phénomène : « Il faut , dit-il , qu'un appareil nouveau et tout particulier de vaisseaux soi formé , ou bien qu'une nouvelle disposition ou un nouveau mode d'action s'établisse dans ceux qui existent déjà. Je donnerai la qualification de glandulaire à ce nouvel appareil vasculaire ou à cette nouvelle disposition des vaisseaux , et je considérerai le pus comme une sécrétion (1). » Ce qu'on appelle avec complaisance la théorie de Hunter n'est donc qu'une pure hypothèse qui a eu le mérite de faire fortune. Et cependant où est cet appareil glandulaire? où est cette nouvelle disposition des vaisseaux qui , sous l'influence de l'inflammation , se laissent gagner, s'oblitèrent et amènent la stase sanguine , puis peu à peu disparaissent en partie ? Ce serait évidemment abuser des mots que d'appeler *organisation nouvelle* une désorganisation évidente.

Dupuytren a répandu de vives lumières sur cette question ; il a reconnu que les idées des anciens sur la part que prennent les liquides et les solides à la formation du pus sont vraies en grande partie : seulement , le fait une fois observé ne demandait point les explications plus ou moins ingénieuses dont on a cru devoir l'entourer , comme s'il fallait prouver la vérité de ce que l'on voit ; aussi le mérite de la théorie de Dupuytren est de ne pouvoir être sérieusement attaquée, car elle est un fait d'observation. « Les tissus altérés se ramollissent , dit-il , se détruisent et se mêlent au sang qui les pénètre , constituent une matière pulpeuse que d'ultérieures élaborations convertissent graduellement en pus ; ce liquide est primitivement formé par les débris solides des organes enflammés , et par les élémens du sang qui sont entrés dans des combinaisons anormales. » Évidemment, les tissus sont absorbés et transformés en pus , il y a une véritable perte de substance qu'on ne peut attribuer à un travail de gangrène ; car, comme le fait très bien remarquer M. Nélaton , quand on ne retrouve point l'escharre, il faudrait admettre qu'elle s'est elle-même convertie en pus ? « Autant vaudrait admettre , dit-il , que les tissus se sont changés en pus avant d'avoir été convertis en escharre »

En résumé , le pus résulte donc de la tranformation des tissus solides et des liquides sous l'influence de l'inflammation. L'absorption progressive des tissus existe en effet, mais non pas comme l'entendait Hunter ; c'est une absorption de la trame organique enflammée et convertie en pus : tel est le mécanisme de la perte de substance qu'on observe.

Quand le pus est formé , l'abcès augmente de volume , surtout dans les points où il trouve le moins de résistance. Il ne tend point fatalement

---

(1) Hunter , *Leçons sur les principes de la Chirurgie*, page 469.

vers l'extérieur, comme on le dit encore ; il s'accroît dans tous les sens, mais inégalement, et il se fraie une route du côté où est la plus faible épaisseur de parties molles. Toutefois, l'ouverture des abcès en tel ou tel autre point tient à un autre fait. Quelque mince que soit la couche des tissus à traverser, il faut qu'en ce point l'inflammation soit assez vive pour permettre leur absorption progressive complète. Le pus n'est pas, comme on l'a dit, un liquide irritant, qui, par ses qualités malfaisantes, ulcère les parties pour s'échapper au dehors. On a souvent préféré prendre le pus isolément, sans s'apercevoir qu'il n'est rien sans l'inflammation, qu'elle est sa condition d'existence ; on a préféré, dis-je, le considérer à part et lui faire jouer un rôle qui n'est pas le sien, car il n'est qu'un produit de l'inflammation, et à celle-ci seule se rapportent tous les phénomènes d'extension de l'abcès dans tel ou tel sens, de l'évacuation du liquide renfermé en tel ou tel autre point.

Foyer purulent. — A mesure qu'un phlegmon marche vers la suppuration, de petites poches isolées, pleines de pus, se réunissent en un point, au centre de la partie malade. Ce foyer est d'abord irrégulier, divisé en plusieurs loges par des brides et des cloisons ; celles-ci sont de deux espèces : les unes doivent naturellement disparaître et par suite la poche se régulariser, les autres sont des brides qui persistent et qu'on doit respecter lors de l'ouverture de l'abcès ; ce sont les vaisseaux artériels et veineux et les rameaux nerveux entourés par du tissu cellullaire. Bientôt, dis-je, la poche devient unique, bien fluctuante au centre ; l'engorgement de la base diminue et se met de niveau avec les parties voisines ; on dit alors que l'abcès est mûr. A l'intérieur, les parois présentent d'abord une couche cellulaire tomenteuse, n'offrent point encore les caractères d'une membrane bien organisée ; cette couche cellulaire est d'autant plus marquée que l'inflammation a été plus vive et plus intense. La poche est entourée d'un engorgement plus ou moins circonscrit, plus ou moins marqué suivant les régions ; il l'est d'autant plus que le plegmon affecte une partie largement pourvue de tissu cellullaire, ainsi que la mamelle chez la femme. Il est formé par l'épanchement de lymphe plastique dans les cellulles du tissu. Cet engorgement est souvent très-long à disparaître, quelquefois l'occasion d'affections consécutives. Quelque temps après l'ouverture de l'abcès, la membrane tomenteuse intérieure dont j'ai parlé a pris de la consistance, elle s'est organisée, c'est *la membrane pyogénique*. Son nom lui est donné bien à tort, car ce n'est nullement une membrane génératrice du pus. Comme je l'ai dit, au commencement elle n'existe pas ; elle est le résultat du travail naturel par lequel la poche tend vers la cicatrisation. En effet, cette membrane est une couche granulée analogue à la couche qui recouvre les plaies en suppuration ; ce sont de véritables bourgeons charnus, et ils sont les éléments de la cicatrisation secondaire qui va s'opérer. Ici, même travail que pour les plaies, et quand nous aurons étudié les divers modes de cicatrisation, on pourra demeurer convaincu de la parfaite identité qui existe entre la cicatrisation d'un abcès et celle d'une plaie avec perte de substance. Ces rapprochements, si utiles parce qu'ils facilitent l'étude, pourraient être plus fréquents si l'on voulait étudier les maladies en elles-mêmes, abstraction faite des tissus qu'elles affectent, sauf à mentionner les particularités qu'elles peuvent représenter en telle ou telle région. Jamais l'étude des maladies suivant l'ordre anatomique ou suivant la considération des lésions regardées comme fait primordial, jamais, dis-je, cette étude essentiellement analytique ne pourra être aussi féconde en résultats, car elle ne comprend alors qu'une foule de détails qu'aucun lien ne réunit. Quand l'abcès est vidé, la poche tend à revenir sur elle-même. Tantôt le retrait est presque instantané, quand l'abcès est très petit et la cicatrisation est bientôt achevée ; c'est presque une cicatrisation immédiate. Tantôt, et c'est ce qui arrive le plus souvent, pendant vingt ou trente heures l'abcès fournit encore, après l'évacuation du pus, de la sérosité purulente, ou même de la sérosité pure ; les parois reviennent sur elles-mêmes, elles offrent bientôt à l'intérieur cette membrane pyogénique dont j'ai parlé, et il s'opère peu à peu, par l'agglutination de bourgeons charnus, une cicatrisation secondaire. C'est dans ces circonstances qu'il faut surveiller la marche de la cicatrisation, afin qu'elle soit égale et régulière, procédant du fond vers la superficie.

Je dois mentionner ici un mode de terminaison des abcès assez rare. Dès que le pus est ramassé en foyer, l'inflammation se calme ; elle n'entraîne point, dans son travail de désorganisation, les couches de parties molles sus-jacentes au foyer qui reste impunément enfermé au milieu des tissus ; puis il diminue peu à peu, le pus est repris par l'absorption, et bientôt toute trace de l'abcès a disparu.

Influence d'un abcès sur les organes voisins. — Une inflammation affecte toujours plus ou moins les organes voisins dès qu'elle est un peu étendue et assez intense pour se terminer par suppuration. Toutefois, les effets en sont très-modifiés par la nature des tissus avec lesquels elle est en contact. Ainsi les tissus fibreux peuvent rester long temps auprès d'une inflammation à marche lente sans en être influencés. Quand elle est rapide et très aiguë, ils ne sont point épargnés, et entrent eux-mêmes dans la sphère de désorganisation qui frappe toutes les parties affectées. C'est ainsi que les ligaments, les aponévroses, le périoste sont perforés et détruits, non par le pus, mais parce qu'ils ont pris part à l'inflammation qui les entourait.

Le voisinage d'une inflammation et d'une séreuse est l'occasion de phénomènes remarquables qui entraînent quelquefois certaines indications thérapeutiques. Quand l'inflammation est lente et peu aiguë, en général la séreuse s'épaissit par l'infiltration de lymphe plastique dans le tissu cellulaire qui double sa face externe ; bientôt on y observe des plaques plus ou moins fortes, qui, plus tard deviennent fibreuses, ou même fibro-cartilagineuses ; en très-peu de temps, une barrière insurmontable s'établit entre l'abcès et la séreuse.

Quand l'inflammation est très-vive, la membrane séreuse s'enflamme elle aussi, et il en résulte ordinairement une adhérence des deux feuillets au niveau du point enflammé. Toutefois ces adhérences peuvent ne point être assez fortes pour prévenir de grands dangers, l'évacuation d'un foyer purulent dans une cavité séreuse par la destruction du feuillet pariétal. D'autres fois, ces adhérences peuvent manquer, et précisément par le mécanisme suivant : l'inflammation communiquée à la séreuse est trop vive pour se borner aux limites d'une inflammation adhésive, il se fait un épanchement purulent, et dès lors l'un des feuillets, non plus protégé par des adhérences et les couches de dépôt dans son tissu cellulaire sous-jacent, se laisse détruire par le foyer purulent.

Les troncs vasculaires, artériels ou veineux ne sont guère influencés par les inflammations phlegmoneuses voisines ; ils sont environnés d'une telle quantité de tissu cellulaire condensé et comme feutré, qu'il serait très-difficile de parvenir jusqu'à eux. Cependant, quelques faits rapportés par les auteurs, et surtout l'un rapporté par Breschet dans sa traduction d'Hogdson (1), semblent prouver que les artères peuvent très-bien ne pas être épargnées et leurs parois être absorbées progressivement comme les autres tissus. Dans ces cas malheureux, il en résulte des hémorrhagies funestes.

Symptômes. — J'ai déjà fait connaître à quels signes on peut annoncer qu'un phlegmon qui, après sept ou huit jours, n'entre point en résolution, devra suppurer. Les phénomènes inflammatoires paraissent s'amender, la tumeur est mieux circonscrite, la peau moins sèche, la chaleur moins vive, la douleur a changé de caractère ; de pulsative qu'elle était, elle est devenue gravative ; en outre, on observe des frissons irréguliers. La tumeur formée par l'abcès est arrondie, fluctuante à son centre, souvent acuminée ; le sommet est quelquefois blanc, ce qui arrive toujours quand on permet au pus de se frayer seul une voie à l'extérieur ; l'inflammation gagne la peau, le pus infiltre les couches profondes du derme, puis vient peu à peu faire saillie sous l'épiderme. L'ouverture spontanée est souvent trop petite ; d'autres fois la peau est percée en arrosoir sur une surface plus étendue, et par chacun de ces petits pertuis s'écoule une certaine quantité de pus. On conçoit sans peine que l'évacuation complète est presque impossible ; aussi faut-il dans ces cas faire une ouverture artificielle ; d'ailleurs, il n'est pas sans inconvénient d'abandonner ainsi à elle-même une peau creusée d'ouvertures, car, dans ce cas, les décollements consécutifs sont à craindre.

Quand l'abcès est situé profondément, les symptômes ne sont plus aussi clairs et l'observation est rendue plus difficile par l'épaisseur des parties molles sus-jacentes au foyer purulent. Après la rémission des principaux

---

(1) T. 1er, page 131.

symptômes, de la chaleur, de la fièvre, on n'observe que peu ou point de
changement dans l'état local de la partie qui demeure tendue et douloureuse. Dès le début, la douleur n'a jamais eu ce caractère tranché de
la douleur pulsative ; elle a toujours eu de la ressemblance avec la douleur tensive ou gravative, fixée en un point d'où elle s'irradie quelquefois à tout un membre dont les mouvements sont impossibles. A
mesure que l'inflammation profonde avance vers sa terminaison et que
le foyer se remplit, on remarque une tuméfaction œdémateuse de la
partie, et le toucher fait distinguer une sorte d'empâtement mal circonscrit d'abord, et s'étendant à de larges surfaces. Mais bientôt l'engorgement œdémateux demeure limité aux parties voisines du foyer ; et au
niveau de celui-ci, on peut constater une fluctuation bien évidente ;
seulement, il n'est que trop fréquent de la constater alors que le pus s'est
fait jour à travers les muscles ou les interstices musculaires, qu'il les a
disséqués et qu'il s'est répandu ainsi dans tous les points de la circonférence d'un membre. Abandonnée jusque-là, l'inflammation n'a respecté
ni tendons, ni ligaments, ni aponévroses, ni périostes ; aussi trouve-t-on
souvent les articulations baignées de pus et l'os principal du membre mis
à découvert après la destruction de son périoste. Ce sont autant d'ouvertures spontanées de l'abcès. Il est facile de comprendre combien il est
important de conjurer de pareils désordres par l'ouverture très-prompte
de l'abcès avant que l'inflammation ait gagné d'aussi larges surfaces,
quand le pus est encore collecté en un foyer unique.

Méconnu ou abandonné ainsi, l'abcès s'ouvre enfin à l'extérieur,
mais les diverses parties du membre sont pour ainsi dire déjà disséquées,
les muscles ramollis par l'inflammation ; le pus répandu en nappe
dans ces divers trajets anfractueux ne peut s'écouler au dehors ; l'inflammation n'est plus arrêtée dans sa marche, les muscles sont gris,
ramollis, ils tombent par portions en une sorte de putrilage qui se mêle
au pus ; celui-ci perd ses qualités de pus louable ou phlegmoneux ; il
n'est plus crémeux, épais, d'un blanc jaunâtre, il est plus fluide, lac-
tescent, séro-lactescent, tenant en suspension des portions musculaires
éliminées, souvent des parcelles de phosphate de chaux, résultat d'une
nécrose superficielle des os. Quand il a pénétré dans une grande articulation comme le genou, une nouvelle inflammation suraiguë vient
compliquer encore cet état grave. Sous l'influence de ces vastes désordres, le malade maigrit, il tombe dans le marasme, et les phénomènes
de la fièvre hectique simple, fièvre continue, diarrhée, sueurs profuses,
viennent terminer la scène.

Étiologie. — Il est presque déplacé de faire l'étiologie des abcès, car
ceux-ci ne sont que la terminaison possible du phlegmon, mais si sous
ce titre nous ne voulons entendre que l'étude des circonstances qui
favorisent cette terminaison, nous dirons qu'un phlegmon suppure
d'autant mieux et d'autant plus vite qu'il siége dans une partie abondamment pourvue de tissu cellulaire graisseux, dans une partie très-

sensible et douée d'une grande vitalité; la suppuration est d'autant plus probable qu'une aponévrose viendra s'opposer à l'expansion des tissus sous-jacents enflammés. Elle est presque inévitable quand un corps étranger se trouve accidentellement renfermé dans les chairs, et dans ces cas cette inflammation éliminatrice, maintenue dans de justes bornes, est pour certaines régions un bon moyen d'extraction des corps étrangers qui sont le centre du foyer inflammatoire, et qui sortent par l'ouverture de l'abcès. Enfin, suivant les idiosyncrasies, l'inflammation a une tendance plus ou moins grande à arriver jusqu'à la suppuration; en effet, il est tels individus qui, à l'occasion des plus petites plaies, de la plus légère inflammation sous-dermique, présentent des abcès.

J'ai déjà dit que le phlegmon se montrait souvent comme affection consécutive dans certaines fièvres graves, comme à la suite de la variole, de la fièvre typhoïde, etc. Dans certaines formes de fièvre puerpérale, dans la morve, le phlegmon est une affection constante. Dans ces circonstances, la suppuration est presque toujours la règle, la résolution n'est que l'exception.

Diagnostic. — Dans un grand nombre de cas, le diagnostic est fort simple, et si l'on n'avait jamais affaire qu'à des phlegmons superficiels, à quoi bon parler d'un diagnostic si facile? Encore faudrait-il cependant acquérir par l'habitude la notion de la maturité de l'abcès, et ne pas plonger prématurément un bistouri quand le pus n'est point encore parfaitement collecté, car s'il y a parfois des avantages à le faire, d'autres fois il y a des inconvénients, puisqu'une incision prématurée, loin d'avoir pour résultat de dégorger au moins la partie enflammée et de servir de saignée locale, n'est souvent qu'un nouveau centre inflammatoire. Il est d'ailleurs toujours inopportun de plonger un bistouri dans une partie sans en évacuer une certaine quantité de pus; c'est une erreur que les malades pardonnent rarement au chirurgien. Il faut donc entourer le diagnostic de tous les éléments possibles : la connaissance préalable des symptômes, la marche du phlegmon, les circonstances dans lesquelles il s'est développé, l'examen des phénomènes généraux et locaux, considérations que nous avons exposées déjà dans le paragraphe précédent.

Maintenant, un phlegmon étant donné et présumant la terminaison par suppuration, à quel signe pourra-t-on reconnaître l'abcès?

Ce signe précieux, c'est la fluctuation : il nous donne la sensation d'un liquide renfermé dans une poche. Comme dans beaucoup d'autres affections, on retrouve cette fluctuation, il est évident qu'il ne faut jamais, sur la valeur de ce signe seulement, affirmer l'existence d'un foyer purulent, il faut tenir compte aussi des phénomènes précités et ne point conclure d'après un signe isolé, car un signe ne peut être à lui tout seul l'expression d'une maladie; ce sont les symptômes et les signes qui, groupés en faisceaux et interprétés au point de vue de leur valeur respective, sont les vraies bases d'un bon diagnostic.

La fluctuation est un mouvement d'oscillation d'un liquide amassé dans un foyer quelconque ou dans une cavité splanchnique, et que l'on sent par une pression ou un choc méthodique. Ainsi, dans l'ascite, la fluctuation se fait sentir à l'une des deux mains appliquées sur un des côtés de l'abdomen, pendant qu'on frappe de l'autre main la partie opposée. Dans les abcès, la fluctuation s'obtient en touchant la tumeur alternativement avec un ou deux doigts, sur deux points opposés. Je vais revenir sur ce mode d'exploration.

Il faut appliquer la pulpe d'un ou de plusieurs doigts, parce que c'est la partie la plus sensible, sur la tumeur et sans la comprimer; en un autre point distant de quelques centimètres du premier, on comprime lentement avec un ou plusieurs doigts de l'autre main, et on refoule le liquide contenu dans la poche; les premiers doigts placés sont soulevés par la distension forcée de la poche au point opposé où elle est comprimée; telle est la fluctuation. Sans que la pulpe des doigts quitte la surface cutanée, l'on fait passer ainsi plusieurs fois d'une main sous l'autre le liquide contenu dans la poche, et les doigts qui avaient d'abord déprimé la tumeur sont soulevés par le liquide forcé par une pression exercée dans le sens opposé de fuir dans un autre recoin du foyer. Cette manœuvre demande une grande habitude qui, une fois acquise, donne au chirurgien une très-grande sécurité. Cette sensation de fluctuation est pleine d'enseignements pour un chirurgien exercé; elle ne se borne pas à lui apprendre qu'il y a un liquide contenu dans une poche, mais elle lui donne des notions sur la nature de ce liquide, sur sa quantité, sur l'épaisseur des parois du foyer, toutes choses qui ont chacune leur valeur et qui viennent en aide au diagnostic. On conçoit aisément qu'une sensation si exquise de la fluctuation ne peut être obtenue que pour des foyers superficiels; quand ils sont profonds, la fluctuation est difficile à percevoir, et il faut presque toujours beaucoup d'expérience pour éviter l'erreur, ou du moins pour en avoir la sensation le plus tôt possible, ce qui est si nécessaire en pareille circonstance.

Il ne faut plus se servir de la pulpe des doigts seulement, il vaut mieux multiplier les points de contact et agir avec la face palmaire des quatre doigts réunis ou même avec la paume de la main, tant pour comprimer davantage le liquide dans un sens que pour solliciter la sensation en plaçant de l'autre côté une plus large surface de la main pour en constater la présence. — Il y a aussi quelques précautions à prendre suivant les régions, et surtout pour les membres. Il faut placer les mains perpendiculairement à l'axe des couches musculaires qui recouvrent le foyer, c'est le seul moyen d'agir vraiment sur le liquide renfermé, de paralyser toute action musculaire et d'éviter l'erreur qui résulte du déplacement total des muscles; en effet, il est aisé de se procurer la sensation d'une fluctuation trompeuse en plaçant les mains parallèlement à l'axe des muscles; s'ils sont dans le relâchement, ils se laissent aisément comprimer, et cette compression alternative en impose presque toujours.

Pour les abcès situés dans des cavités naturelles, la hanche, le pharynx, le vagin, le rectum, Lisfranc recommandait d'exercer sur la partie saillante du foyer une pression subite avec l'extrémité du doigt ; celle-ci doit rester en contact avec la muqueuse, et la sensation d'un choc en retour produit par le flot du liquide qui oblige la poche à revenir sur elle-même et à reprendre sa dimension première est précisément la fluctuation. On peut encore pour ces abcès dans les cavités faire ce qu'on fait si souvent pour de très-petites collections superficiellement placées, déprimer avec un doigt les téguments jusqu'à effacer complétement la tumeur et à mettre en contact sa paroi superficielle avec sa paroi profonde. L'habitude de cette manœuvre fournit très-bien la sensation d'un vide entre deux membranes, et fait distinguer ainsi un abcès d'une tumeur solide qui serait refoulée en masse, contenant et contenu. Il est bien évident que si l'on veut appliquer ce mode d'exploration à des abcès cachés dans les cavités précitées, il faut qu'ils soient placés de telle sorte que la pression puisse s'exercer sur eux presque perpendiculairement et qu'ils ne soient pas volumineux ; sans quoi l'on pourrait rompre la poche par suite de sa distension exagérée.

Quand après avoir exploré avec grand soin la région malade, l'on ne peut encore, même à l'aide des commémoratifs, établir un diagnostic certain, il faut, pour les abcès profonds, en venir à l'examen direct, c'est-à-dire se procurer une certaine quantité de la matière qu'on présume renfermée ; il y a deux moyens d'y parvenir : *l'incision* et *la ponction exploratrice*.

Si l'on suit la première méthode, l'on fait avec un bistouri convexe sur le lieu où l'on présume l'existence d'un abcès une incision qui comprend la peau, la couche graisseuse sous-cutanée et l'aponévrose d'enveloppe des muscles ; on laisse les choses dans cet état pendant vingt-quatre heures. De cette manière le pus n'étant plus bridé par un plan aponévrotique résistant, vient bientôt faire saillie au fond de la plaie, et il est dès lors facile d'y constater la fluctuation. Quelquefois, après cette incision, le pus se fait spontanément jour à l'extérieur en traversant les couches musculaires qui lui sont sus-jacentes. Sans doute, l'incision est un bon moyen, mais je ferai remarquer qu'elle est plutôt un moyen thérapeutique utile à employer dans certains abcès très-profonds, pour lesquels il vaut mieux agir à coup sûr sur le foyer que de le chercher un peu à tâtons au milieu des chairs, au risque de compromettre peut-être des organes importants ; mais elle n'est point précisément un moyen de diagnostic, car il faut déjà avoir une présomption qui approche bien près de la certitude pour inciser ainsi les parties molles ; car enfin, que ferait-on si la tumeur n'était point un abcès, si le lendemain on ne trouvait point de fluctuation, si enfin on avait affaire à une tumeur solide ? Évidemment il faudrait ou bien réunir la plaie faite la veille ou se déterminer aussitôt à l'ablation de cette tumeur; toutes choses irrégulières et en dehors d'une saine pratique chirurgicale.

Pour ces motifs, je ne regarde comme moyen exclusif de diagnostic
que *la ponction exploratrice*. Au paragraphe III, article III du chapitre
précédent, à l'occasion des opérations élémentaires, j'ai décrit la ponction exploratrice. J'ai dit qu'on la pratiquait avec un bistouri droit à
lame étroite ou avec un trocart. Quand on a lieu de croire à l'existence d'un abcès, et surtout quand on est décidé à vider la tumeur dans
le cas même où le liquide ne serait point du pus, il vaut mieux se servir
d'un bistouri; il faut le plonger perpendiculairement aux téguments et
l'incliner un peu à droite ou à gauche, de manière à écarter les lèvres
de l'incision quand on croit être arrivé dans le foyer, pour permettre
au liquide de s'échapper au dehors. Si on le juge convenable, l'on peut
sur-le-champ agrandir l'incision. Je dirai encore qu'il faut agir ici avec
grande réserve, car s'il est utile et urgent d'ouvrir un abcès phlegmoneux profond, il n'est point indifférent d'ouvrir à tel moment donné et
sans y avoir mûrement réfléchi un abcès froid. Or, la marche de quelques abcès profonds est parfois tellement lente qu'on peut les confondre
avec des abcès froids et *vice versâ*. L'ouverture de ces derniers est souvent si promptement suivie d'accidents généraux très-graves qu'il vaut
mieux peut-être dans certains cas n'y recourir qu'à la dernière extrémité; aussi, pour ces motifs, et dans ces circonstances douteuses, il ne
faut jamais agrandir l'incision avant d'avoir examiné attentivement les
caractères du pus; s'il a les qualités du pus phlegmoneux, on peut ouvrir largement le foyer; mais s'il est ténu, séro-purulent, un peu sanguinolent, terne, plus fluide que le pus louable, il est probable qu'on a
affaire à un abcès froid symptomatique, et dans ce cas il vaut mieux
retirer le bistouri, boucher exactement l'ouverture faite aux parties molles, et attendre au moins quelques jours pour prendre un parti, car on
aura le temps de méditer et de poser les bases d'un traitement méthodique, tous les doutes une fois levés et l'affection bien connue.

J'ai décrit ailleurs le trocart explorateur, et je n'y reviendrai point;
je ferai seulement remarquer que c'est toujours lui qui doit être employé
quand on veut établir le diagnostic entre un abcès profond et un anévrisme, un cancer encéphaloïde, un kyste, etc. Pour la première de
ces affections, il est important d'ouvrir la poche le moins largement
possible, et un trocart explorateur très-fin remplit ici très-bien l'indication. Pour les tumeurs cancéreuses, il ne faut pas les tourmenter par des
ponctions trop répétées, et dans le cas où quelque foyer sanguin épanché dans la tumeur, un ramollissement partiel fournirait une sensation
confuse de fluctuation, le trocart suffirait encore pour lever les doutes. Il
faut dire d'ailleurs que ces maladies n'ont guère été confondues qu'avec
des abcès froids.

PRONOSTIC. — On ne peut établir le pronostic des abcès, car ce ne
sont point des maladies, et bien qu'une fois formés, ils amènent à eux

toute l'attention du chirurgien, toujours est-il vrai de dire que rigoureusement on ne doit voir que l'inflammation dont ils sont la terminaison. Les phlegmons superficiels et peu étendus n'ont aucune gravité ;
mais quand l'inflammation a envahi les parties profondes d'un membre,
quand surtout elle a été quelque temps méconnue, c'est une maladie
très-grave. Il a été déjà dit à propos des symptômes combien il était fréquent de voir de malheureux malades tomber dans le marasme et la
fièvre hectique.

TRAITEMENT. — Il y a des abcès qui tendent naturellement vers la
guérison, dans lesquels la matière purulente est reprise par absorption et
les parois de la poche reviennent peu à peu sur elles-mêmes ; mais ces
cas sont rares et sont presque des exceptions. La règle est celle-ci : dans
tout phlegmon suppuré, le pus doit être évacué, soit spontanément, soit
d'une manière artificielle. L'ouverture spontanée des petits abcès superficiels a eu de grands partisans. Boyer a soutenu qu'elle amenait toujours
une cicatrice moins difforme que l'incision ; aussi l'a-t-il recommandée
pour tous les abcès superficiels de la face, du cou et du sein chez les
femmes. D'autres chirurgiens ont soutenu une opinion contraire. Entre
ces deux assertions vraies sous un point de vue, fausses sous un autre,
la vérité existe ; elle tient le juste milieu. Sans doute, pour éviter la
douleur et une cicatrice visible, il faut attendre l'ouverture spontanée,
mais seulement dans le cas où elle ne tarde pas trop, où la peau n'est
point trop altérée ; sinon on aurait, à cause du décollement consécutif,
une cicatrice beaucoup plus difforme que celle qu'on aurait obtenue par
l'incision et de la largeur de toute la portion de peau décollée. Ainsi, il
ne faut poser aucune règle : ce sont les indications fournies par la
marche de la maladie qui devront diriger dans l'emploi de tel ou tel autre
moyen.

L'incision a pour les phlegmons suppurés un peu étendus et superficiels des avantages qu'on ne saurait mettre en doute : elle est certainement le meilleur moyen pour limiter les progrès de l'inflammation,
pour éviter l'absorption progressive d'une trop grande quantité de parties molles et leur transformation en pus ; elle calme les douleurs et fait
cesser le sentiment de pesanteur dont la partie malade est le siége ; dans
tous les cas, elle est indispensable pour empêcher des décollements iné-
vitables et pour hâter la guérison.

Pour les phlegmons profonds, l'indication varie encore ; il faut les
ouvrir de bonne heure, avant la maturité de l'abcès ; il ne faut pas permettre à l'inflammation d'entraîner les désordres graves dont j'ai parlé.
Il faut d'autant plus faire une ouverture prématurée que le phlegmon
est plus profond, plus près du périoste, qu'il est plus rapproché d'une
articulation.

Certains abcès autres que les abcès profonds doivent comme eux être
ouverts promptement : ceux du périnée, de l'aisselle, du creux poplité, etc., tous ceux enfin qui sont situés dans des régions où l'aten-

dance du tissu cellulaire graisseux est un aliment sans cesse apporté aux progrès de l'inflammation.

D'autres collections purulentes réclament une ouverture prématurée; ce sont celles qui, par leur siége, mettent obstacle au libre exercice de fonctions naturelles, autour du larynx, de la trachée artère, des gros vaisseaux du cou. Une autre circonstance doit aussi engager à ouvrir ces abcès de très-bonne heure, c'est la possibilité de fusées purulentes et de l'introduction possible du pus dans la cavité thoracique; pour ces motifs, il faut donc limiter de bonne heure l'inflammation pour les phlegmons précités et pour ceux de la région sus-claviculaire.

Les infiltrations d'urine ou de matière fécale, amenant toujours la mortification des tissus qu'elles envahissent, réclament de grandes et larges incisions multipliées dès que la peau rougit un peu; elles sont vraiment alors un moyen préventif de vastes abcès qui peuvent décoller la paroi abdominale, les aines, le périnée, etc.

On ouvre les abcès phlegmoneux de deux manières : par *l'incision* ou par *les caustiques*. Ce dernier moyen n'est plus employé pour les abcès chauds, et l'incision seule a prévalu. Pour les abcès très-petits et superficiels, on a voulu se servir d'une lancette particulière dite *lancette à abcès*; cet instrument n'est plus employé, car il est parfaitement inutile. Il y a plusieurs règles importantes pour l'ouverture des abcès : 1° faire l'incision dans un point tel que l'écoulement du pus puisse se faire facilement; c'est ce qu'on appelle le point déclive; 2° inciser assez largement pour n'être point obligé d'y revenir, ou parce que le pus ne pourra s'écouler aisément, ou parce que la peau non incisée jusqu'aux limites de l'engorgement inflammatoire et dans toute l'étendue du foyer se sera décollée plus ou moins au niveau des commissures de l'incision première; 3° l'incision doit être faite autant que possible parallèlement à l'axe de la région sur laquelle on opère; 4° il ne faut jamais, après l'ouverture d'un abcès, y plonger les doigts et égaliser à l'intérieur le foyer en détruisant les brides qui le divisent en plusieurs loges; car, comme je l'ai dit, les unes ne sont que du tissu cellulaire simple destiné en effet à disparaître et à se transformer en pus, mais les autres sont des vaisseaux plus ou moins gros, des nerfs, tous organes destinés à faire vivre les parois de la poche : les détruire c'est méconnaître la marche de la maladie et ne point reconnaître et eux des éléments utiles pour la guérison. Cette pratique peut offrir quelquefois un danger immédiat; quand l'atmosphère celluleuse autour des vaisseaux est déjà très-amincie, presque en partie absorbée ou même quand les tuniques vasculaires sont déjà ramollies, on peut, en détruisant ces brides, donner lieu à une hémorrhagie d'autant plus difficile à arrêter qu'on ne peut porter une ligature sur des vaisseaux déjà enflammés; la rupture des nerfs est très-douloureuse dans l'instant où elle est faite, et elle laisse dans la partie des souffrances consécutives sur lesquelles on ne s'est point assez expliqué. Après l'ouverture d'un abcès, le point important est de faciliter la sortie du pus; aussi faut-il interposer entre les lèvres de la plaie une mèche ou une petite bandelette de linge effilée sur ses bords pour en prévenir la prompte réunion. Dès que la suppuration est bien établie sur ces lèvres et qu'on n'a plus à craindre une cicatrice immédiate, l'on retire cette mèche.

Après qu'on a examiné l'abcès avec soin et qu'on a fixé le lieu où il devra être ouvert, on procède à cette opération de la manière suivante : on plonge perpendiculairement à la peau un bistouri droit, tenu en première position ; dès que la lame a pénétré à une profondeur convenable, ce dont on est averti par la sortie du pus sur ses côtés, l'on incline et l'on attire à soi le manche de l'instrument de manière à le mettre sous un angle de 45° avec la peau, puis on le fait agir de dehors en dedans et vers soi, pour agrandir l'incision. On peut aussi tenir le bistouri en deuxième position, c'est-à-dire comme une plume à écrire et le tranchant en haut, ou, en quatrième position, l'enfoncer obliquement dans le foyer, puis couper de dedans en dehors.

Quand il faut ouvrir un abcès profond et qu'on doit ménager des organes importants, des artères, des nerfs, il est préférable de diviser les parties molles couche par couche, et avec d'autant plus de précautions que la lésion de ces organes est plus facile. En général, quand on a divisé les premières couches musculaires, il faut quitter le bistouri et écarter les fibres, soit avec la pulpe des doigts, le bec d'une sonde cannelée ou le manche d'un scalpel. L'indicateur porté dans la plaie peut reconnaître quelle est la distance probable du foyer et la présence des gros vaisseaux. Quand on a pénétré dans l'abcès, il faut l'ouvrir largement et mettre cette ouverture en rapport d'étendue avec l'incision superficielle.

Dans ce but, on se sert d'un bistouri boutonné, conduit sur la pulpe du doigt indicateur, et l'on divise la paroi extérieure à droite et à gauche autant qu'il est nécessaire. C'est surtout pour les abcès profonds qu'il ne faut pas craindre les larges incisions ; on prévient ainsi presque à coup sûr les infiltrations purulentes dans les interstices des muscles. Il faut encore, comme pour les phlegmons superficiels, placer une mèche dans la plaie, la conduire jusqu'au fond du foyer et la maintenir à l'angle le plus déclive, car ici elle n'a pas seulement pour but d'empêcher la réunion immédiate des lèvres de l'incision, mais encore de tracer au pus la route au dehors et de l'y conduire facilement ; aussi cette bandelette doit-elle être conservée plus longtemps, jusqu'à ce que la membrane dite pyogénique soit bien développée et bourgeonnante.

Pour faciliter l'issue du pus au dehors, il faut quelquefois recourir à d'autres moyens dans les cas où il demeure au fond de la plaie. Il faut alors donner au membre une position telle que le pus tende à sortir spontanément ; mais cette position est souvent impossible parce qu'elle fatigue trop. Il vaut mieux renouveler les pansements, en faire deux chaque jour et expulser par des pressions méthodiquement faites à l'extérieur le pus qui séjourne dans la plaie. On peut aussi laisser à demeure une compression qui tende à rapprocher les parois du fond du foyer, de manière que le pus ne puisse rester dans une sorte de cul-de-sac profond et sans issue ; c'est la compression *expulsive*.

D'autres fois enfin, tous ces moyens sont inutiles ; l'irrégularité du foyer et un long trajet pour y parvenir commandent une autre manière d'agir ; il faut pratiquer une contre-ouverture, c'est-à-dire mettre en communication avec l'extérieur le cul-de-sac où le pus reste stagnant. On introduit une sonde d'homme ou de femme, ou une sonde cannelée, flexible, jusque dans ce cul-de-sac, et on fait saillir la paroi postérieure du foyer ; on incise de dehors en dedans sur ce guide, et l'on pénètre ainsi dans l'abcès par un point plus ou moins diamétralement opposé à la première ouverture ; puis on l'agrandit autant qu'il est nécessaire. Il n'est point indispensable qu'elle soit très-large, surtout s'il n'a fallu diviser que peu de parties molles pour parvenir au foyer ; il suffit qu'elle laisse le pus s'écouler facilement. Tantôt on met dans la contre-ouverture une mèche de linge, tantôt on fait passer un séton par les deux ouvertures. Ce séton est très-utile parce qu'il régularise les parois anfractueuses de l'abcès, et qu'il leur permet de revenir plus promptement sur elles-mêmes ; il les irrite assez pour hâter un peu la formation de bourgeons charnus et la cicatrisation ; il faut l'ôter à propos, dès qu'il est bien évident qu'il devient un obstacle à la réunion.

Au moment des pansements, on peut laver le foyer par des injections émollientes légèrement astringentes, suivant l'état de la plaie, la nature de la suppuration, etc.

Les décollements de la peau après l'ouverture d'abcès dépendent tantôt du chirurgien qui aura fait une ouverture trop petite, qui aura trop attendu pour la pratiquer, etc., tantôt de la région même où se trouve l'abcès ; ainsi quand une grande masse de tissu cellulaire lâche et lamelleux a été absorbée, comme à l'aisselle, il reste un creux ou vide plus ou moins considérable, et la peau, privée de ses principales sources de nutrition, est décollée plus ou moins ; d'autres fois, comme dans les abcès qui amènent une perforation d'un conduit naturel, comme dans l'urèthre, le passage incessant d'un liquide irritant empêche les parois du foyer de se recoller, et il en résulte souvent alors des fistules.

Comme je l'ai déjà dit, on n'ouvre plus les abcès phlegmoneux par les caustiques ; cette méthode est justement abandonnée. En effet, à moins d'inciser le lendemain l'escharre faite la veille, il faut attendre souvent longtemps la chute spontanée de la partie mortifiée ; et d'ailleurs, la cautérisation ne peut être applicable qu'à une certaine série d'abcès superficiels, jamais aux abcès profonds. Elle n'est plus réservée maintenant que pour l'ouverture des abcès froids et pour une seule espèce d'abcès chauds : quand il s'agit, pour arriver à un foyer purulent, de traverser une cavité séreuse, comme le péritoine pour les abcès de

foie ; il est indispensable dans ces cas d'établir à l'avance une adhérence
solide entre le feuillet pariétal de la paroi abdominale et le feuillet viscéral
de l'organe affecté ; sans quoi, on pourrait avoir un épanchement de
pus dans la cavité du péritoine, accident très-grave, qui est presque toujours l'occasion du développement d'une péritonite mortelle.

§ III. *Des abcès froids.*

On donne le nom d'abcès froid à toute collection purulente qui succède à une inflammation lente ou sourde. Tantôt l'abcès est *idiopathique*, c'est-à-dire qu'il n'est la conséquence d'aucune autre maladie, il
est *essentiel* ; tantôt, et le plus souvent, il est *symptomatique* et n'est
plus qu'une affection dans l'ostéite ou l'une de ses formes.

On a divisé les abcès froids symptomatiques en *abcès froids proprement dits* et en *abcès par congestion;* dans les premiers, le pus s'est
formé dans la partie même où il s'amasse ; dans les seconds, il tire son
origine d'une partie plus ou moins éloignée du lieu où s'est formée la
collection. Nous n'aurons point ici à décrire ces derniers, parce qu'ils
sont une affection si fréquente et à peu près si inséparable du mal
vertébral de Pott, que leur histoire sera faite à propos des tubercules
des os.

ANATOMIE ET PHYSIOLOGIE PATHOLOGIQUE. — On rencontre les abcès
froids à peu près sur tous les points du corps, mais surtout sur les parois
thoraciques, la partie postérieure du bassin, sur les membres ; ils sont
placés dans le tissu cellulaire de ces régions, très-rarement entre les
muscles. Ils entourent les ganglions lymphatiques, et l'on voit souvent
aussi ceux-ci ramollis faire partie du foyer purulent. On a observé aussi
des abcès froids dans les viscères, le cerveau, par exemple; mais ce sont
des faits très-rares.

Pour ces abcès comme pour les premiers, je veux conserver le même
ordre de description ; je parlerai donc d'abord du pus, puis de la poche
et enfin de l'influence de ces collections sur les organes voisins.

Du pus des abcès froids. — On n'est guère plus maintenant en contradiction sur la question de savoir si la suppuration survient sans avoir
été précédée de l'inflammation. Dehaen, qui a voulu prouver la formation du pus sans l'existence antécédente de l'inflammation, a été
malheureux dans le choix de ses exemples, car il nous dit avoir remarqué lui-même l'exsudation de la lymphe coagulable et l'existence d'adhérences accidentelles, phénomènes que Hunter attribue à l'inflammation *adhésive*.

Sans doute Thomson, d'Édimbourg, a raison quand il dit que toute
la différence d'opinion sur ce sujet est venue des notions vagues que
l'on a sur les symptômes qui caractérisent nécessairement l'état d'inflammation. Ainsi Dehaen emploie ce dernier mot pour désigner l'ulcéra-

tion ou l'absorption ulcérative, car à l'appui de son opinion, et en parlant
des cas de suppuration qu'il a cités, il fait observer que dans beaucoup
d'entre eux on n'a reconnu aucune perte de substance.

C'est maintenant un fait admis, d'après les travaux de William
Hunter, de John Hunter, de Thomson, d'A. Cooper, de Dupuytren,
la formation du pus est toujours précédée d'une inflammation. Il était
nécessaire, à propos des abcès froids, de nous bien fixer d'abord sur
cette question, parce que là où les symptômes de l'inflammation sont si
peu marqués qu'on serait tenté d'en nier l'existence, il est fort curieux
de voir la question résolue par les recherches d'anatomie et de physiologie pathologique.

Je ne reviendrai point sur la formation du pus, dont j'ai parlé assez
longuement dans le chapitre précédent, mais j'ajouterai qu'ici le mécanisme de cette formation est précisément le même. Toute la différence
repose dans la lenteur de cette formation et dans les qualités du liquide.
Thomson (1) a apporté dans l'étude de ces questions toutes les ressources
de son esprit ingénieux ; après avoir réfuté le chapitre de Hunter, intitulé *des Collections de matières sans inflammation*, après avoir montré
que cette matière étrangère au pus, suivant Hunter, n'est véritablement
que du pus formé dans des circonstances différentes, il admet que le
pus qui se développe dans les suppurations chroniques ne ressemble pas
toujours exactement à celui des abcès aigus ; mais l'analogie qui résulte
des caractères physiques et chimiques et des circonstances dans lesquelles il se forme est si grande, qu'il ne peut comprendre pour quelle
raison on ne l'appellerait pas pus. En raison de la lenteur de l'inflammation chez les personnes scrofuleuses, A. Cooper pense que, dans
ce dernier cas, le pus est généralement moins bien formé.

On sait que dans le pus on trouve des globules d'une espèce particulière, nageant dans un fluide qui se coagule par une solution de
chlorhydrate d'ammoniaque ; cette manière expérimentale de reconnaître si l'on n'a affaire à aucun autre fluide animal est très-précieuse,
mais elle serait en défaut pour les abcès froids si l'on procédait à cet
examen quelques jours seulement après l'ouverture du foyer. En effet,
la membrane interne présente alors des caractères qui la rapprochent
des muqueuses, et dans la matière qui humecte les pièces de pansement, on trouve non-seulement du pus, mais encore du mucus plus ou
moins bien élaboré, qui lui est uni. D'ailleurs, les caractères physiques
sont assez bien tranchés pour qu'il n'existe pas d'erreur possible entre le
pus des abcès chauds ou phlegmons, et le pus des abcès froids. Dans
ces derniers, il a souvent une consistance séreuse et comme caille-
bottée, et dans ces cas les globules s'y rencontrent moins nombreux.
Il n'est ni plus âcre ni plus irritant que le pus des abcès chauds, et il

____

(1) *Lectures on inflammation*, p. 313 et suiv.

faut, pour lui aussi, laisser dans l'oubli ces idées sur les facultés corrosives d'un liquide qui, s'il en était ainsi, mettrait obstacle à la cicatrisation des plaies et les entretiendrait sans cesse. Il n'a point une plus grande tendance à se putréfier, et, à ce sujet, on a fait jouer au contenu un rôle qui appartient au contenant. En effet, on s'est basé sur les changements qui s'opèrent dans les qualités du pus peu de jours après l'incision du foyer, pour en conclure une plus grande facilité à s'altérer ; mais, pour peu qu'on examine le malade, on pourra voir que la poche s'est enflammée ; cette phlegmasie est le fait principal dont les altérations, physiques, chimiques du pus ne sont que le corollaire.

Il devient plus épais et plus transparent, il renferme plus de sérum, souvent plus de lymphe coagulable et moins de combinaisons, ce qui le rend alors susceptible d'être coagulé par une solution de chlorhydrate d'ammoniaque. Il contient aussi en plus grande proportion des parties étrangères au sang, qui sont solubles dans l'eau comme des sels. Son odeur est modifiée, elle est fétide, nauséabonde et presque *sui generis*.

De là à des propriétés corrosives il y a loin, et il faut vraiment vouloir tomber dans l'erreur pour attribuer à l'air extérieur les altérations du pus, qui, au moins en grande partie, ne sont que des modifications apportées par l'inflammation intercurrente du foyer.

Quand il y a des os affectés, comme dans les abcès froids symptomatiques, le pus est mal lié, sanieux, presque toujours fétide, tenant des grumeaux blanchâtres en suspension, ou quelquefois une matière pulvérulente, qui n'est autre chose que des parcelles de fibrine, ou même des débris de substance osseuse.

Ainsi, en résumé, le pus des abcès froids se forme par le même mécanisme que le pus des abcès aigus, c'est une transformation de la matière vivante en pus, et les foyers ne s'élargissent que par une absorption graduelle des tissus qui, sous l'influence de l'inflammation, changent de manière d'être et deviennent, en dernier lieu, la matière du produit morbide.

Du foyer purulent. — Il présente des caractères qui tiennent à la marche lente de l'inflammation. La peau conserve souvent sa couleur naturelle ; quelquefois, mais rarement, elle rougit à mesure que l'abcès devient plus superficiel ; en général, la collection purulente est bien formée, circonscrite, que la peau n'est point envahie par l'inflammation. Ce n'est qu'après l'ouverture de ces abcès, et surtout des abcès scrofuleux, qu'on la voit s'enflammer, rougir et se décoller ; mais c'est presque toujours un phénomène consécutif.

Les abcès froids sont très-variables en volume, depuis la grosseur d'une noix jusqu'à celle de la tête d'un fœtus à terme. Quand ils sont superficiels, les parois en sont formées par le tissu cellulaire refoulé et d'autant moins épais qu'une plus grande partie s'est transformée en pus ; elles sont plus égales que les parois des abcès chauds. La surface interne est moins tomenteuse, elle offre une couleur grisâtre et des marbrures livides et violacées ; elle a l'aspect d'une membrane bien organisée, comparable aux muqueuses. Cependant la couleur ardoisée est sans doute un effet cadavérique, si fréquent dans les inflammations chroniques des muqueuses.

La poche des abcès froids est presque toujours unique, non divisée en loges par des brides de tissu cellulaire ; l'on n'y trouve guère que des brides formées par les gros vaisseaux qui sont protégés par leur tunique fibreuse contre les progrès de l'inflammation chronique. La membrane interne des abcès froids a vraiment les apparences d'une muqueuse, et il y aurait plus de raison ici à l'appeler membrane pyogénique, quoique très-peu de temps après l'ouverture du foyer l'excrétion ne soit plus entièrement composée de pus, mais d'une grande quantité de mucus qui lui est uni ; c'est du muco-pus. Quand la suppuration dure depuis longtemps, elle se tarit très-difficilement, parce qu'un liquide qui n'est point assimilable à la lymphe coagulable, et qui n'est plus un produit inflammatoire, humecte sans cesse les parties et empêche leur agglutination.

C'est qu'une membrane muqueuse de nouvelle formation est l'occasion des obstacles apportés à un travail réparateur ; je dirai dans le traitement ce qu'il faut faire pour obtenir la guérison de ces abcès qui, abandonnés à eux-mêmes, deviennent pour ainsi dire un nouvel organe de sécrétion muqueuse.

Influence des abcès froids sur les organes voisins. — Nous avons vu l'inflammation aiguë se propager par continuité de tissu et déterminer des désordres plus ou moins grands dans les organes voisins, suivant leur texture anatomique ; ici, l'on observe le même effet ; seulement, il est plus lent à se produire et moins facilement appréciable. Cependant il faut noter que l'inflammation ne dépasse quelquefois pas les limites du foyer, qu'elle y reste bornée ; dans ces cas, les tissus contigus à sa face externe sont parfaitement intacts et n'offrent aucun changement ; d'autres fois, à une période déjà avancée de leur développement, les abcès froids s'échauffent un peu et il se produit tantôt des adhérences entre les deux feuillets des séreuses, tantôt une infiltration de lymphe coagulable dans les tissus, tantôt de pus véritable, et suivant le degré de l'inflammation on peut rencontrer dans le même organe, dans un muscle, par exemple, ici de l'épaississement avec ramollissement partiel et infiltration purulente, là de l'épaississement seul sans ramollissement encore visible et infiltration de lymphe plastique.

Les organes dont l'intégrité des fonctions est nécessaire au libre exercice de la vie sont aussi influencés par le voisinage d'un abcès froid, mais beaucoup moins que lorsqu'il s'agit d'un phlegmon aigu ; il semble que la lenteur dans le développement de la tumeur donne à celle-ci un certain degré d'innocuité. J'ai observé à l'hôpital des Enfants en 1840, dans le service de M. Paul Guersant, un abcès froid situé

à la partie supérieure de la paroi postérieure du pharynx. Cet abcès
s'était développé très-lentement, sur une enfant de dix ans environ ; il
avait le volume d'une grosse noix lorsque nous le vîmes pour la première fois, et la malade s'en ressentait à peine ; il n'y avait ni dyspnée
ni dysphagie. Quelques jours après son entrée, et avant qu'on eût ouvert l'abcès, cette petite mourut en quelques instants.

A l'autopsie, nous trouvâmes une carie de l'apophyse basilaire rompue
dans sa portion moyenne ; la protubérance cérébrale avait été violemment déchirée. Ici l'isthme du gosier s'était habitué pour ainsi dire à la
présence de cette tumeur. Les exemples de faits analogues ne sont pas
très-rares ; en effet, combien de tumeurs du cou détermineraient la
suffocation si elles s'étaient développées promptement ? Et cependant
on voit souvent des kystes, des lipômes, des goîtres d'un volume considérable qui gênent à peine la respiration et la circulation.

SYMPTOMES. — Un engorgement indolent, mal circonscrit, précède
en général les abcès froids, augmente très-lentement, reste quelquefois
plusieurs mois stationnaire pour reprendre pendant quelque temps sa
marche progressive, sans être accompagné de chaleur, de rougeur de la
peau ; puis il devient fluctuant au centre, en un point très-limité d'a-
bord, qui s'élargit, et enfin la fluctuation est repoussée dans les limites
de l'engorgement primitif. Souvent on voit l'abcès diminuer de volume,
puis reprendre après peu de temps sa première grosseur ; ces alter-
natives dépendent d'une absorption partielle du pus.

D'autres fois l'abcès se forme sans avoir été précédé d'un engorgement chronique et indolent du tissu cellulaire, et la présence d'une
tumeur fluctuante surprend souvent le malade et le médecin avant qu'ils
aient pu en soupçonner l'existence.

L'absorption du pus des abcès froids arrive quelquefois à être complète, et quand la totalité du liquide a disparu, le foyer peut revenir
sur lui-même et sa cavité s'oblitérer par le recollement des parois. Cette
heureuse terminaison, plus fréquente pour les abcès froids que pour les
abcès phlegmoneux, n'arrive que lorsqu'ils sont petits et qu'ils sont in-
dépendants d'une affection des os. Ordinairement la fluctuation s'étend,
devient peu à peu générale, et enfin la peau elle-même est tendue, luisante, un peu violacée sur le point le plus saillant. Arrivé à ce degré,
l'abcès peut encore se terminer de deux manières : ou l'absorption se
charge de le vider, ou bien il s'ouvre spontanément à l'extérieur. Si
l'absorption s'empare du liquide qu'il renferme, les altérations de la
peau cessent de faire des progrès, elle reste luisante et violacée ; quelquefois l'épiderme s'en détache sous forme de petites écailles ; mais cependant, désorganisée en partie, surtout au centre du foyer, elle ne
peut se recoller complétement ; aussi trouve-t-on en ce point, après la
guérison, une dépression violacée, un peu rayonnée, souvent indélébile.
Si au contraire la résorption du pus n'a pas lieu, en général la tumeur
s'échauffe un peu, et c'est pendant ce paroxysme de l'inflammation,

bornée surtout à la paroi superficielle du foyer, que la peau est perforée. Dans ces cas d'ouverture spontanée, si l'on abandonne l'abcès à lui-même, tantôt l'ouverture se referme presque aussitôt et le foyer reprend bientôt son volume primitif, tantôt, ce qui arrive le plus souvent, l'ouverture reste béante et devient fistuleuse. J'ai déjà parlé de cette terminaison fréquente des abcès froids, sollicitée par la nature du liquide sécrété par la surface interne de l'abcès.

ÉTIOLOGIE. — Le phlegmon à forme chronique, se terminant par la suppuration, constitue rarement une maladie essentielle. Ordinairement il est une affection de la scrophule, et tantôt il se montre dans le tissu cellulaire sous-cutané, tantôt il accompagne l'ostéite ou l'une de ses formes.

Jusqu'ici on a eu une grande tendance à dire que tout abcès froid qui ne dépendait pas d'une affection des os était idiopathique, réservant le nom de symptomatique à celui qui se développait dans les conditions opposées. C'est à mon avis une erreur qui disparaîtra d'autant plus qu'on connaîtra mieux la scrophule. On verra alors diminuer considérablement le nombre des abcès froids idiopathiques. Si l'on suit l'évolution de la scrophule jusque chez l'homme adulte, l'on pourra demeurer convaincu que, surtout dans la forme commune de cette maladie, les abcès froids du tissu cellulaire sous-cutané, petits et multiples, sont assez fréquents. Les considérer, comme on l'a fait, en dehors de la maladie qui les provoque et n'admettre comme symptomatiques que ceux seulement qui dépendent d'une affection des os, c'est en faire une histoire incomplète et tronquée.

DIAGNOSTIC. — On peut confondre les abcès froids avec certaines tumeurs à marche chronique, fluctuantes ou offrant seulement l'apparence de la fluctuation, avec les kystes, les lipômes, les tumeurs encéphaloïdes, les tumeurs formées par la vésicule biliaire dilatée ou par l'un des conduits biliaires distendu, avec une hernie de la vessie, une grenouillette. J'aurai l'occasion de revenir à propos de ces affections sur le diagnostic des abcès froids ; je me contenterai de dire ici quelques mots des différences qui existent entre les tumeurs biliaires et les abcès, parce qu'il ne me sera plus permis d'en parler, les obstacles au cours de la bile rentrant dans le cadre de pathologie interne.

J.-L. Petit s'est occupé de cette question et a essayé de trouver dans une bonne et juste interprétation des symptômes les bases du diagnostic. Je ne puis mieux faire que de renvoyer le lecteur au livre de ce grand chirurgien. Dans un chapitre plein d'enseignements utiles et qu'on ne peut résumer, intitulé : *Recherches sur les tumeurs formées par la bile retenue dans la vésicule du fiel, et qu'on a souvent prises pour des abcès au foie*, J.-L. Petit n'oublie aucune circonstance importante, et la valeur de chaque symptôme y est sagement appréciée (1). Il a surtout en vue les

____

(1) Ce travail se trouve dans les œuvres complètes de J.-L. Petit et dans le premier volume des *Mémoires de l'Académie royale de chirurgie*, édit. in-4°, p. 112.

abcès phlegmoneux, à marche plus ou moins aiguë. Après avoir décrit la douleur et la fièvre, les frissons, le siége des deux maladies, il en vient à parler de la fluctuation, et voici les différences qu'il trouve dans l'un et l'autre cas : « La fluctuation ou le flot du fluide renfermé dans ces tumeurs se manifeste différemment : 1° la fluctuation, en conséquence de la bile retenue dans la vésicule du fiel, s'aperçoit presque subitement, au lieu que celle de l'abcès est très-longue avant que de paraître; 2° on soupçonne celle-ci longtemps avant que de la trouver, et l'autre, le plus souvent, se montre avant qu'on l'ait soupçonnée; 3° la fluctuation de la tumeur bilieuse dès le premier moment n'est point équivoque, au lieu que celle de l'abcès, surtout dans son commencement, est telle que dans le nombre des personnes qui examinent et touchent l'abcès, les sentiments sont partagés; il s'en trouve qui doutent s'il y a fluctuation; 4° la fluctuation de l'abcès n'est d'abord apparente que dans le centre de la tumeur, et chaque jour, à mesure que la suppuration augmente, la fluctuation s'étend à la circonférence; au lieu que la fluctuation de la tumeur de la vésicule du fiel est dès le premier jour presque aussi manifeste dans la circonférence que dans le centre, ce qui vient de ce que la bile renfermée dans la vésicule du fiel est fluide dès les premiers instants de sa rétention, au lieu que la matière de l'abcès n'acquiert de la fluidité qu'à mesure qu'elle se convertit en pus; 5° à quelque degré que soit portée la suppuration de l'abcès au foie, la circonférence en est toujours dure et gonflée, et au contraire la tumeur de la vésicule du fiel, lorsque l'inflammation a cessé, n'a pour l'ordinaire aucune dureté ni gonflement à sa circonférence. »

Dans un cas très-remarquable de tumeur biliaire, formée par une énorme dilatation du canal cystique, que j'ai observée en 1845 à l'hôpital Saint-Antoine, dans le service de M. le docteur Guérard, j'ai pu vérifier l'exactitude des vues de J.-L. Petit. On peut aussi tenir compte d'un signe sur lequel M. Nélaton a appelé l'attention dans ces derniers temps, le développement de sudamina à la surface de la peau qui recouvre les foyers purulents et surtout les abcès profonds.

PRONOSTIC. — Nous ne trouvons pas les données du pronostic dans l'abcès en lui-même, car il est très-rarement idiopathique; il est presque toujours lié à une maladie constitutionnelle, le plus souvent à la scrophule. A ce point de vue, on peut dire qu'au delà de l'enfance, les abcès froids dans la scrophule sont un phénomène grave : fréquemment isolés et presque toujours plus vastes que ceux qu'on observe dans l'enfance, ils dépendent généralement d'affections des os et sont l'occasion, dès leur ouverture, de symptômes alarmants; le foyer s'enflamme, cette inflammation s'accompagne d'un état fébrile très-intense; elle amène en très-peu de temps le dépérissement progressif du sujet, qui succombe enfin au milieu de la fièvre hectique.

TRAITEMENT. — Il faut toujours se rappeler que les abcès froids sont presque tous symptomatiques et ne pas manquer, dès leur apparition, d'essayer de modifier la constitution. Mais aussi l'abcès en lui-même présente certaines indications. Quand il est peu avancé et qu'il vient de naître, on doit chercher à amener la résorption du pus. Les excitations à la peau ont été vantées pour obtenir ce résultat, la cautérisation objective, l'emplâtre stibié, les vésicatoires volants appliqués successivement, comme l'indique M. le professeur Velpeau, et même la cautérisation transcurrente ; des raies de feu peu profondes peuvent fournir à la poche, surtout quand l'abcès a mis un temps très-long à se développer, une excitation utile pour disposer à l'absorption du pus. Il faut toujours essayer d'obtenir cet heureux résultat, sans être arrêté par la crainte de voir survenir en un autre point de l'économie une affection métastatique plus grave ; comme je disais plus haut, on ne saurait trop faire pour éviter d'ouvrir ces vastes abcès froids, qui ne sont trop souvent que l'occasion d'une mort prochaine.

Quand, malgré les moyens employés pour favoriser la résorption du pus, le foyer reste stationnaire ou même qu'il augmente, il faut cesser tout traitement et attendre. Ici s'offre de suite une grave question. Combien de temps faut-il attendre, et à quelle période du développement de l'abcès faut-il en pratiquer l'ouverture? Nous n'avons plus, à propos des abcès froids, à considérer autant l'état de maturité ; ce qu'il s'agit d'apprécier sagement est ceci : faut-il vider la poche dès qu'une certaine quantité de pus y est sensible, ou faut-il attendre une plus grande distension?

Je serais, pour ma part, fort disposé à me ranger à la première opinion, car il n'y a vraiment aucune raison sérieuse à invoquer pour soutenir la seconde. En ouvrant de bonne heure ces abcès, on agit sur une poche plus petite, moins altérée, moins distendue, entourée de parties voisines moins compromises, dont les parois peuvent plus aisément se rétracter, dont la surface interne moins grande fournira une plus faible quantité de matière séro-purulente, et enfin moins disposée à s'enflammer que les vastes foyers. Je sais que l'habitude d'attendre, la crainte de provoquer des accidents redoutables, font le plus souvent remettre à une époque plus éloignée l'ouverture de ces abcès. Quoi qu'il en soit, cette opération se pratique de plusieurs manières :

1° *La ponction.* — La ponction se fait avec un trocart ou un bistouri étroit. Quand on redoute l'entrée de l'air dans un vaste abcès, on peut ne pas plonger l'instrument directement, mais faire une ponction sous-cutanée. On pince un pli de peau au niveau de la base de l'abcès, on plonge en ce point l'instrument, puis on le relève un peu, de manière que l'ouverture faite au foyer ne corresponde point exactement à l'ouverture de la peau. Dans ce cas, le bistouri doit être préféré au trocart.

Boyer, pour les abcès vastes et très-étendus, ponctionnait à plusieurs reprises, et il avait soin de revenir à cette opération avant que la tumeur ait repris son premier volume ; il cherchait ainsi à procurer le retrait des parois et à changer une poche très-vaste d'abord en une poche moindre avant de l'ouvrir largement par une incision. Cette manière est très-bonne, car on met l'abcès dans des conditions telles qu'il peut moins s'enflammer et donner lieu aux symptômes graves dont j'ai parlé.

M. J. Guérin a proposé, pour éviter à coup sûr l'entrée de l'air pendant l'opération, de se servir d'un trocart aplati et dont la canule est munie d'un robinet. On l'introduit par une ponction sous-cutanée. Quand la tumeur est vidée, on ferme le robinet, on abandonne le pli de la peau et l'on retire la canule de la main droite, en comprimant avec les doigts de la main gauche la surface de la peau au point où elle a été enfoncée.

D'où vient donc que l'entrée de l'air ait paru si fâcheuse dans les abcès volumineux, peu à craindre dans les petits ? On ne peut sérieusement invoquer l'altération du pus, car si elle existe, elle est la même pour les grands foyers comme pour les petits. D'ailleurs le pus primitivement formé est évacué, et l'on ne peut donc songer qu'à l'altération possible du pus de nouvelle formation. Cette crainte de l'entrée de l'air n'est jamais venue à l'esprit pour les abcès chauds, et l'on n'a pas vu des accidents survenir qu'on ait pu attribuer à l'altération du pus phlegmoneux, ce que je démontrerai quand je ferai l'histoire de la fièvre purulente. Au lieu de s'embarrasser dans une hypothèse en invoquant ainsi l'altération du pus des abcès froids et en la regardant comme la cause des accidents ultérieurs, pourquoi ne pas voir avec plus de raison et de logique que l'air n'agit pas ici sur le pus, peut-être même pas sur la surface interne du foyer, et que l'évacuation seule de quelques vastes abcès est l'occasion d'une inflammation suraiguë dont les altérations du pus ne sont que la conséquence ? C'est voir la question thérapeutique sous un faux point de vue que de baser des indications sur une hypothèse ; il est préférable d'observer seulement et de s'en tenir aux données de l'observation. C'est ce qu'a fait Boyer pour le traitement des abcès froids, et ses ponctions successives seront toujours conservées, parce que, pendant une période de la maladie, elles répondent vraiment à une indication ; plus tard, quand les parois de l'abcès sont revenues sur elles-mêmes, l'indication change, et l'on peut alors, pour obtenir une cure radicale, songer à ouvrir largement la poche pour la faire suppurer et en obtenir l'oblitération définitive.

2° *L'incision*. — L'incision seule ne donne pas toujours de bons résultats, parce que l'ouverture reste souvent fistuleuse, sans cesse entretenue par le passage d'un liquide séro-purulent mêlé à du mucus. Il faut stimuler la face interne de l'abcès et y faire naître une inflammation artificielle qu'on devra retenir dans de justes limites. Flaubert, de Rouen, faisait de grandes incisions et introduisait dans la poche des corps étrangers, de l'agaric, de la charpie sèche ou imbibée d'un liquide irritant ou même caustique. Lisfranc pratiquait aussi de larges incisions et souvent il prévenait une inflammation très-vive par des applications de sangsues à quelque distance des lèvres de la plaie. Il est préférable, avant d'ouvrir le foyer et racler à nu sa surface interne, de faire des ponctions successives, de manière à le réduire à des petites dimensions, comme faisait Boyer.

3° *Les caustiques.* — L'emploi des caustiques est souvent utile ; il vaut mieux que l'excision de la paroi superficielle du foyer dans les cas où les téguments sont profondément altérés et dans l'impossibilité de se recoller : il a l'avantage d'exciter les parois, d'y déterminer une inflammation salutaire et favorable à la cicatrisation ; mais il laisse des traces indélébiles et n'est pour ce motif applicable qu'en certaines régions.

4° *Le séton.* — Il peut modifier la surface interne de l'abcès, et on peut combiner ce moyen avec les ponctions successives.

Après les incisions, quand la poche est anfractueuse, que le pus s'écoule difficilement, il faut y faire des injections légèrement excitantes, vineuses, aromatiques, ou même un peu caustiques, si l'inflammation nécessaire au recollement ne s'y développe pas.

Quand, au contraire, l'inflammation est trop vive, il faut la combattre par des émissions sanguines locales, recouvrir la partie de topiques émollients et faire plusieurs fois par jour dans le foyer des injections de même nature.

ARTICLE IV.

DU PHLEGMON DIFFUS.

DÉFINITION. — Le phlegmon diffus est une phlegmasie ayant pour caractère anatomique l'inflammation du tissu cellulaire sous-cutané et intermusculaire. Il diffère du phlegmon simple par sa tendance à envahir de proche en proche les couches voisines, par l'absence d'un foyer unique et bien circonscrit.

On l'appelle encore *phlegmon érysipélateux, érysipèle phlegmoneux, phlegmon gangréneux.*

L'histoire du phlegmon diffus est nouvelle, car dans les anciens ouvrages de chirurgie il n'en est seulement pas fait mention. Richerand et Boyer en ont dit quelques mots à propos de l'érysipèle ; mais la description nominative de cette maladie appartient surtout à Dupuytren (1), dont les leçons orales ont inspiré l'excellente thèse de M. Patissier (2). Plus tard, Béclard s'en occupa, et ses leçons furent reproduites dans quelques travaux de cette époque (3). Duncan jeune (4) en

---

(1) Dupuytren, *Leçons orales*, t. II, p. 289, 1832.
(2) Patissier, *Essai sur l'Érysipèle phlegmoneux*, thèse inaugurale. Paris, 1815.
(3) Charles Fournier, thèse inaugurale. Paris, 1827.
(4) Cases of diffuse inflammation of the cellular texture, etc. Mémoire inséré dans les *Transactions of the Medico-Chirurgical Society of Edinburgh.*

fit le sujet d'un long mémoire en 1824. De nos jours, l'étude clinique du phlegmon diffus a été poursuivie par M. le professeur Velpeau (1), dont les recherches ont été dirigées surtout en vue du traitement.

ANATOMIE PATHOLOGIQUE. — Les lésions du tissu cellulaire varient suivant l'époque de la maladie. Au début, on le trouve épaissi, injecté, infiltré par une sérosité transparente. Cette infiltration est le principal caractère anatomique à cette époque du phlegmon diffus, et c'est sur le liquide ainsi répandu dans les mailles du tissu cellulaire que portent les transformations ultérieures. En effet, quelques jours après il est trouble, moins fluide, visqueux ; puis il tient en suspension de petits points blancs, opaques, plus ou moins épais, qui ne sont que des globules de pus déjà formés et agglomérés; puis le nombre de ces capsules augmente, et bientôt le liquide, séro-purulent d'abord, est transformé en pus. Celui-ci ne se renferme pas dans une poche plus ou moins régulière, comme dans le phlegmon simple ; il est infiltré dans les tissus et d'autant plus qu'on l'examine à une période plus rapprochée de son développement. Un peu plus tard, à mesure qu'une plus grande quantité de tissu cellulaire a été détruite, l'on voit le pus épanché en nappe entre les muscles, dans les gaines tendineuses, partout où il peut se répandre facilement. Des portions quelquefois considérables de tissu cellulaire, complétement détachées, baignent dans ce liquide ; ces lambeaux sont grisâtres, pulpeux, infiltrés, sans trace appréciable de texture anatomique normale. Ce sont des portions frappées de mortification : celle-ci arrive presque aussi vite que la formation du fluide séro-purulent. La peau est souvent disséquée dans une grande étendue, adhérente encore aux parties sous-jacentes par des brides très-faibles de tissu cellulaire qui renferment quelques vaisseaux.

Le pus du phlegmon diffus est analogue à celui du phlegmon simple ; seulement il est moins lié et plus fluide, souvent fétide. Son aspect quelquefois grisâtre, son odeur nauséabonde, lui sont communiqués par les matières gangrénées. Il résulte, comme le pus du phlegmon simple, de la transformation d'une sérosité transparente qui infiltre le tissu cellulaire sous-cutané. J'ai déjà dit que cette sérosité perd bientôt sa transparence et sa fluidité ; elle devient lactescente, semi-fluide et adhérente aux cloisons celluleuses, et enfin elle redevient liquide, séro-purulente d'abord, puis purulente. D'ailleurs le pus suit toujours cette marche dans sa formation quel que soit l'organe affecté, et l'absence complète de changements dans l'accomplissement de ce grand phénomène de physiologie pathologique, qui appartient essentiellement à l'inflammation, est un fait constant et invariable.

Les organes voisins du phlegmon diffus sont d'autant plus compromis qu'ils sont mieux pourvus de tissu cellulaire. Ici l'inflammation

---

(1) M. le professeur Velpeau. — *Leçons orales de clinique chirurgicale*, tome III. Paris, 1840.

semble ne rien respecter, aucune barrière ne l'arrête, et la nature des tissus envahis ne les empêche point d'être totalement détruits. On n'a pas l'occasion de voir les effets du phlegmon diffus sur les grandes séreuses de l'économie, parce que cette phlegmasie ne s'observe que sur les membres ou à leur racine, très-rarement sur le tronc.

SYMPTÔMES. — Souvent des symptômes généraux précurseurs apparaissent avant les symptômes locaux : tantôt un frisson suivi de fièvre ; tantôt des nausées, des vomissements. La fièvre, bientôt continue, présente plusieurs fois par jour des paroxysmes et des rémittences qui en ont quelquefois imposé et qui ont fait admettre bien à tort une fièvre intermittente.

Les symptômes locaux se montrent en général les premiers, vingt-quatre ou trente-six heures avant le frisson. On observe d'abord une légère douleur en un point, douleur bientôt suivie de rougeur et de gonflement ; celui-ci est considérable, mal limité ; la rougeur n'est point uniforme, elle est disposée par plaques plus ou moins étendues, plus ou moins foncées. La tension des tissus est souvent très-grande ; il y a de l'œdème, et la pression du doigt reste marquée. Dupuytren regardait ce signe comme un moyen précieux de diagnostic ; pour lui la consistance pâteuse de la région malade faisait distinguer dès le début un phlegmon diffus d'un érysipèle simple. Un peu plus tard, cette tension est plus grande, et la peau ne conserve plus l'impression du doigt. On voit souvent aussi, surtout dans les points où la rougeur érysipélateuse a été très-vive, violacée, des phlyctènes, des bulles distendues par un liquide sanguinolent. Quelquefois, à mesure que le phlegmon fait des progrès, ces phlyctènes ne sont pas rompues, et le liquide qu'elles renferment est repris en totalité ou en partie par l'absorption. Les ganglions où aboutissent les lymphatiques de la région malade se tuméfient et sont très-douloureux : c'est ce qu'on peut observer à l'aisselle ; mais ce n'est point un phénomène constant, et l'on voit beaucoup de phlegmons diffus du membre supérieur sans adénite axillaire, sans adénite inguinale pour le membre inférieur.

Dans le phlegmon diffus, l'inflammation n'est pas seulement grave par sa marche rapide, mais aussi par son étendue. En effet, un membre entier est souvent envahi. La chaleur devient brûlante ; la douleur, d'abord bornée à la surface des téguments, est plus profonde et donne une sensation pénible d'étranglement. La fièvre est très-vive, et quelquefois, comme dans le début de beaucoup de phlegmasies intenses des organes essentiels à la vie, l'on peut constater cet état du pouls qu'on a rattaché à l'oppression des forces : il est fréquent, dur, déprimé, parfois irrégulier. Il y a de l'insomnie, de l'agitation, souvent du délire. Les urines sont rouges, rares, contiennent un sédiment briqueté ; il y a de la constipation ; la langue est sèche, rouge, quelquefois brunâtre. Tels sont les phénomènes de la fièvre inflammatoire simple. Elle dure en général trois jours et change dès lors de nature : tantôt elle diminue, s'amoindrit, et la résolution arrive, terminaison très-rare ; tantôt elle paraît demeurer stationnaire, en même temps que les phénomènes locaux semblent diminuer : moins de douleur, moins de tension et de dureté ; la pression du doigt peut encore ici être exercée, c'est l'*œdème de retour* de M. Vidal. Les phlyctènes se rompent et laissent écouler une sérosité sanguinolente ; bientôt la fluctuation est évidente en certains points ; la peau s'amincit, et il se fait des ouvertures spontanées presque toujours trop petites. Si l'on pratique des incisions, il s'écoule une énorme quantité de pus, souvent mêlé à des lambeaux de tissu cellulaire mortifié. Pendant plusieurs jours la suppuration reste très-abondante, l'inflammation ne semble point arrêtée ; de nouvelles portions de tissu cellulaire sont éliminées ; la peau, privée de son pannicule graisseux, est décollée dans une grande étendue : elle tombe souvent en gangrène ; d'autres fois elle est détruite en partie par l'absorption progressive. Dans les cas les plus graves, les tissus les plus profondément placés, les muscles, les aponévroses, les os, sont mis à nu ; quelquefois ils prennent part à la maladie et sont altérés. Il en résulte presque toujours une plaie avec perte de substance des parties superficielles, fournissant une suppuration abondante. Tantôt le malade succombe épuisé, tantôt les forces se relèvent un peu ; mais la cicatrisation est longue à obtenir, et dans certaines régions, comme à la face interne et antérieure de la jambe, et suivant certaines circonstances individuelles, la plaie se transforme en ulcère.

Quelquefois la mort est le résultat de la fièvre purulente qui vient compliquer le phlegmon ; ordinairement elle survient dès que le pus est formé ou peu de jours après, rarement quand le malade est déjà très-épuisé. Dans ce dernier cas, il succombe dans le marasme, avec tout l'appareil de la fièvre hectique simple : fièvre continue avec exacerbations irrégulières, dévoiement colliquatif, sueurs abondantes.

M. Nélaton divise la symptomatologie du phlegmon diffus en trois périodes : *période inflammatoire, période de mortification, période d'élimination des escharres.* « Le phlegmon diffus se réduirait pour nous, dit-il, à une inflammation gangréneuse et diffuse du tissu cellulaire ; la suppuration ne serait pour ainsi dire qu'une conséquence de la formation des escharres. Cette théorie sur la pathogénie du phlegmon diffus diffère, comme on le voit, de celle qui est généralement admise. C'est dans l'étude clinique de cette affection que nous avons puisé les principales preuves qui viennent appuyer cette théorie. Il resterait pour compléter ce point de doctrine à en démontrer l'exactitude par des recherches nouvelles sur l'anatomie pathologique, qui, telle qu'elle a été faite jusqu'ici, nous semble laisser encore plusieurs choses à désirer (1). »

Il nous paraît difficile d'admettre qu'une inflammation puisse être d'emblée gangréneuse. Les diverses manières d'être de l'inflammation, adhésive, suppurative, ulcéreuse, gangréneuse, reconnues par les auteurs, et

---

(1) Nélaton. *Éléments de Pathologie chirurgicale*, t. 1er, p. 97.

surtout depuis Hunter (1), ne sont pas des formes particulières; elles répondent à des périodes, à des phases, et nous ne saurions décrire d'une manière spéciale une inflammation adhésive ou une inflammation ulcéreuse. Dans le premier cas, le produit morbide n'est que la lymphe plastique; dans le second, les parties molles ont été détruites par une absorption progressive. Cette terminaison de l'inflammation est son dernier terme, et il a fallu qu'elle passât par la suppuration pour en arriver là. Quant à la mortification des tissus, elle dépend presque toujours d'une grande rapidité dans la marche de la maladie: les tissus, envahis dans le phlegmon diffus, laissent entre eux des portions de parties molles qui, isolées et privées de tout suc nourricier, se mortifient promptement: la gangrène n'arrive ici que par suite d'empêchement matériel à l'abord du sang: elle n'est pas primitive, elle n'est qu'un accident dans la maladie.

ÉTIOLOGIE. — Souvent le phlegmon diffus se développe sans qu'on puisse en connaître la cause occasionnelle. D'autrefois il succède aux plaies et surtout aux plaies contuses, à de simples excoriations irritées par des frottements. M. le professeur Roux considère les contusions du coude comme l'occasion fréquente de phlegmon diffus au membre supérieur. Les plaies déchirées des doigts et des orteils, les plaies d'armes à feu, les fractures avec plaies, la saignée, les piqûres faites en disséquant, les brûlures, les cautérisations, les contusions profondes, les fractures anciennement consolidées, suivant Béclard; l'infiltration ou l'épanchement dans le tissu cellulaire de l'urine, des matières fécales, de certains liquides irritants, comme le vin, la solution iodée dans l'opération de l'hydrocèle, voilà autant de causes du phlegmon. On l'a observé aussi, dit-on, chez des individus surmenés comme les bêtes de somme, après des marches très-longues ou précipitées.

DIAGNOSTIC. — Cette phlegmasie a des caractères assez tranchés pour qu'on ne puisse la confondre avec aucune autre: la rapidité de sa marche, son étendue, sont remarquables. Dans le phlegmon simple, l'on n'observe point ces plaques rouges, marbrées, disposées çà et là: la suppuration s'y fait pour ainsi dire d'une manière excentrique, ou du moins elle est appréciable au centre de la tumeur et suivant les limites d'une ligne circulaire assez régulière, tandis que dans la maladie qui nous occupe, la diffusion en est un caractère évident; certaines parties sont en pleine suppuration, que dans d'autres la lymphe infiltrée est à peine encore lactescente et troublée. L'œdème des couches sous-cutanées dans certains érysipèles ne peut en imposer, car dans le phlegmon diffus, la rougeur n'est pas uniforme comme dans l'érysipèle, répandue sur une surface plus ou moins large et limitée par un bord irrégulier où la peau

____

(1) On sait que Hunter avait distingué les différentes périodes de l'inflammation en *adhésive, suppurative et ulcéreuse.*

reprend brusquement sa couleur normale. Cependant il faut faire une grande attention, parce que l'on voit assez souvent l'érysipèle précéder ou compliquer le phlegmon diffus.

PRONOSTIC. — Cette phlegmasie est toujours une maladie grave, surtout chez les individus déjà avancés en âge. La mort n'arrive guère que pendant ou après la période de suppuration, très-rarement auparavant, et d'après quelques observations que j'ai vu fort mal interprétées, je serais disposé à croire que plusieurs de ces faits rapidement mortels ne sont que des exemples de fièvre purulente primitive; c'est un point pratique qui exige de nouvelles études cliniques. Il est bien plus fréquent de voir les malheureux malades périr épuisés par la suppuration ou victimes d'une fièvre purulente qui vient compliquer le phlegmon. Dans les cas les plus heureux, il reste une cicatrisation longue à obtenir; souvent la cicatrice qui en résulte est vicieuse, prive le membre d'une partie de ses mouvements, le retient dans une position telle qu'il y a difformité. Il est donc bien important de surveiller la cicatrisation des vastes plaies qui suivent l'élimination des escharres, le décollement de la peau ou l'absorption progressive des tissus.

TRAITEMENT. — On s'est toujours beaucoup préoccupé du traitement du phlegmon diffus. Dans la série des moyens qui ont été employés, la plupart ont pour but d'arrêter l'inflammation, d'éviter la suppuration, terminaison la plus fâcheuse et la plus sujette à des désordres énormes. Avant de faire l'exposé du traitement, nous dirons qu'il faut retirer des chairs tout corps étranger qui a pu être la cause occasionnelle de la maladie, car il demeure un agent incessant d'irritation.

De tous les moyens que nous allons passer en revue, le plus rationnel, celui qui se présente le premier à l'esprit, consiste dans l'application des émissions sanguines. Au début, chez un sujet fort et vigoureux, la saignée générale peut être fort utile; quelques médecins ont même employé, avec des apparences de succès, la formule des saignées coup sur coup. Quand la réaction sera peu vive, la fièvre modérée, l'on devra préférer les émissions sanguines locales, couvrir de sangsues en très-grand nombre la partie malade et renouveler cette application jusqu'à la résolution de l'inflammation. Cette médication antiphlogistique doit être aidée par les bains partiels, les fomentations émollientes, les cataplasmes, mais surtout les onctions d'onguent napolitain. Le mercure ainsi employé a une action résolutive puissante, et on ne saurait trop le recommander, mais non pas comme l'entend M. Serres d'Uzès et comme il l'a prescrit pour le phlegmon simple: il est antiphlogistique comme la saignée et les sangsues, et doit être mis en usage concurremment avec elles.

Il ne faut pas insister sur ce traitement au delà de certaines limites; il faut presque toujours s'en abstenir quand la fièvre, très-vive d'abord, est tombée, ou quand on observe l'œdème de retour signalé par M. Vidal, phénomène qui indique la suppuration. Dans l'un et l'autre cas, soit que la résolution s'opère, soit qu'on ne puisse plus l'obtenir, affaiblir le malade est dangereux. Une méthode abandonnée aujourd'hui, et appelée autrefois traitement de Béclard, consistait à faire sur la surface enflammée des incisions distantes les unes des autres de deux centimètres environ, qui ne divisaient que la couche superficielle du derme ; des lotions d'eau tiède ou des topiques chauds et émollients favorisaient l'écoulement du sang. Les avantages qu'on en retirait étaient, dit-on, très-prompts ; en vingt-quatre heures, la maladie était jugée, et l'on n'avait plus à craindre la suppuration. Toutefois il y a lieu de présumer qu'ils ont été un peu exagérés et qu'ils n'ont pu contrebalancer un inconvénient grave, la douleur, car cette méthode est maintenant complétement oubliée.

M. Dobson (1) pratique sur la partie malade des ponctions multiples en très-grand nombre ; elles doivent pénétrer dans le tissu cellulaire sous-cutané et être répétées trois ou quatre fois dans les vingt-quatre heures. On obtient ainsi un dégorgement plus complet qu'à l'aide des incisions de Béclard ; ces ponctions sont moins douloureuses, et nous conseillons de les employer quand l'engorgement œdémateux est très-considérable et très-étendu, sans s'abstenir toutefois des émissions sanguines. Mais quand à la tension des téguments a succédé l'œdème de retour, il faut se garder des ponctions de M. Dobson ; dès lors le seul but vers lequel doivent tendre tous les efforts est celui-ci : hâter la suppuration et la renfermer dans les limites les plus étroites.

M. le professeur Velpeau a conseillé la compression à l'aide d'un bandage roulé. Pour être efficace, il faut qu'elle soit méthodiquement faite et renouvelée au moins toutes les vingt-quatre heures. Employée dès le début, elle a pu faire avorter des phlegmons assez étendus ; cependant M. Velpeau la recommande encore, quand le pus est déjà formé, dans le but de limiter l'inflammation et d'empêcher son extension aux points où la suppuration n'est point encore établie. Dans ces circonstances, la plupart des chirurgiens la rejettent comme étant presque toujours inutile et souvent dangereuse.

Le vésicatoire employé par Duncan jeune, puis par Dupuytren, est maintenant complétement abandonné.

Les incisions longues et profondes sont aujourd'hui la méthode de traitement la plus accréditée. Elles doivent avoir sept ou huit centimètres d'étendue, intéresser la peau et diviser en partie la couche celluleuse sous-jacente dans le phlegmon diffus superficiel, l'aponévrose d'enveloppe dans le phlegmon profond.

Les phénomènes locaux de l'inflammation diminuent presque aussitôt, et la suppuration reste bornée aux lèvres des incisions.

Celles-ci amènent presque à coup sûr la résolution quand elles sont pratiquées dès le début ; plus tard, quand à la période inflammatoire a

---

(1) *Medico-chirurical Transactions*, t. XIV, p. 200.

succédé cette rémission apparente des symptômes qui annonce la mortification, elles sont indispensables ; elles servent tout à la fois à donner issue au pus et à prévenir de nouveaux désordres, résultat de l'absorption progressive des parties molles envahies par l'inflammation.

Les vastes plaies qui suivent le phlegmon diffus, surtout quand il a été abandonné à lui-même ou mal traité, exigent de grands soins. Avant de se décider à exciser les lambeaux décollés de la peau, il faut essayer d'en opérer le recollement avec le fond du foyer par une compression modérée. Il faut éviter les clapiers et pratiquer des contre-ouvertures pour donner une libre issue au pus ; on prévient ainsi une altération plus considérable des tissus, et on les met dans des conditions telles que des bourgeons charnus s'y développent plus aisément.

Le traitement général doit varier suivant l'étendue et l'intensité du phlegmon, suivant ses périodes. Au début, il faut prescrire la diète, les boissons délayantes ou légèrement laxatives. A une époque plus éloignée, quand la suppuration est très-abondante, que le malade s'affaiblit, il faut donner une nourriture à la fois légère et substantielle, quelques toniques et en particulier l'extrait de quinquina. Il faut surveiller l'état du ventre et arrêter le dévoiement dès qu'il se manifeste, car la diarrhée est un phénomène funeste chez les individus qui ont de vastes foyers de suppuration.

ARTICLE V.

DU FURONCLE.

On donne ce nom à l'inflammation du tissu cellulaire graisseux que contiennent les aréoles du derme. Elle se termine toujours par suppuration et laisse échapper au dehors une petite masse grisâtre que l'on nomme *bourbillon* (*ventriculus furonculi*). Un seul ou un très-petit nombre des paquets graisseux des aréoles du derme peuvent être affectés : c'est le *furoncle proprement dit*, et la tumeur est en général de médiocre volume, bien circonscrite ; d'autres fois un grand nombre de ces aréoles sont enflammées, et la tumeur qui en résulte est quelquefois volumineuse, presque hémisphérique ; elle entraîne des symptômes généraux assez intenses, c'est l'*anthrax simple*, *bénin ou furonculeux*.

SYMPTOMES. — Au début, le furoncle ne dépasse guère le niveau de la peau : c'est une petite saillie rougeâtre, un peu plus proéminente au centre qu'à la circonférence, non douloureuse d'abord, excepté sous la pression ; bientôt, du deuxième au troisième jour, cette petite tumeur augmente, et sa forme est celle d'un cône dont la base est fort au-dessous de la surface. Elle est d'un rouge foncé, dure et chaude au toucher ; la douleur est presque toujours très-vive, brûlante et lancinante même, exaspérée par la pression. Du troisième au sixième jour, la partie la plus élevée du clou s'amincit et blanchit ; l'épiderme, soulevé par la

suppuration, est bientôt déchiré, et c'est au-dessous qu'on trouve immédiatement le siège de l'abcès; toutefois le pus n'est pas collecté, il est
renfermé dans les loges du derme, et une fois celui-ci mis à nu, l'on
voit à sa surface externe un ou plusieurs pertuis de deux à quatre millimètres de diamètre. Ces petites ouvertures communiquent avec des
canaux dirigés du sommet vers la base de la tumeur, qui s'élargissent à
leur partie inférieure et tombent directement dans les aréoles du derme.
Il s'écoule par les pertuis un pus mal lié, sanguinolent, mêlé à des portions de matière grisâtre qui sont les débris du bourbillon; celui-ci est
tantôt expulsé par fragments, tantôt en une seule masse, quand il peut
passer à travers la perforation du derme. Dès qu'il est sorti, la maladie
est presque terminée, et la cicatrisation se fait peu attendre.

Les furoncles ou clous se montrent ordinairement sur les parties les
plus dures et les plus épaisses du tégument externe, à la nuque, au dos,
sur les épaules, sur les fesses, sur la face externe des membres. On ne
les cherche point là où le derme est très-mince, comme aux paupières,
à la verge, etc., ou là encore où l'épiderme est très-épais, comme la
paume des mains, la plante des pieds. On les voit plus souvent chez
l'homme que chez la femme, chez les adultes que chez les enfants et les
vieillards. Le tégument externe de ces derniers n'est plus dans les conditions favorables au développement de la maladie; les paquets adipeux
des aréoles du derme manquent.

CARACTÈRES ANATOMIQUES. — L'inflammation prend naissance dans
les aréoles du derme, et c'est dans ces loges étroites que le tissu cellulaire malade passe par diverses transformations. Il est une ancienne opinion, depuis longtemps accréditée, qui admet une gangrène partielle
du tissu cellulaire, résultat de l'étranglement. On a considéré le tissu
renfermé et l'aréole qui le contient; on a pensé que ce tissu enflammé
était gêné dans son expansion, et que la poche elle-même était l'agent
principal de l'étranglement. Cette théorie du furoncle a été longtemps
admise et l'est encore par beaucoup de chirurgiens.

M. Nélaton l'a combattue dans son livre, et il veut mettre à la place
de cette théorie, qui, d'après lui, n'est qu'une hypothèse, l'observation
anatomique directe. Dans l'impossibilité de rendre exactement la pensée de M. Nélaton, nous préférons citer textuellement : « Disons de
suite que cette théorie (*celle de l'étranglement*) renferme une double erreur: qu'il n'y a pas d'étranglement; que le bourbillon n'est pas du
tissu cellulaire gangréné, mais un simple produit de *sécrétion*, une véritable pseudo-membrane. — 1° *Il n'y a pas étranglement*. — En effet, les
aréoles du derme, les unes coniques, les autres hémisphériques, sont
toutes tellement disposées, qu'elles correspondent par une base largement épanouie au tissu cellulaire sous-cutané. Par conséquent lorsque
l'inflammation vient s'emparer du tissu cellulo-graisseux logé dans ces
aréoles, ce tissu, en refoulant légèrement la couche cellulaire sous-jacente, pourra se développer librement et parvenir à la plus grande aug-

mentation de volume sans rencontrer autour de lui aucun obstacle.
Peut-être nous objectera-t-on que les paquets graisseux intra-dermiques
sont fixés dans l'intérieur des aréoles par les vaisseaux et les nerfs qui les
traversent pour aller ensuite s'épanouir dans les papilles; qu'ainsi sus-
pendus à un pédicule inextensible, ils ne peuvent abandonner l'enceinte
trop étroite qu'ils occupent, et qu'ils présentent dès lors les conditions les
plus favorables à l'étranglement et à la gangrène. Mais remarquons que
la partie la plus large de ces corps répond à la couche adipeuse sous-cutanée; que cette partie, dans tous les cas, pourra se développer librement.
Par conséquent en admettant que les vaisseaux et les nerfs re-
tiennent dans l'aréole le tissu cellulaire qui y est logé, l'étranglement
ne sera possible que pour les parties de ce tissu qui correspondent au
sommet de l'aréole; ces parties seules seront frappées de mort, et l'escharre
sera infiniment petite. Or le bourbillon dépasse en volume celui d'une
centaine de paquets cellulo-graisseux réunis en une seule masse; il est
donc beaucoup plus considérable qu'il ne devrait l'être s'il était le résultat de la mortification du tissu cellulaire intra-aréolaire. Ajoutons que
les parties gangrénées, au moment de leur élimination, présentent une
odeur infecte caractéristique, et que le bourbillon est sans odeur; que
dans une escharre l'on retrouve la plupart des éléments de l'organe qui a
été privé de vie, les vaisseaux principalement, et que dans le bourbillon
on n'observe aucune trace d'organisation; que le tissu cellulaire qui se
gangrène à la suite d'une inflammation violente est frappé de mort au
moment seulement où cette inflammation acquiert son plus haut degré
d'intensité, et que le bourbillon existe bien avant cette époque, car on le
trouve tout formé dans la tumeur dès son apparition, et alors, comme
plus tard, il n'offre aucune apparence de vaisseaux. Nous pouvons donc
conclure que la forme des aréoles repousse toute idée d'étranglement;
de même que le volume du bourbillon, l'absence d'odeur caractéristique,
son état inorganique, son existence au début de l'inflammation, repoussent toute idée de gangrène. — 2° *Le bourbillon est un produit de
sécrétion pseudo-membraneuse.* — Lorsque les membranes séreuses s'enflamment, elles se recouvrent quelquefois de fausses membranes; le tissu
cellulaire, qui offre avec le système séreux une grande analogie dans
sa structure, ses fonctions et ses maladies, sécrète aussi dans quelques
circonstances une matière blanche, un peu jaune, albumino-gélati-
neuse, qui est déposée dans les mailles, où elle se concrète. Ce produit
pseudo-membraneux est primitivement très-adhérent au tissu cellulaire
dense et rouge qui l'entoure; mais un fluide d'abord albumineux, puis
un véritable pus est épanché autour de lui; il devient moins adhérent,
se détache, s'isole tout-à-fait et flotte comme un corps étranger dans
la petite collection purulente qui s'est formée, jusqu'à ce que celle-ci
s'ouvre une issue au dehors et l'entraîne avec elle. Après cette élimination, l'inflammation diminue rapidement, ainsi que le volume
de la tumeur; la cicatrisation s'accomplit en deux ou trois jours; la ci-

catrice est circulaire, de petite dimension et à peine apparente (1). »

Telle est l'opinion de M. Nélaton. Cette appréciation ainsi formulée de la nature pathologique du furoncle n'est point encore généralement adoptée. Elle est pleine d'intérêt, car elle nous montre l'identité de l'inflammation dans les tissus de texture anatomique semblable, le tissu cellulaire et les feuillets séreux. Mais si le bourbillon est constitué en effet par des fausses membranes et non pas par des matières gangrénées, il n'est que trop vrai de dire que ce fait est en désaccord avec l'observation clinique ; c'est ce que nous dirons à propos du traitement.

ÉTIOLOGIE. — Les furoncles sont rarement une affection locale développée à l'occasion d'excitations à la peau ; ils sont presque toujours spontanés et accompagnés d'un embarras des premières voies. Cependant on voit quelquefois des clous spécialement chez certains ouvriers dont la peau est en contact avec des matières irritantes ; mais il est plus fréquent d'observer dans ces circonstances des éruptions d'acné, d'ecthyma, d'impétigo, etc.

On voit souvent des furoncles se montrer vers la terminaison de quelques maladies. On dit alors qu'ils constituent une éruption critique ; ils se succèdent pendant un laps de temps assez long : ainsi après la variole, la fièvre typhoïde, etc. Dans ces cas, les clous sont ordinairement en assez grand nombre, multipliés et épars en diverses régions.

DIAGNOSTIC. — Le furoncle présente des caractères assez tranchés pour qu'on ne puisse le confondre avec aucune autre affection. Un phlegmon simple, très-petit et superficiel peut seul avoir quelque analogie avec lui ; cependant il faut être bien peu exercé pour ne pas éviter l'erreur.

Le phlegmon est toujours plus volumineux, hémisphérique et non conique comme le clou ; un peu plus tard, c'est-à-dire vers le quatrième jour, tous les doutes sont levés par la destruction de l'épiderme, la manière dont le derme est perforé, la présence du bourbillon.

PRONOSTIC. — C'est à peine si le furoncle constitue une maladie, en raison de son peu de gravité. Il est douloureux et laisse une petite cicatrice apparente : ce sont là ses inconvénients les plus réels. Quant aux récidives, elles sont assez fréquentes, surtout chez certains sujets ; mais elles n'offrent aucun danger. Sans les considérer comme des émonctoires que l'organisme emploie pour rejeter au dehors un principe morbifique, ce qui n'est qu'une vue de l'esprit, c'est-à-dire une simple hypothèse, nous maintiendrons ce fait, à savoir : que les éruptions de furoncles n'altèrent que très-peu la santé, qu'elles sont compatibles avec le libre exercice des fonctions, sans nous attacher à rechercher la raison d'être de cette phlegmasie.

TRAITEMENT. — Des applications locales émollientes suffisent pendant le développement des clous. Quand ils sont nombreux, qu'ils exis-

---

(1) *Éléments de pathologie chirurgicale*, tome 1er, page 389.

tent sur plusieurs points simultanément, qu'il y a un peu de réaction générale, l'on peut donner quelques boissons délayantes ou légèrement laxatives, supprimer l'alimentation ordinaire et la remplacer par un régime doux.

D'après la théorie en vogue sur l'étranglement, la plupart des auteurs ont conseillé de débrider, soit par une incision simple ou une incision cruciale, soit, comme le veut M. Lallemand, par une incision circulaire qui embrasse la base de la tumeur. Cette dernière manière d'agir est fort mauvaise, car la peau qui circonscrit l'incision se gangrène, se détache et laisse ainsi une perte de substance que les bourgeons charnus viennent combler ; la guérison est plus longue, et il existe ensuite une cicatrice très-apparente. Dupuytren a beaucoup vanté le débridement pour remédier à l'étranglement. On trouve dans ses leçons orales le fait suivant :

« Un homme vint en 1812 à l'Hôtel-Dieu, portant au dos un furoncle du volume d'un œuf de poule. Une incision médiane partagea la tumeur en deux parties égales, l'une supérieure, l'autre inférieure ; la première fut subdivisée par une seconde incision qui tombait perpendiculairement sur l'incision précédente en formant un T : de cette manière la partie supérieure de la tumeur était divisée crucialement, pendant que l'inférieure était restée intacte. Dupuytren prévint ses élèves que les accidents ne cesseraient que dans la partie supérieure. On appliqua un cataplasme émollient. Le lendemain l'inflammation était tombée dans le lieu désigné ; mais la moitié inférieure était dure, enflammée, beaucoup plus volumineuse que la veille, et le malade assura n'avoir éprouvé de douleur que dans cette partie : on l'incisa, et tous les accidents disparurent. » Ce fait paraît concluant ; mais M. Nélaton affirme qu'il est tout-à-fait exceptionnel.

Suivant cet habile chirurgien, le débridement est inutile et même nuisible ; il sert à prolonger les accidents. Jusqu'à ce jour je l'ai toujours vu pratiquer, et je demeure convaincu que les incisions n'ont point ici l'effet presque magique qu'elles ont dans les étranglements véritables : la douleur ne cesse pas, ou elle reste à peu près la même ; la tumeur ne diminue qu'autant qu'on la comprime fortement entre les doigts, et l'inflammation semble marcher en effet comme si aucune incision n'avait été pratiquée ; le travail d'élimination se fait peu à peu, la suppuration entraîne les parties solides gangrénées pour les uns, constituées par des fausses membranes pour les autres, sans plus d'activité, sans changement aucun, en sorte que pour moi l'indication véritable est celle-ci : éviter d'augmenter l'inflammation par des applications de sangsues à la base du furoncle ou par des incisions inopportunes ; la calmer par des topiques émollients arrosés de laudanum si la douleur est très-vive. Dès son début on peut recouvrir le furoncle avec un emplâtre de diachylon gommé et l'y laisser jusqu'à sa terminaison.

Quand le malade offre une éruption furonculeuse, surtout quand il existe des symptômes d'embarras gastrique, il faut, suivant les circonstances et les indications, administrer un éméto-cathartique ou un purgatif simple, de l'eau de Sedlitz.

Il est souvent utile de purger de temps en temps quand les furoncles se reproduisent ; c'est un traitement préventif nécessaire. Il faut aussi surveiller les fonctions de la peau, et éviter qu'elle ne soit sèche, aride, car c'est dans ces conditions du tégument externe que se forment les clous. On prévient cet inconvénient par des bains simples ou émollients.

ARTICLE VI.

DE L'ANTHRAX.

L'anthrax, encore appelé *athrax simple*, *bénin* ou *furonculeux*, est l'inflammation d'un grand nombre de paquets cellulo-graisseux intra-aréolaires. Dans le furoncle, une seule ou un très-petit nombre de ces aréoles sont envahies par l'inflammation ; dans l'anthrax au contraire, un grand nombre sont malades, et celui-ci n'est pour ainsi dire que l'exagération du premier.

SYMPTOMES. — Au début, un point rougeâtre, douloureux à la pression, un peu proéminent sous le doigt, indique que là se fait un travail inflammatoire. En fort peu de temps, la saillie formée par la petite tumeur est plus prononcée, bien circonscrite, et bientôt celle-ci a acquis le volume d'un œuf de pigeon ou d'un œuf de poule ; elle est dure, douloureuse, d'un rouge foncé à son sommet, d'un rouge plus vif à sa base, presque hémisphérique. L'épiderme est souvent soulevé par une certaine quantité de sérosité sanguinolente, et à mesure que la tumeur augmente, il est détruit complétement et laisse dans une plus ou moins grande étendue le derme dénudé. Celui-ci est percé d'une foule de petites ouvertures par lesquelles tendent à sortir le pus et le bourbillon. Suivant la marche naturelle de la maladie et d'après les progrès incessants de l'inflammation, toutes ces ouvertures peuvent se réunir en une seule par l'absorption graduelle et la transformation en pus des cloisons qui les séparent : c'est le fait vulgaire des abcès. Quelquefois même l'inflammation peut s'étendre encore, envahir les parties voisines ; mais c'est un fait exceptionnel en dehors de l'observation clinique habituelle. Le volume de la tumeur ne diminue que lorsque l'élimination a été complète, ce qui est assez long ; puis en peu de temps la cicatrisation est achevée.

Dès le début l'anthrax est accompagné de fièvre ; quelquefois modérée, elle est souvent très-vive et pas toujours en rapport d'intensité avec l'affection locale. Le pouls est dur, développé, fréquent, la peau chaude, la soif vive, etc. ; en un mot on observe tous les phénomènes de la fièvre inflammatoire franche et légitime. Autant donc l'anthrax simple diffère de l'anthrax malin ou charbon par le caractère de la tumeur, autant aussi l'appareil fébrile qui accompagne l'un diffère-t-il de l'appareil fébrile qui se montre dans les circonstances opposées; aussi la distinction est-elle si bien établie et si tranchée que nous croyons devoir faire cesser cette apparence imaginaire de ressemblance entre l'anthrax simple ou bénin et l'anthrax malin ou charbon et ne décrire nominativement sous le nom d'*anthrax* que la maladie qui nous occupe en ce moment, réservant le nom de *charbon* à cette inflammation si caractéristique voisine de la pustule maligne. Comme le fait observer M. Nélaton, on observe plusieurs périodes ou phases dans la marche de l'anthrax. Il y reconnaît celles qu'il a indiquées à propos du furoncle : la première caractérisée par la tuméfaction inflammatoire et la sécrétion pseudo-membraneuse; la seconde par la suppuration et l'élimination du produit sécrété; la troisième par la cicatrisation. Pour ceux qui admettent une gangrène des paquets cellulo-graisseux renfermés dans les aréoles et comprimés au point d'être mortifiés, les périodes sont celles-ci : tuméfaction inflammatoire et étranglement des masses celluleuses par les cloisons fibreuses des aréoles; élimination de la portion gangrénée ou bourbillon; travail réparateur ou cicatrisation.

CARACTÈRES ANATOMIQUES. — Je me suis assez étendu dans l'article précédent sur les caractères anatomiques du furoncle pour n'être point forcé d'y revenir ici. Les vues de M. Nélaton sur l'anatomie pathologique du furoncle sont également applicables à l'anthrax, et je dis de plus qu'elles doivent être les mêmes, car c'est avec raison que ce chirurgien avance que « le volume seul de la tumeur établit entre ces deux affections une différence qui est loin de justifier la description isolée qu'en ont donnée les auteurs. »

ÉTIOLOGIE. — L'anthrax naît presque toujours spontanément et sans cause appréciable chez les sujets adultes et bien portants; bien souvent il coïncide avec un embarras gastrique. Comme le furoncle, il affecte plus particulièrement certaines régions et surtout la région de l'épaule en arrière, la fosse sus-épineuse, l'épine de l'omoplate, plus rarement au-dessous. On le rencontre aussi à la face externe des membres, à la nuque, partout enfin où le derme n'est point très-mince, comme aux paupières, et où l'épiderme n'est point aussi épais qu'à la paume des mains et à la plante des pieds : dans ces régions, on n'observe jamais l'anthrax. Il est rare de voir plusieurs de ces tumeurs à la fois et au même degré de développement. La tumeur est surtout isolée si elle est grosse, volumineuse; mais elle se reproduit souvent, et l'on voit se faire ainsi plusieurs éruptions successives.

DIAGNOSTIC. — Je n'ai vraiment qu'à renvoyer le lecteur à la description des symptômes pour lui indiquer qu'aucune confusion n'est possible. Le phlegmon, la pustule maligne, le charbon ont des caractères à part, qu'on ne peut méconnaître, bien séparés de ceux de l'anthrax. Là la destruction de l'épiderme vers le quatrième jour, la perforation spontanée du derme en manière de crible, la présence du bourbillon sont autant de phénomènes caractéristiques. C'est au lit du malade qu'il faut les voir et les apprécier.

PRONOSTIC. — C'est une maladie plus sérieuse que le furoncle. Quelquefois son volume seul et sa situation la rendent grave : ainsi au cou il peut gêner la déglutition et la respiration ; à la face, ce qui se voit rarement, la tuméfaction inflammatoire est souvent assez grande pour boucher les narines et les yeux par le gonflement des paupières. La tumeur prend quelquefois un accroissement tel, qu'elle envahit toute une région. M. Marjolin cite dans ses leçons deux faits de mort observés chez des sujets adultes et bien portants : chez l'un l'anthrax occupait une partie du dos, chez l'autre la plus grande partie du flanc droit.

TRAITEMENT. — M. Nélaton veut qu'on proscrive toute incision, qu'on s'en tienne aux émollients, et qu'à chaque pansement on presse sur la tumeur afin d'en évacuer le pus et le bourbillon. Si les incisions sont inutiles pour le furoncle, je ne sais s'il en est de même pour l'anthrax, et sans chercher en elles un critérium pour juger la question de savoir jusqu'à quel point il y a ou il n'y a point étranglement, on peut dire qu'elles ont ici l'avantage de limiter l'inflammation, de la borner, si je puis m'exprimer ainsi, en même temps qu'on ouvre une voie plus libre à l'évacuation des liquides et solides infiltrés et logés dans le derme. Le tissu cellulaire sous-cutané prend toujours ici une certaine part à la maladie, et il n'est pas sans importance d'arrêter les progrès de l'inflammation et de prévenir tous les accidents d'un phlegmon circonscrit ou diffus.

Les autres particularités du traitement indiquées dans l'article précédent sont encore ici applicables : si l'anthrax n'est qu'un phénomène dans une maladie générale, comme la variole, la fièvre typhoïde, s'il n'est qu'un accident dans l'embarras gastrique, il faut recourir aux purgatifs et aux boissons laxatives.

ARTICLE VII.

DE LA PUSTULE MALIGNE.

HISTORIQUE. — Confondue par les anciens avec le charbon, cette affection n'avait pas attiré l'attention des chirurgiens avant les communications faites en 1766 par Morand et Duhamel (1) à l'Académie des sciences. Quelques années plus tard (1776), Antoine-Joseph Monfils, médecin à Vesoul, publia dans le *Journal de médecine* une notice fort incomplète sur cette affection. L'histoire de la pustule maligne commence à vrai dire en 1780, époque à laquelle l'Académie de Dijon, effrayée des ravages qu'elle faisait en Bourgogne, mit cette question au concours. Le prix fut partagé entre Thomassin et Chambon ;

____

(1) *Opuscule de chirurgie*, 2e partie, 1772, p. 236.

mais leurs mémoires, remarquables à plusieurs titres, étant en opposition sur quelques points, sur la demande des états de la province, la question fut de nouveau remise au concours. Cette fois l'Académie eut à couronner (1785) l'excellent ouvrage d'Énaux et Chaussier (1), qui a depuis servi de base à tous les auteurs qui ont écrit sur la pustule maligne. La clarté, la précision et l'exactitude des descriptions d'Énaux et Chaussier n'ont pas permis à leurs successeurs de faire de grandes modifications dans l'histoire de cette maladie. Quelques points cependant ont dû être complétés ; parmi les auteurs qui y ont contribué, nous citerons surtout Bayle, Régnier de Semur, Bourgeois (2) et les auteurs des traités de pathologie chirurgicale.

SYNONYMIE. — *Feu persique, bouton malin, mal-vert, puce maligne*, etc.

DÉFINITION. — On donne le nom de *pustule maligne* à une affection inflammatoire et gangréneuse déterminée par la déposition à la surface ou dans l'épaisseur de la peau d'un virus animal appréciable seulement par ses effets locaux d'abord, puis généraux, et qui compromettent souvent la vie des malades.

SYMPTOMES, MARCHE, DURÉE, TERMINAISONS. — Le virus manifeste en général sa présence dans les deux ou trois premiers jours de son application ; quelquefois son inoculation se fait plus lentement ; d'autres fois enfin les premiers symptômes apparaissent au bout de quelques heures : c'est ce qui arrive le plus souvent quand le virus provient d'un animal vivant ou mort depuis peu de temps et s'est trouvé en contact avec une surface privée d'épiderme ; une température chaude et sèche paraît accélérer son action. Ceci posé, nous diviserons les symptômes de la pustule maligne en symptômes spéciaux et symptômes communs, et nous puiserons largement, comme nos prédécesseurs, dans le précis d'Énaux et Chaussier.

Première période. — Au début démangeaison incommode, picotement vif et passager, sans rougeur, ni chaleur ni tension à la peau ; peu à peu l'épiderme se détache et forme une vésicule séreuse qui d'abord n'excède pas la grosseur d'un grain de millet, mais croît peu à peu et devient ensuite brunâtre. La démangeaison continue ; la personne se gratte et rompt ordinairement sans s'en apercevoir la vésicule qui recouvre le foyer du mal : il s'échappe une ou deux gouttes de sérosité roussâtre, ce qui fait ordinairement cesser la démangeaison pendant quelques heures. — Durée : vingt-quatre à trente-six heures, quelque-

---

(1) *Méthode de traiter les morsures des animaux enragés et de la vipère, suivie d'un précis sur la pustule maligne*, par Énaux et Chaussier. Dijon. 1785.

(2) Bayle, thèse. Paris, 1803, n° 70. — Régnier de Semur, *Traité de la pustule maligne*. Paris, 1829, in-8°. — Bourgeois, *Mémoire sur la pustule maligne*, spécialement sur celle que l'on observe dans la Beauce. (*Archiv. génér. de médec.*, 1843, t. 1, p. 172.)

fois beaucoup moins; souvent elle passe inaperçue pour le malade.

Deuxième période. — Au-dessous de la vésicule et dans l'épaisseur de la peau, formation d'une petite tumeur mobile, dure, circonscrite, aplatie, ordinairement lenticulaire; à ce niveau la peau est en général citronnée, livide, grenue; les démangeaisons reparaissent plus vives, plus fréquentes, plus incommodes; il s'y joint un sentiment de chaleur, d'érosion et de cuisson. La peau voisine s'engorge, devient tendue et luisante, forme autour du point central une tumeur plus molle (*aréole*), variable dans sa largeur et sa couleur (pâle, rougeâtre, livide, orangé ou nuancé de différentes couleurs), et qui se recouvre bientôt de petites phlyctènes qui ne tardent pas à se réunir et à se remplir d'une sérosité roussâtre. — Le tubercule central change de couleur; il devient brunâtre, très-dur, il est insensible; c'est un point gangréneux qui prend tout à coup un nouvel accroissement.

Durée. — Elle varie entre quelques heures et quelques jours. — C'est ordinairement à la fin de cette période que le malade réclame les secours de l'art.

Troisième période. — Le mal fait des progrès rapides et alarmants. L'escharre gangréneuse s'étend peu à peu en largeur et en profondeur; l'aréole vésiculaire qui la circonscrit s'élargit par degrés; quelquefois elle s'élève et forme autour du noyau primitif une sorte de bourrelet qui le fait paraître enfoncé; mais toujours dans ses progrès cette aréole devient plus profonde: elle n'est plus bornée à la surface de la peau comme dans le premier cas. Elle forme autour de la tumeur première une seconde tumeur compacte, mais moins dure et encore sensible. Il survient en même temps un gonflement considérable qui souvent s'étend fort au loin, mais toujours avec un caractère particulier qu'il importe de bien saisir: il n'est ni inflammatoire ni œdémateux, mais il tient plus du météorisme et de l'érysipèle. La surface de la peau est luisante; l'enflure est élastique, rénitente, et le malade, après avoir ressenti une chaleur âcre, une douleur cuisante, n'éprouve plus qu'un sentiment de stupeur, d'étranglement et de pesanteur dans la partie. Ainsi la tumeur primitive paraît un foyer d'infection, qui se propage peu à peu et se répand dans tous les sens; le centre est entièrement sphacélé; les parties environnantes paraissent encore saines, et cependant elles sont déjà dans un état prochain de mortification, et tandis que la peau forme une croûte superficielle, la mortification glisse sourdement dans le tissu cellulaire et détruit tout ce qui se trouve sur son passage.

Suivant M. Bourgeois, on observe constamment sur les membres des traînées rouges qui, partant du mal, se dirigent le long du trajet des vaisseaux lymphatiques superficiels.

Durée variable de quatre à cinq jours.

Quatrième période. — L'altération morbide se propage de plus en plus. Le tissu cellulaire semble se boursoufler; l'escharre est soulevée par les liquides décomposés qui s'amassent au-dessous d'elle. Autour de cette dernière on perçoit une crépitation qui annonce la mortification du tissu cellulaire.

Nous trouvons dans les *Bulletins de la société anatomique* l'observation d'un malade chez lequel les deux tiers inférieurs de l'avant-bras, tout le dos de la main et des trois derniers doigts étaient frappés de gangrène : ces parties étaient noires, sèches, insensibles et d'une odeur extrêmement désagréable. La gangrène à l'avant-bras était bornée à la peau; mais à la main et aux doigts, les tissus sous-jacents étaient aussi mortifiés. (1829, 2ᵉ édit., p. 79.)

Symptômes communs. — Les symptômes généraux commencent avec la quatrième période. Le pouls se concentre ; il est petit, plus vif que dur, quelquefois mollasse, souvent inégal, toujours fréquent, et à chaque instant la fréquence augmente. La peau est sèche, la soif excessive, la langue aride et brunâtre; la chaleur paraît modérée, et cependant le malade sent un feu intérieur qui le dévore : toujours il est dans un état d'accablement et d'affaissement; il éprouve des faiblesses, des cardialgies, des anxiétés continuelles ; quelquefois la respiration est courte, entrecoupée par des sanglots et des soupirs. Les urines sont rares, épaisses et briquetées. Le malade est pris de délire et finit bientôt par succomber en répandant l'odeur la plus fétide.

Malgré l'opinion émise par Thomassin, qui attribue les accidents généraux à la réaction sympathique de l'organisme stimulé par l'altération locale, nous admettrons avec tous les auteurs venus après lui qu'on doit les attribuer à l'absorption du virus. Bien qu'on ne puisse pas la démontrer d'une manière rigoureuse, on est autorisé à l'admettre en présence de l'altération profonde et générale de l'organisme mise en évidence par les autopsies.

Le cadavre des individus qui ont succombé à la pustule maligne se putréfie généralement avec une très-grande rapidité : c'est un fait que tous les auteurs ont signalé dans leurs observations. Quant aux lésions des différents organes, la science ne possède encore que très-peu de renseignements à cet égard.

Dans un cas présenté par M. Bonnet à la société anatomique, les tuniques de l'estomac étaient œdématiées et fort épaisses; sa surface était le siége de cinq ou six plaques gangréneuses. (*Bull. de la soc. anat.*, 1829, 2ᵉ édit., p. 51.)

Dans un autre exemple communiqué par M. Stansky, il existait une infiltration sanguine des ganglions mésentériques; l'estomac et l'intestin grêle étaient le siége de plusieurs ecchymoses, à chacune desquelles se rendait un petit rameau artériel; partout le sang avait conservé sa fluidité. (*Bull. de la soc. anat.*, 1837, p. 324.)

Marche. — La marche de cette affection varie suivant un grand nombre de conditions qu'il importe d'apprécier et qui tiennent soit au virus, soit à l'individu, soit enfin à des circonstances étrangères à l'individu.

La marche est en général beaucoup plus rapide quand le virus provient d'un animal vivant ou mort depuis très-peu de temps, quand il est déposé dans une plaie ou sur une surface couverte de boutons, quand il est resté longtemps en contact avec ces parties, quand enfin il n'a rien perdu de son énergie primitive.

Le sexe ne paraît pas modifier beaucoup la marche de cette affection. Chez les femmes enceintes et dont la grossesse est fatigante, chez celles qui sont près d'accoucher, la pustule maligne est toujours dangereuse; assez souvent elle détermine un accouchement prématuré, et elle est fatale s'il survient une perte de sang capable d'affaisser les forces. (Chaussier, p. 201.) Thomassin cependant dit avoir vu des femmes attaquées du charbon qui avaient des pertes de sang de huit jours, dans le plus fort des accidents, guérir avec la même facilité que les personnes qui n'avaient souffert aucune évacuation. Suivant lui, ces pertes ne se calment souvent que quand la suppuration est parfaitement établie.

Chez les sujets vigoureux, d'un tempérament sanguin, la maladie arrive promptement à sa troisième période et s'arrête souvent d'elle-même à cette époque. Rarément l'escharre est large et profonde, toujours elle est sèche et compacte. L'engorgement du tissu cellulaire est médiocre; la réaction s'établit facilement en même temps qu'une phlegmasie franche qui amène l'élimination de l'escharre.

Chez les sujets bilieux, mélancoliques, la marche est encore très-rapide; la chaleur est plus âcre, les démangeaisons plus vives, l'engorgement du tissu cellulaire plus compacte, la tension plus rénitente; l'escharre est sèche, rarement profonde, mais souvent fort étendue; l'aréole vésiculaire est large, parsemée de différentes couleurs; enfin la maladie semble participer davantage à la nature de l'érysipèle.

Chez les personnes d'un tempérament lymphatique, les accidents se développent plus lentement et ont rarement des suites très-graves. L'engorgement du tissu cellulaire est plus étendu; l'aréole vésiculaire large, pâle, livide; l'escharre peu compacte s'étend rapidement, profondément; la suppuration est séreuse et s'établit avec lenteur.

La pustule maligne présente un aspect formidable chez les sujets faibles, épuisés par des maladies antérieures. Quelquefois dès les premiers instants l'engorgement de la partie est énorme. D'autres fois la maladie parcourt lentement ses deux premières périodes; puis tout-à-coup la malignité se développe avec une violence extraordinaire; l'aréole vésiculaire varie dans sa coloration, livide, plombée, semblable à une ecchymose, ou d'un rouge vif et éclatant; l'escharre est peu compacte et profonde. La gangrène s'étend, fait des progrès rapides et s'arrête difficilement; si l'on parvient à la limiter, la suppuration est abondante et séreuse et la cicatrisation difficile (Chaussier).

La pustule maligne qui se développe sur le crâne mérite de fixer l'attention à cause du voisinage de l'encéphale. M. Bourgeois a donné l'observation d'un malade qui succomba dans la nuit du cinquième jour à partir du début de la maladie. Les accidents cérébraux avaient commencé le troisième jour. Nous devons regretter que l'autopsie n'ait pu être pratiquée.

A la face, où elle s'observe le plus fréquemment, cette affection présente un gonflement rapide et considérable ; les paupières forment deux bourrelets énormes séparés par une fente transversale au fond de laquelle on peut découvrir le globe oculaire intact. Si le nez participe au gonflement, un ichor parfois assez abondant s'échappe par les narines ; l'haleine est ordinairement très-fétide ; le gonflement se propage aussi au cou, à la poitrine et sur le reste du tronc avec la plus grande rapidité. Presque toujours la cicatrisation amène après elle des difformités d'autant plus désagréables qu'elles s'attaquent aux voiles membraneux placés dans cette région et qu'il en résulte parfois des infirmités incurables.

Lorsque la pustule maligne siège sur le cou, le gonflement devient des plus considérables : au dehors il se propage sur la face en haut et sur la poitrine en bas ; en même temps il gagne le tissu cellulaire profond. C'est alors qu'on observe une gêne plus ou moins considérable dans la respiration et la déglutition et quelquefois aussi du délire, accidents qui s'expliquent facilement par la compression de l'œsophage, de la trachée et des gros vaisseaux du cou.

Les pustules malignes du thorax seraient aussi, suivant M. Régnier, très-fâcheuses par suite de la propagation du gonflement entre les muscles pectoraux jusqu'à la trachée et aux poumons ; elles pourraient amener les mêmes accidents que celles du cou.

Durée et terminaisons. — Rien n'est plus variable que la marche de la pustule maligne ; tantôt en effet elle se termine par la mort au bout de deux ou trois jours, tantôt au contraire cette dernière n'arrive qu'au bout de quinze jours ou trois semaines.

La mort est-elle la terminaison naturelle de la pustule maligne abandonnée à elle-même ? Nous pouvons heureusement affirmer le contraire. M. Vidal de Cassis, qui dit en avoir vu un certain nombre à l'hôpital de Marseille, et cela à toutes les périodes observables et chez des individus de tous les âges, n'a jamais constaté un seul cas de mort. Tous les auteurs, sans être aussi exclusifs, sont à peu près d'accord pour admettre que dans certaines circonstances la nature se suffit à elle-même pour amener la guérison. Voici ce qui s'observe dans ces cas. Les phénomènes locaux, qui allaient toujours en augmentant, cessent de faire des progrès ; les douleurs se calment, la tension diminue, un cercle d'inflammation franche se forme autour de l'escharre, qui se détache par suite du travail que l'on observe dans tout autre circonstance ; la plaie se régularise et se cicatrise ensuite comme une plaie simple.

Formes. — A. *Pustule maligne des Basses-Alpes.* — Dans sa dissertation sur la pustule maligne, Bayle nous a laissé la description d'une épidémie de pustule maligne observée en l'an IV dans le département des Basses-Alpes (1).

Cette maladie n'attaquait que des personnes jouissant d'une bonne santé, vivant sobrement, les unes uniquement de végétaux, les autres ajoutant un peu de viande ; presque toutes affirmaient n'avoir touché les restes d'aucun animal charbonneux. A ces raisons qui font admettre par Bayle un développement spontané, Boyer oppose celles-ci : 1° ces pays sont fréquemment sujets aux épizooties ; 2° tous les malades ne pouvaient affirmer n'avoir point touché à des débris d'animaux malades ; 3° l'affection se montrait sur des parties du corps exposées à l'air, comme le visage, le thorax.

La maladie ne se communiquait pas d'un individu à un autre, même en couchant dans le même lit.

Chez quelques malades on observa des prodrômes, tels que défaillances, gaîtés inaccoutumées, etc.; mais ils manquaient chez la plupart des malades. L'invasion était marquée par une enflure considérable, élastique, sans changement de couleur à la peau ; à son centre existait une tumeur circulaire circonscrite, dure, tantôt mobile, tantôt adhérente aux parties sous-jacentes, surmontée d'une pustule de la grosseur d'un grain de millet ; pas d'aréole autour de la pustule, mais au-dessous d'elle une tache brune s'enfonçant plus ou moins dans la peau. Quelquefois il découlait de la pustule un liquide transparent incolore qui se coagulait à l'air et imitait la couleur et la consistance du jaune d'œuf.

Cependant l'enflure faisait bientôt de nouveaux progrès. On y distinguait une souplesse et une légèreté remarquables. Elle paraissait emphysémateuse, mais ne crépitait point par la pression. La petite tumeur endurcie s'étendait un peu, et elle ne dépassait plus le niveau des parties environnantes ; quoiqu'il n'y eût ni chaleur ni rougeur, la peau environnante était sèche et aride. Le plus souvent les malades se croyaient bien portants : il n'y avait ni douleur ni rougeur locales, ni fièvre ; la langue était belle, le pouls naturel, les forces comme en santé.

A une époque très-rapprochée de l'invasion, il survenait ordinairement des phlyctènes autour de la pustule. Peu de temps après, chez deux malades, le ventre se tendit le troisième jour, devint plus douloureux, et la mort arriva presque inopinément. Chez un autre, au troisième jour aussi l'enflure occupait le cou et la poitrine; l'assoupissement succéda à de fréquentes défaillances; il fut interrompu de temps à autre par des angoisses inexprimables, et la mort arriva bientôt. —Chez ceux qui guérirent, la suppuration s'annonçait par la fièvre, le froid des extrémités, l'irrégularité et un peu l'intermittence du pouls.

Chez tous les malades, la tumeur qui soutenait la pustule était mortifiée et insensible; le tissu cellulaire sous-cutané tombait en mortification, de même que le tissu cellulaire intermusculaire; la peau se mor-

____

(1) Thèse inaugurale, 1802, n° 70.

tifiait sans changer de couleur et quelquefois sans enflure préliminaire : elle acquérait une dureté excessive, coriace, qui la faisait crier sous l'instrument. — Quand la gangrène se fixait, les parties sphacelées s'éliminaient comme de coutume.

Traitement qui a réussi chez tous les malades où il a été employé :

1° Proscription du vin, des aliments ; usage de la saignée quand le pouls n'était pas trop faible ; bains, lavements et petit lait.

2° Prompte extirpation de la tumeur et des parties sphacelées ; scarifications autour de la plaie assez profondes pour pénétrer dans le tissu cellulaire ; pansement des plaies avec l'onguent ægyptiac et le styrax.

3° Purgatifs peu irritants à très-haute dose avant l'établissement de la suppuration ou dès qu'elle était supprimée (Bayle).

B. *OEdème malin ou charbonneux des paupières.* — M. Bourgeois a donné dans son mémoire sur la pustule maligne de la Beauce (1) la description de cette affection, qui paraît avoir beaucoup d'analogie avec celle que nous venons de décrire. Voici ses caractères. Gonflement pâle d'abord, mou, bleuâtre, demi-transparent et rarement rosé des paupières ; pas de douleur locale, à peine une légère démangeaison. Au bout de deux ou trois jours, apparition sur les paupières de vésicules, d'escharres et enfin de tous les symptômes locaux et généraux de la pustule maligne ordinaire.

Dans l'observation 13 de son mémoire, nous voyons sur les paupières deux ou trois larges vésicules jaunâtres laissant suinter un liquide gélatineux de même couleur qui se concrète en coulant.

Le gonflement, l'absence de douleur, la couleur des téguments peuvent facilement le faire confondre avec un œdème de tout autre nature. Ce n'est que trente-six ou quarante-huit heures après l'apparition du mal que les vésicules et les escharres peuvent éclairer le diagnostic.

L'absence de pustule ou de bouton dans cette maladie rend le traitement local très-embarrassant. On ne peut guère appliquer au début que des décoctions fortement toniques et excitantes. Quand apparaissent les escharres, on doit cautériser avec le plus grand soin. Dans un cas où M. Bourgeois fut appelé le second jour de l'apparition du gonflement, il lui a suffi de promener sur les paupières un crayon de nitrate d'argent fondu imbibé d'eau. Dès le lendemain la réaction se manifestait, et la guérison suivit rapidement (Bourgeois).

Accidents. — M. Régnier rapporte l'histoire d'un malade affecté de pustule maligne à la partie interne du bras et chez lequel la chute de l'escharre laissa les troncs nerveux à découvert. La plaie était en voie de cicatrisation quand il survint un tétanos qui amena la mort. (*Loc. cit.*, p. 82.)

M. Bourgeois a de même observé un tétanos mortel pendant la convalescence d'une pustule maligne des paupières. Cette fâcheuse compli-

---

(1) *Archives de médecine*, 1843, t. I.

cation, qui tenait plus à l'existence de la plaie qu'à la cause qui y avait donné naissance, avait été provoquée, suivant M. Bourgeois, par une imprudence du malade, qui était aller uriner presque nu dans sa cour par une matinée très-fraîche de la fin d'octobre. (*Loc. cit.*, p. 197.)

ÉTIOLOGIE. — Si l'on devait s'en rapporter à Bayle, la pustule maligne se serait développée spontanément chez l'homme dans le département des Basses-Alpes; mais depuis Boyer, qui a vivement combattu cette opinion, les chirurgiens admettent généralement qu'elle succède toujours à l'application sur les téguments d'un principe délétère provenant des animaux qui présentent ces états pathologiques que Chabert désigne sous les noms de *charbon essentiel, charbon symptomatique* et *fièvre charbonneuse.* Ces conditions ne sont pas les seules qui puissent donner naissance à ce virus; ce dernier se développe encore chez les animaux soumis précédemment à une fatigue excessive. Morand nous a laissé l'observation de deux bouchers des Invalides qui furent affectés de la pustule maligne pour avoir dépecé un bœuf surmené. (*Loc. cit.*)

Nous n'avons pas à examiner ici les causes et la nature de ces états morbides chez les animaux; ces questions trouveront naturellement leur place dans la partie de cet ouvrage consacrée à l'art vétérinaire. Nous nous bornerons à donner quelques notions indispensables pour arriver à la connaissance de la pustule maligne dans l'espèce humaine.

La Bourgogne, la Franche-Comté, la Beauce, la Provence, le Dauphiné sont les parties de la France où le charbon frappe le plus fréquemment les animaux. Parmi ces derniers, le bœuf et le mouton en sont sans contredit plus souvent atteints que les autres; viennent ensuite le cheval, l'âne et le mulet, dont la nourriture est exclusivement végétale comme celle des premiers. Ces herbivores n'ont pas seuls le triste privilége de faire naître la pustule maligne. Chaussier a vu une personne attaquée d'une pustule maligne au doigt après avoir préparé un lièvre. Un homme la contracta en écorchant un loup trouvé mort sur le bord d'un ruisseau (Chaussier).

Siége du virus. — Le virus de la pustule maligne se retrouve également dans tous les points de l'économie, aussi bien dans les liquides que dans les solides : tous sans exception peuvent servir à la transmission de la maladie; les excréments eux-mêmes peuvent y contribuer, de même que la peau, les poils et la laine. Les nombreuses préparations que l'on fait subir dans les arts à ces dernières parties, tels que le tannage des peaux, le lavage, le cardage des laines, etc., ne suffisent point pour le détruire.

Transmission à l'homme. — Le simple contact de la peau avec une partie infectée suffit pour produire la pustule maligne. Il n'est pas nécessaire que le tégument soit privé de son épiderme pour que l'inoculation ait lieu; elle sera seulement plus facile et plus prompte si l'épiderme est mince et si la peau jouit de propriétés absorbantes très-actives. Une plaie, une blessure faite par un os appartenant à ces animaux ou par un instrument qui a servi à leur dissection favorisera de même l'inoculation. Celle-ci pourra se faire encore par l'intermédiaire des mouches et insectes qui auront séjourné sur des débris d'animaux morts dans les conditions que nous avons signalées.

Placé à la surface d'une membrane muqueuse, le virus ne donne point naissance à la pustule maligne; il amène des lésions que l'on doit rapporter au charbon. C'est ce que tend à prouver cette observation de Duhamel dans laquelle nous voyons un garçon boucher, qui avait mis à sa bouche, pendant quelques instants, le couteau qui lui servait à couper un bœuf affecté du *mal à boutin*, être pris quelques heures après d'un épaississement de la langue avec serrement de la poitrine et difficulté de respirer; son corps se couvrit de pustules noirâtres, et il mourut le quatrième jour d'une gangrène générale. (Morand, *loc. cit.*, p. 243.)

Quelques observations de Morand, Duhamel et Thomassin pourraient faire croire que l'on peut impunément manger la viande des animaux dont le simple contact fait naître la pustule maligne; mais d'autres faits également bien observés ne permettent pas de douter un seul instant du danger auquel on s'expose en prenant cette nourriture. Deux frères, une sœur et une autre femme du village de Besnans furent très-promptement attaqués du charbon malin après avoir dépouillé une vache morte de cette maladie; ils furent tous très en danger, mais aucun n'a péri. Un troisième frère, nouvellement retiré du service, ne craignit pas de faire usage de la viande de cette vache; il s'en prépara un poison qui le fit périr avec une promptitude étonnante et avec des symptômes qui annonçaient qu'il était attaqué d'une violente inflammation de l'estomac. (Observ. de Coillot, rapportée par Régnier, *loc. cit.*, p. 17.)

Transmission d'homme à homme. — Thomassin rapporte qu'en 1763, un laboureur piqué par un insecte vit une pustule maligne se former à la paupière avec une enflure énorme de toute la tête. Sa femme lui perça avec une épingle les petites vésicules qui couvraient la tumeur, et avec ses doigts imprégnés de la sérosité qui en suintait, elle essuyait les larmes qu'elle laissait échapper. Environ deux heures après qu'elle eut rendu cet officieux service à son mari, elle s'aperçut d'une tumeur à la joue qui fit un progrès étonnant dans peu d'heures. Maucourt cite un exemple analogue (thèse inaug., 1829), Huteland (cité par M. Vidal de Cassis) rapporte qu'une femme a contracté cette maladie en couchant avec sa compagne qui en était affectée.

C'est en vain qu'on oppose à ces faits des observations de malades où malgré le contact, malgré même l'inoculation de la sérosité contenue dans la pustule, la contagion n'a pas eu lieu; nous dirons avec A. Bérard et M. Denouvilliers: «Que prouvent ces observations? N'a-t-on pas » vu aussi l'inoculation du virus vénérien tentée inutilement? Fussent- » ils cent fois plus nombreux, ces faits ne peuvent empêcher que ceux » de Thomassin et de Maucourt ne se soient produits; or ceux-là suffiront

» pour nous autoriser à conclure que la pustule maligne peut se trans-
» mettre d'homme à homme. »

Les notions qui précèdent sur l'étiologie de la pustule maligne permettent maintenant de comprendre avec facilité pourquoi la pustule maligne
ne s'observe guère que sur les parties exposées à l'air ; elle se rencontre
en effet plus particulièrement sur les différentes parties de la face et du
cou, sur la poitrine et les mains. On comprendra de même pourquoi elle
est si fréquente : 1° chez les pâtres, les laboureurs et les fermiers, qui se
trouvent par leur profession en rapport avec les animaux atteints du
charbon ; 2° chez les bouchers, qui les tuent et les habillent ; 3° chez les
tanneurs, les mégissiers, les cordonniers, les cardeurs de laine, etc., qui
manient dans certaines circonstances des peaux et laines infectées du
virus.

DIAGNOSTIC. — Facile à reconnaître quand elle est arrivée à ses troisième et quatrième périodes, la pustule maligne peut facilement avant
cette époque être confondue avec la piqûre d'un insecte, le furoncle,
l'érysipèle phlycténoïde et surtout avec le charbon. Nous allons indiquer
successivement les caractères différentiels de chacune de ces affections,
à part toutefois le charbon, dont nous ne parlerons qu'un peu plus loin
en indiquant les phénomènes qui le caractérisent.

La piqûre d'un insecte, du cousin en particulier, se distinguera par
un engorgement plus large, moins exactement circonscrit, présentant
une forme conique sans vésicule. La démangeaison est moins vive et
disparaît pour toujours dès que l'aiguillon est enlevé. Il ne faut cependant pas avoir trop de confiance en pareille circonstance, puisque les insectes sont eux-mêmes un moyen de transmission de la maladie. S'il
restait quelques doutes, il faudrait se tenir sur ses gardes et même au
besoin se comporter comme s'il s'agissait d'une pustule maligne.

Le furoncle offre quelque ressemblance avec une pustule maligne arrivée à la seconde période ; mais son volume est beaucoup plus considérable ; l'inflammation qu'il présente est franche, pulsative ; il n'est jamais
environné d'un cercle vésiculaire ; de plus il débute constamment par le
tissu cellulaire et n'arrive à la peau que consécutivement.

Dans l'érysipèle phlycténoïde, l'éruption occupe toujours une surface
très-étendue, irrégulièrement circonscrite ; les vésicules sont irrégulièrement disposées, et en se desséchant elles ne laissent pas de points durs,
noirs et insensibles.

PRONOSTIC. — Les détails qui précèdent montrent suffisamment que
la pustule maligne offre toujours de la gravité : elle est grave parce
qu'elle peut amener la mort malgré les secours de l'art aussi bien qu'a-
bandonnée à elle-même ; elle est grave à cause des pertes de substance
qu'elle entraîne si souvent à sa suite. Le pronostic reste néanmoins toujours subordonné à l'intensité de la cause, à la marche de la maladie et
aux circonstances nombreuses qui peuvent la modifier.

TRAITEMENT. — Il est préservatif ou curatif.

Traitement préservatif. — C'est presque une banalité de dire qu'il faut avec le plus grand soin éviter les animaux malades ou morts de maladies suspectes et faire enfouir leurs débris dans la terre à une profondeur suffisante pour qu'ils ne puissent revenir à la surface du sol. Lorsque l'on est forcé, par sa profession ou par intérêt, de s'exposer à la contagion, M. Régnier conseille l'emploi d'un vêtement semblable à celui des agriculteurs lorsqu'ils veulent extraire le miel des ruches : il se compose d'un masque cousu à un capuchon fixé lui-même à une blande et de gants impénétrables. Dans les cas où l'on ne voudra pas recourir à ce moyen, on devra du moins enduire avec un corps gras les parties de la peau exposées au contact des matières infectées; il faudra de même renoncer à introduire le bras dans le rectum (fouiller) pour en extraire les excréments, et lors du pansement des tumeurs charbonneuses employer des pinces pour éviter le contact de la charpie et des liquides qui peuvent s'en écouler.

Si maintenant l'on s'est exposé à la contagion en touchant des matières suspectes, on devra se laver soigneusement et à plusieurs reprises dans la journée et même les jours suivants avec de l'eau de savon, de chaux, de cendre, de l'eau vinaigrée ou salée. Le chlorure de soude pourra être encore employé avec avantage; on a démontré par des expériences directes le pouvoir qu'a ce liquide de faire perdre au virus charbonneux sa propriété septique : ainsi une portion de tumeur charbonneuse placée dans le tissu cellulaire sous-cutané d'un mouton développe une tumeur semblable; une autre portion du même poids laissée six minutes dans le chlorure de soude et placée de même n'a plus causé qu'un phlegmon. (Ducreux, *Th. de Paris*, 1838, n° 128.)

Traitement curatif. — Le chirurgien se propose ici : 1° de détruire le virus; 2° de faire cesser les accidents et de ramener les parties à leur état primitif.

Pour remplir la première indication, deux méthodes principales ont été employées, ce sont l'extirpation et la cautérisation. La première consiste à diviser avec le bistouri les parties gangrénées, à exciser ensuite les lambeaux. Cette méthode est maintenant rejetée par tous les praticiens. Voici du reste comment s'expriment à son égard A. Bérard et M. Denonvilliers : « De deux choses l'une : ou l'on retranchera l'escharre sans toucher aux parties vivantes, ou l'on intéressera celles-ci, car il nous paraît impossible qu'on divise exactement dans la limite du mort et du vif. Dans le premier cas, on laissera une partie de l'escharre, et nous ne voyons pas de quelle utilité aura pu être l'opération; dans le second, on causera des douleurs très-vives, on donnera lieu à des hémorrhagies souvent considérables et alarmantes; enfin on n'obtiendra même pas, au prix de ces accidents, la fin qu'on se propose, car l'expérience a démontré que le mal récidive après l'opération : la gangrène s'empare des lèvres de la plaie, s'étend et se propage d'une manière étonnante, et plus on renouvelle l'extirpation, plus les accidents locaux et généraux sévissent avec intensité. » (*Compendium de chir.*, t. I, p. 273.)

Reste maintenant la cautérisation, qui est la méthode employée par tous les praticiens à cause des avantages qu'elle a sur tous les autres procédés. Si elle est pratiquée convenablement, elle détruit en effet complétement les parties malades, et par la réaction qu'elle amène dans les tissus altérés, elle fait naître une inflammation franche qui se termine par élimination. Pour la pratiquer on devra mettre en usage les caustiques les plus actifs, puisqu'ils auront l'avantage de détruire une plus grande étendue de tissus ; c'est pour cette raison que l'on préfère généralement les acides minéraux concentrés (azotique, sulfurique, chlorhydrique), le fer rouge, le beurre d'antimoine et surtout la pâte de Vienne. On devra éviter avec soin ceux qui contiennent des principes vénéneux, dont l'absorption pourrait amener des accidents (sublimé corrosif, pâtes arsénicales, etc.).

La pustule maligne marchant quelquefois avec une grande rapidité, le chirurgien doit agir activement aussitôt qu'il est appelé auprès de la personne qui en est affectée. Nous allons indiquer d'après Chaussier la marche qu'il aura à suivre dans chacune des périodes de la maladie.

Au début on ouvre la vésicule, on essuie la sérosité et on place à ce niveau un petit tampon de charpie imbibé d'un caustique liquide que l'on maintient en place pendant cinq ou six heures. On trouve alors une escharre dure, sèche, qui doit comprendre toute l'épaisseur de la peau si la cautérisation a été convenablement faite, et l'on panse avec un plumasseau couvert d'un digestif légèrement animé. Le lendemain en renouvelant le pansement, on ne doit retrouver ni dureté ni aréole vésiculaire ; le malade n'éprouve qu'une légère douleur, sans chaleur âcre, sans tiraillement. On continue alors le même pansement jusqu'à la chute de l'escharre, après quoi l'on se comporte comme pour une plaie simple.

Dans le cas contraire, la cautérisation n'ayant pas été suffisante, la maladie continuant ses progrès est arrivée à la seconde période.

Cette fois on devra recourir à une nouvelle application du caustique ; mais pour favoriser son action, il est nécessaire de scarifier profondément l'escharre, d'en enlever les lambeaux sans atteindre cependant les parties vivantes. Après avoir abstergé la plaie résultant de cette opération, on promènera sur toute sa surface un pinceau imbibé du caustique, ou mieux encore on placera une couche de pâte de Vienne d'une épaisseur et d'une largeur suffisantes pour atteindre toutes les parties malades. Ce procédé a été employé avec succès par l'un de nous dans un cas de pustule maligne pour lequel un confrère avait fait une trop légère cautérisation. On favorisera ensuite la réaction locale par des applications stimulantes, comme nous le disions tout à l'heure. — Dans la troisième période, le chirurgien devra tenir la même conduite ; il devra seulement redoubler de précautions pour exciser la plus grande partie de l'escharre et permettre au caustique d'agir avec toute sa force.

Est-il besoin d'ajouter que si l'escharre se détache spontanément, si l'inflammation qui la circonscrit est franche, si en un mot la nature se suffit à elle-même, est-il besoin, dis-je, d'ajouter que l'on devra s'abstenir de troubler ce travail, que l'on se bornera aux applications locales, qui favoriseront l'élimination de l'escharre?

Appelé dans la quatrième période, le chirurgien devra comme précédemment exciter avec soin les parties sphacelées, absterger le fond de la plaie et cautériser profondément. A. Bérard et M. Denonvilliers conseillaient ici l'emploi du fer rouge : on ne doit pas craindre de faire plusieurs applications successives, de manière à ne laisser intacte aucune portion de la plaie ; il y a même lieu de circonscrire l'escharre par une incision circulaire faite sur la peau vive et de cautériser ensuite jusqu'au fond cette plaie saignante ; il sera prudent encore de promener légèrement le cautère sur la peau environnante si la maladie est très-étendue et les symptômes alarmants.

Pendant les trois premières périodes, c'est-à-dire tant que les symptômes généraux ne se sont pas encore montrés, le traitement général se bornera à l'emploi de quelques boissons délayantes ; mais dès que les symptômes adynamiques auront apparu, on devra relever et soutenir les forces du malade par l'usage des toniques, tels que le quinquina, le vin, l'ammoniaque ; la thériaque a rendu de grands services en pareille circonstance. On continuera l'emploi de ces moyens jusqu'à la chute de l'escharre.

Quelques praticiens ont dirigé contre la pustule maligne d'autres traitements que nous ne ferons que mentionner.

La méthode antiphlogistique a été préconisée par M. Régnier, M. Perroud de Villefranche et Shaken de Nancy (1). Les émétiques ont de même été beaucoup vantés par Thomassin, les purgatifs par quelques autres ; mais les succès qu'on leur attribue sont si peu nombreux et en même temps si contestables, qu'il nous paraît inutile d'insister plus longuement sur des méthodes aussi défectueuses.

ARTICLE VIII.

DU CHARBON.

SYNONYMIE. — *Anthrax malin.*

DÉFINITION. — Le charbon est une affection inflammatoire et gangréneuse caractérisée par une tumeur présentant une escharre de la

---

(1) Perroud de Villefranche, *Archives de la médecine physiologique*, 1836, p. 238. —Shaken, *Journ. de médec. et de chirurg. prat.*, février 1835, art. 986.

couleur du charbon et dont le développement spontané ou par contagion est précédé ou accompagné de symptômes généraux d'une grande gravité.

Symptômes, marche, durée, terminaisons. — Vingt-quatre heures avant l'éruption de la tumeur charbonneuse, le malade éprouve du malaise, de l'abattement, une grande prostration des forces, un saisissement particulier en même temps que cette crainte de la mort que l'on observe aussi au début de certaines maladies graves; quelquefois on remarque des nausées, des syncopes et du délire; puis surviennent les symptômes spéciaux. On voit alors apparaître au-dessus du niveau de la peau une ou plusieurs pustules qui noircissent promptement, s'ouvrent et donnent issue à un liquide séreux, roussâtre, dont le contact sur les téguments voisins amène une démangeaison et une chaleur considérables. Au niveau de ces pustules existe un noyau dur, à peine saillant, superficiel, dont la couleur très-foncée d'abord devient bientôt complétement noire comme du charbon : c'est une escharre, qui est tantôt sèche, tantôt au contraire diffluente; sa circonférence est entourée d'un cercle d'un rouge éclatant d'où partent quelquefois des rayons violets, livides ou noirâtres. Pendant l'éruption de cette tumeur, la partie malade devient le siége d'une chaleur brûlante et d'une douleur compressive semblable à celle qui résulterait de l'action toujours croissante d'un cercle de fer chaud; cette douleur offre par moments des exacerbations qui amènent souvent des défaillances, des palpitations de cœur, des intermittences du pouls.

La maladie continue à faire des progrès; l'escharre s'étend, elle envoie des irradiations dans les parties molles voisines, qui présentent bientôt les mêmes phénomènes que le point primitivement malade. Suivant Boyer, la gangrène s'étend sous les téguments beaucoup plus loin qu'on ne pourrait le soupçonner, et même suivant lui elle pourrait envahir des artères placées dans la région malade, circonstance grave, puisque une hémorrhagie considérable suivrait naturellement la chute des escharres. — Tandis que ces phénomènes se passent au-dessous de la peau, l'escharre continue ses progrès : son centre se ramollit, se décompose, de telle sorte qu'elle devient facile à déprimer; en même temps les symptômes généraux, délire, convulsions et coma, ne tardent pas à amener la mort du malade.

Les tumeurs charbonneuses sont rarement multiples, bien qu'il existe des observations de malades qui en présentaient deux ou trois, il est plus ordinaire de n'en trouver qu'une seule. On peut les rencontrer sur toutes les parties du corps, aussi bien sur celles qui sont recouvertes par les vêtements que sur celles exposées à l'air, ce qui se comprend facilement dans les cas où le charbon est spontané.

Quand le charbon, au lieu d'être spontané, a succédé à la contagion, les symptômes ne varient pas; seulement les phénomènes locaux apparaissent à la même époque que les phénomènes généraux. Dans ce cas, le charbon se montre comme la pustule maligne, sur les parties du corps privées de vêtements.

Marche. — Elle est toujours extrêmement rapide ; aussi Fournier (1) l'appelle-t-il une tumeur de surprise. On a vu la mort arriver vingt, quinze et même dix heures après l'apparition de la tumeur charbonneuse.

La mort n'est cependant pas toujours aussi prompte ; quelquefois elle n'arrive qu'au bout de plusieurs jours.

On ne trouve dans les auteurs qu'un petit nombre d'observations où l'on ait noté les lésions cadavériques ; d'après ce petit nombre d'exemples, on voit que les altérations sont identiques à celles que nous avons signalées pour la pustule maligne.

Quelques auteurs admettent dans le charbon une forme érysipélateuse caractérisée par une étendue plus grande et des bords irrégulièrement circonscrits. Cette variété serait suivant eux moins grave que le charbon ordinaire.

ÉTIOLOGIE. — Le charbon peut se développer spontanément ou bien être le résultat de la contagion.

1° Le charbon spontané s'observe surtout dans le Languedoc, en Égypte, sur les bords du Nil et dans les pays méridionaux exposés à un soleil ardent. Pendant les chaleurs de l'été, on le voit frapper les individus qui se trouvent dans les plus mauvaises conditions hygiéniques ; qui sont épuisés par la misère, une fatigue excessive ; qui se nourrissent exclusivement de mauvais fruits ; qui habitent dans le voisinage des marais, d'eaux croupissantes ou d'étangs incomplétement desséchés. C'est du reste sous cette même influence que le charbon se développe chez les animaux. Cependant en présence du grand nombre d'individus exposés à ces conditions insalubres, on ne peut s'empêcher d'être frappé du petit nombre de malades qu'elles atteignent ; il faut nécessairement admettre quelque autre cause déterminante chez ceux qui en sont atteints et regarder les précédentes comme des causes prédisposantes seulement.

2° Le charbon qui succède à la contagion se développe dans les mêmes pays que le précédent et de plus dans les contrées où sévit la pustule maligne. Comme cette dernière, il peut résulter du contact de nos téguments soit avec la sérosité qui s'écoule d'une tumeur charbonneuse, soit avec le sang, les liquides ou les solides appartenant à des animaux qui en sont affectés ; en un mot toutes les causes qui peuvent amener la pustule maligne amènent aussi le charbon. Mais en outre la contagion pourra se faire par les voies digestives et respiratoires.

a. *Voies digestives.* — Nous avons déjà cité, en parlant de la pustule maligne, l'histoire du boucher des Invalides, rapportée par Duhamel

---

(1) Fournier, *Observations et expériences sur le charbon malin, avec un moyen assuré de le guérir;* Dijon, 1769.

(page 141), chez lequel un couteau placé entre les dents amena le développement du charbon ; nous avons parlé de même du danger auquel on s'expose en mangeant la viande d'animaux malades. Suivant Fournier, la marche de cette affection serait beaucoup plus rapide et ses résultats plus terribles dans les cas où elle tiendrait à l'introduction de viandes suspectes dans le tube digestif.

b. *Voies respiratoires.* — Un chamoiseur de Dijon, ayant acheté à très-bas prix plusieurs peaux de bœufs morts depuis quelque temps d'une maladie charbonneuse, s'occupa à les battre, à les ranger dans son atelier; mais peu de jours après, il fut attaqué d'une fièvre très-grave qui se termina par une éruption de taches gangréneuses en différentes parties du corps et principalement aux parties génitales. — M. de Chaignebrun rapporte que visitant un malade attaqué d'une fièvre inflammatoire gangréneuse et exanthématique, on lui présenta tout-à-coup un bassin plein de matières très-fétides que l'on retirait de dessous le malade ; dès l'instant même il éprouva du malaise, un mouvement spasmodique, et le lendemain il fut attaqué d'un charbon à la cuisse (1). — C'est encore à l'introduction par les voies respiratoires que l'on doit attribuer les affections charbonneuses qui se développent chez les individus occupés par leur profession à battre ou à carder la laine des moutons morts du charbon ou de la clavelée.

DIAGNOSTIC. — Le charbon a tant d'analogie avec la pustule maligne sous le rapport des causes, des symptômes généraux, des lésions anatomiques, qu'on peut facilement les confondre l'un avec l'autre. La pustule maligne en diffère cependant par des caractères bien tranchés : c'est ainsi qu'elle se développe toujours sous l'influence d'un stimulus extérieur, d'un virus qui agit localement et qui atteint surtout les parties du corps habituellement découvertes; elle envahit les tissus de dehors en dedans; elle débute par une vésicule; plus tard apparaissent le tubercule grenu et l'aréole vésiculaire. Ce n'est qu'à une époque plus éloignée, quand le mal a fait des progrès en largeur et en profondeur, que l'on voit survenir les symptômes généraux.

PRONOSTIC. — Il est toujours beaucoup plus grave que celui de la pustule maligne, puisque même au début l'on n'a pas affaire à une affection locale et que toute l'économie est déjà profondément altérée. Tous les auteurs qui ont écrit sur le charbon s'accordent à avouer qu'ils en ont très-peu guéri. Fournier raconte même qu'avant lui les malades qui en étaient atteints étaient abandonnés de leurs parents et amis et périssaient misérablement.

Lorsque la tumeur charbonneuse siége sur les membres, la gravité est peut-être un peu moindre qu'au cou, à la tête ou sur le tronc.

TRAITEMENT. — Fournier prétend avoir obtenu d'excellents résultats du traitement curatif que nous allons exposer.

---

(1) Énaux et Chaussier, *Précis sur la pustule maligne*, p. 176.

Traitement général. — *Premier cas.* — Lorsque le charbon se présente avec une inflammation considérable, une fièvre violente, il faut pratiquer une saignée et trois heures après prescrire le tartre stibié dans le but de faire vomir ; le lendemain, s'il n'y a pas eu de selles, on prescrit un apozème purgatif composé de manne et la décoction de tamarin et de séné mondé ; le troisième jour un lavement purgatif ; le quatrième jour, si le charbon fait encore des progrès, on donne un second vomitif et une tisane rafraîchissante. Dans cette forme, le quinquina n'offre aucun avantage.

Deuxième cas. (Prostration des forces, petitesse et concentration du pouls, refroidissement.)] — On doit proscrire la saignée et administrer un cordial, tel que la thériaque, la confection alkermès, etc., délayée dans une infusion aromatique ; deux heures après donner un vomitif et pendant son action soutenir les forces à l'aide de quelque tonique ; au bout de deux ou trois jours revenir au vomitif s'il existe une nouvelle complication saburrale. Le quinquina donné en substance toutes les quatre heures produit d'excellents effets.

Troisième cas. (Pouls ni fort ni faible, forces à l'état naturel.) — On doit s'abstenir encore de la saignée, prescrire un vomitif et pendant un ou deux jours donner de l'eau pour toute boisson, à moins toutefois que l'état des forces n'indique l'administration d'un léger cordial. Dès le lendemain on donne un purgatif dont l'énergie sera proportionnée aux évacuations de la veille ; le troisième jour bouillons rafraîchissants et boisson aqueuse ; le quatrième jour second vomitif si la gangrène (chose rare) fait de nouveaux progrès.

On voit par ce qui précède que Fournier conseille dans le premier cas l'emploi de la saignée combiné avec les vomitifs et les purgatifs. Suivant Boyer, au contraire, le médecin doit s'abstenir de recourir aux émissions sanguines, quelle que soit l'apparence inflammatoire que présente la maladie ; avec elle il doit se comporter comme s'il s'agissait d'une fièvre adynamique et ataxique.

Traitement local. — C'est à tort que Fournier proscrit l'emploi des caustiques sous le prétexte qu'ils agissent trop lentement, à des profondeurs inégales et sans ménager les parties qui doivent l'être. Il est facile de remédier à ces inconvénients en scarifiant et excisant les portions gangrenées et faisant ensuite une application méthodique du caustique. On se comportera du reste alors comme avec la pustule maligne arrivée à sa dernière période.

Le docteur Ferramosca de Muro a employé avec un succès remarquable les frictions mercurielles autour de la tumeur après la cautérisation ; il a même obtenu la guérison par ce moyen seul. La dose de l'onguent mercuriel était de quinze à vingt-cinq grammes par jour en deux frictions. (*Dict. de médecine* en 30 vol., t. VII, p. 277.)

CHAPITRE III.

DES PLAIES.

On donne le nom de *plaie* à toute solution de continuité apparente résultant de l'action instantanée d'un agent mécanique sur nos tissus.

Avant d'exposer les nombreuses différences qui existent entre elles au point de vue du siége, des causes et des complications, nous indiquerons les phénomènes qu'elles peuvent présenter à leurs diverses périodes, c'est-à-dire depuis l'instant de leur production jusqu'à leur guérison complète. Les uns s'observent au moment même de l'action du corps vulnérant, on les dit *primitifs*; les autres sont le résultat des efforts faits par la nature pour amener la cicatrisation, on les appelle *consécutifs* ou *secondaires*.

PHÉNOMÈNES LOCAUX. — A. *Phénomènes primitifs.* — Ce sont l'écoulement du sang, la douleur et l'écartement des lèvres de la plaie.

a. L'*écoulement sanguin*, phénomène à peu près constant, résulte de la division des vaisseaux capillaires, artériels et veineux. Sa couleur est le produit du mélange du sang venant de ces deux ordres de vaisseaux ; mais le sang artériel étant versé en plus grande abondance, le sang veineux perdant en outre une partie de sa coloration noire au contact de l'air, il en résulte que la couleur du liquide versé en dehors est plutôt artérielle que veineuse. La quantité de l'écoulement du sang donne quelquefois lieu par son abondance à des indications spéciales dont nous nous occuperons plus tard à propos des accidents des plaies. En général il est peu considérable et quelquefois même presque nul, comme nous le dirons en parlant des plaies par instruments piquants et de celles par armes à feu. Dans une opération de hernie étranglée pratiquée par A. Bérard sur un malade qui offrait les symptômes du choléra algide, les surfaces divisées pendant l'opération ne fournirent que quelques gouttes de sang. Les plaies de certains tissus, comme les cartilages, les tendons, les aponévroses, les nerfs, etc., ne donnent pas lieu à un écoulement sanguin.

b. L'intensité de la *douleur* est extrêmement variable ; on peut dire d'une manière générale qu'elle est d'autant moins grande que l'agent extérieur se meut avec plus de rapidité et divise les parties d'une manière plus nette et plus régulière. Tous les tissus n'ont pas la même sensibilité : en première ligne nous devons placer les nerfs dits de *sensibilité*, et la peau, qui contient un si grand nombre de leurs filaments, surtout celle des régions cervicale postérieure, anale, palmaire et plantaire. La douleur est au contraire peu intense lorsque la solution de continuité porte sur les muscles, les artères, les veines, les cartilages, les tendons, etc.

c. L'écartement des lèvres de la plaie reconnaît plusieurs causes qui n'ont pas toutes une égale puissance.

1° *L'introduction même du corps vulnérant*, dont l'effet varie suivant le volume de l'instrument.

2° *L'élasticité des tissus*. — Cette cause, beaucoup plus énergique que la précédente, amène des résultats d'autant plus marqués que la solution de continuité occupe des tissus jouissant de cette propriété à un plus haut degré. En première ligne on doit placer la peau, puis ensuite le tissu jaune élastique, les muscles, le tissu artériel. Les tendons et les aponévroses, bien que peu élastiques par eux-mêmes, méritent d'être classés ici à cause des insertions qu'ils fournissent aux fibres musculaires. Le tissu cellulaire modifie puissamment les effets de cette propriété organique suivant sa laxité et son extensibilité : c'est ainsi qu'il s'oppose à l'écartement des lèvres d'une plaie portant sur le cuir chevelu, tandis que cet écartement est des plus évidents sur les membres où le tissu cellulaire permet un glissement facile des téguments.

3° La *contractilité des tissus*. — C'est à tort que la plupart des auteurs admettent qu'elle agit énergiquement. M. Nélaton fait remarquer en effet que cette propriété ne s'observe qu'au moment de la blessure, sous l'influence du contact de l'instrument, et que la contraction cesse avec ce contact. La conicité des moignons, que l'on avait donnée comme preuve de cette contractilité, tient le plus souvent à l'élasticité de la peau et des couches musculaires superficielles.

4° *L'attitude*. — Malgré l'écartement qu'elle peut produire entre les deux lèvres d'une plaie, elle ne doit pas être considérée comme une cause inhérente à celle-ci, puisqu'il est presque toujours possible, par une position convenable, de faire cesser son action.

B. L'exposé des *phénomènes consécutifs* comprend l'examen des différentes phases que présente une plaie pour arriver à guérison ; c'est en d'autres termes l'histoire de la cicatrisation. Nous allons l'indiquer aussi brièvement que possible. Nous prendrons pour guide dans cette étude la marche suivie par M. Deville dans son excellente thèse *Sur la réunion et la cicatrisation des plaies* (thèse de concours pour l'agrégation en chirurgie, 1847).

Lorsque les lèvres d'une plaie sont mises en contact, et que d'ailleurs aucune complication ne vient déranger le travail de la nature, voici ce que l'on observe. Au bout de quelques heures seulement, la douleur disparaît presque entièrement et l'on trouve entre les bords de la division un liquide visqueux, plus ou moins jaunâtre, analogue au sang privé de ses globules (*plasma du sang*) et que les auteurs désignent sous le nom de *lymphe plastique*, *lymphe coagulable*. Ce liquide, en contact avec toute la surface de la plaie, se coagule bientôt, forme une masse molle privée de toute organisation. Plus tard elle perd sa transparence ; on commence à y voir des apparences linéaires finement granulées, nullement régulières. En même temps, c'est-à-dire du second au troisième ou quatrième jour, apparaissent dans son épaisseur des vaisseaux de nouvelle formation qui forment des anses s'anastomosant les unes avec les autres, et se continuent avec les capillaires voisins, dont ils ne sont du reste qu'une dépendance. La lymphe plastique prend aussi plus de consistance et se confond entièrement avec chacune des deux lèvres de la plaie, qui se trouvent ainsi réunies complétement.

C'est ce mode de cicatrisation que les auteurs ont désigné sous le nom de *réunion immédiate* ou *par première intention*. Mais les choses ne se passent pas toujours aussi simplement. Dans certains cas en effet, quand il existe une cause irritante à la surface de la plaie, celle-ci s'enflamme vers la fin du deuxième jour ou le commencement du troisième et présente successivement tous les phénomènes des tissus enflammés, y compris même la suppuration : c'est-à-dire que ses bords se tuméfient, deviennent douloureux, durs, d'un rouge plus foncé; la surface exhale un liquide trouble, sanguinolent, et se recouvre d'une matière d'un blanc sale. Bientôt l'inflammation diminue et le pus apparaît avec tous ses caractères; en même temps on aperçoit de petits mamelons peu apparents d'abord, dont le volume croît sans cesse, et qui finissent par se confondre dans une base commune. Ces mamelons, que l'on désigne généralement sous le nom de *bourgeons charnus*, sécrètent un liquide séro-purulent dont la quantité diminue progressivement; les saillies s'affaissent, les intervalles se comblent par l'exhalation de la lymphe plastique, les globules purulents diminuent de plus en plus et la surface de la plaie commence à se dessécher.

La dessiccation commence en général par la circonférence de la plaie, à moins que celle-ci ne présente une grande étendue; dans ce cas elle se fait en même temps sur différents points de sa surface. Plus tard enfin, quand la dessiccation est complète, la cicatrice se trouve recouverte d'une lamelle épidermique très-apparente.

Les auteurs ont donné à ce dernier ensemble de phénomènes le nom de *réunion médiate* ou *par seconde intention*. Ces dénominations sembleraient faire supposer qu'il n'existe aucune analogie entre ces deux modes de cicatrisation; ils ne diffèrent cependant que par des nuances très-légères : c'est ainsi que dans les deux cas nous voyons l'exhalation, la coagulation de la lymphe plastique se faire sous la même influence, ce liquide s'organiser d'une manière définitive et concourir ainsi à former une cicatrice identique dans ces deux conditions; la différence porte seulement sur l'addition de l'élément inflammatoire, qui ne fait que retarder l'évolution du travail réparateur.

PHÉNOMÈNES GÉNÉRAUX. — Nuls quand la plaie offre peu d'étendue et se réunit immédiatement, ces phénomènes n'apparaissent que quand la plaie a des dimensions plus grandes. Au degré le plus faible, ils sont constitués par la fièvre inflammatoire ordinaire, dont la durée ne dépasse pas ordinairement deux jours. Dans les cas où la solution de continuité présente une grande surface qui doit suppurer, on voit se développer la fièvre dite *traumatique*. Elle commence du deuxième au quatrième jour. Assez ordinairement il n'y a pas de frisson : ce dernier est remplacé par le retour de chaleur ; en même temps le pouls est plein et fort. Il y a de la dyspnée ; la peau est chaude et halitueuse, la physionomie animée, l'appétit à peu près nul, la langue blanchâtre, la soif vive. Il y a de la constipation ; les urines sont rares et chargées. Quelquefois le malade éprouve aussi de la céphalalgie. La fièvre traumatique dure habituellement deux ou trois jours, à moins de complications du côté de la plaie ou d'un autre point de l'économie : c'est souvent à ces diverses circonstances qu'il faut attribuer le développement de ces complications de la fièvre traumatique, qui peut revêtir alors tous les caractères des fièvres continues.

Tels sont les phénomènes qui caractérisent une plaie à ses différentes périodes. Nous allons maintenant parler de quelques circonstances qui peuvent modifier le travail de la cicatrisation.

a. *Age.* — Plus on avance en âge, plus la cicatrisation se fait lentement, surtout chez les vieillards, où l'exhalation de la lymphe plastique se fait plus difficilement qu'à un autre âge. Dans l'enfance, en effet, la cicatrisation est rapide et la réunion par première intention facile, particularités aisées à comprendre, ce travail ayant la plus grande analogie avec celui qui préside au développement de tous nos organes.

b. *État de la constitution.* — Cette influence ne peut être mise en doute lorsqu'on voit d'une part la difficulté avec laquelle on arrive à faire cicatriser une plaie chez une personne affaiblie par des maladies antérieures et d'autre part la rapidité de la cicatrisation chez les individus doués d'une bonne constitution. Néanmoins le chirurgien a souvent l'occasion d'observer des plaies guérissant en un petit laps de temps sur des individus chétifs, amaigris, soumis même quelquefois à une diathèse scrofuleuse ou autre ; aussi doit-il être toujours en garde lorsqu'il a à se prononcer sur le temps nécessaire à la guérison.

c. *Influences morales.* — Il suffit de rappeler que de tous temps les chirurgiens militaires ont remarqué une très-grande différence au point de vue de la cicatrisation entre les plaies des vainqueurs et celles des vaincus.— Nous ne ferons que citer l'influence salutaire d'une nourriture saine et suffisante, d'une température élevée mais égale, d'une localité saine, du renouvellement de l'air, etc. Des détails à cet égard seraient sans aucun avantage.

d. *Nature du tissu.* — Les tissus vasculaires étant les seuls qui puissent donner lieu à l'exhalation de la lymphe plastique, l'épiderme et les cartilages d'incrustation n'offrent aucune aptitude à la cicatrisation ; cette propriété est au contraire très-développée dans les parties qui jouissent d'une vascularité et en même temps d'une laxité considérables. On voit en première ligne la peau, le tissu cellulaire, les muscles et puis les ligaments, les tendons et les os. Dans ces derniers la cicatrisation est très-lente et la suppuration constante ; mais en dehors de cette particularité, le mécanisme de la guérison ne diffère pas de celui que nous avons décrit.

e. Une dernière circonstance qu'il importe de signaler à cause de son influence défavorable sur la rapidité de la guérison, c'est le *contact permanent des corps étrangers* à la surface de la plaie, quelle que soit du reste leur origine ; il en résulte une inflammation suppurative qui empêche la réunion immédiate d'avoir lieu. Parmi ces corps étrangers, ce sont l'air atmosphérique et le sang qui se trouvent le plus souvent en contact permanent avec la plaie.

Les plaies présentent entre elles de grandes différences sous le rapport de la forme, de la direction, du nombre et des dimensions ; il suffira, je crois, d'indiquer cette particularité sans entrer dans plus de détails sur ce sujet.

DIAGNOSTIC. — Le commémoratif de la blessure et les phénomènes primitifs qui la caractérisent ne permettent pas de confondre une plaie avec tout autre solution de continuité. Ainsi l'ulcère s'en distingue facilement par l'absence de violence extérieure, par la couleur blafarde de la surface et par le liquide sanieux qui s'en écoule ; mais lorsque la plaie est arrivée à l'époque où se fait la cicatrice, on peut aisément la confondre avec les solutions de continuité qui succèdent à la chute d'escharres produites par une brûlure, par la compression lente de la peau qui repose sur des surfaces osseuses (sacrum, ischions, grand trochanter ou malléoles). Dans ce dernier cas en effet, dès que l'escharre est tombée, commence un travail de réparation identique à celui qui préside à la guérison d'une plaie.

PRONOSTIC. — Les plaies offrent entre elles trop de différences pour donner sur le pronostic des notions précises ; nous y reviendrons en examinant chacune de leurs variétés. Nous dirons seulement avec A. Bérard et M. Denonvilliers qu'un malade qui a une plaie suppurante est beaucoup plus apte qu'un autre à contracter d'autres maladies et presque toujours des maladies graves ; aussi le chirurgien doit-il pour cette raison éviter de pratiquer des opérations lorsqu'un malade doit se trouver soumis à quelque influence épidémique ou autre.

TRAITEMENT. — 1° *Local.* — Malgré les adversaires qu'a rencontrés à une certaine époque la réunion par première intention, tous les chirurgiens s'accordent maintenant à la tenter lorsqu'il existe quelque raison d'admettre sa possibilité. C'est qu'en effet dans les cas où elle réussit, la guérison est beaucoup plus prompte, la cicatrice moins étendue, et qu'on évite ainsi les accidents dus à l'inflammation, à la suppuration, etc. De plus, si elle échoue, la plaie se trouve dans d'aussi bonnes conditions qu'auparavant pour la réunion par seconde intention. On la tente généralement :

a. *Lorsque la plaie est récente*, c'est-à-dire dans les premières heures qui suivent l'accident : à cette époque l'exhalation plastique ne s'est pas encore faite, et le contact de l'air n'a pas duré assez longtemps pour amener de l'inflammation ;

b. Lorsque la plaie ne présente aucun corps étranger à sa surface ;

c. Lorsque les parties voisines ont conservé leur vitalité ;

d. Lorsque le contact est parfait entre les lèvres de la plaie.

Telles sont les conditions nécessaires pour obtenir la réunion immédiate. Sont-elles indispensables? Non, car il existe dans la science un grand nombre d'exemples qui prouvent qu'on peut l'obtenir en l'absence de l'une d'entre elles, et pour n'en citer qu'un seul, tout le monde admet que des parties complétement séparées du corps ont pu se réunir dès qu'elles ont été remises en place et maintenues par un pansement convenable. On devra donc tenter ce mode de réunion chaque fois qu'il n'existera pas de contre-indications spéciales.

Pour l'obtenir, le chirurgien doit d'abord absterger avec soin la plaie et la débarrasser des corps étrangers qui pourraient irriter sa surface ; après quoi il procédera à la réunion comme nous l'avons indiqué dans une autre partie de cet ouvrage. (Voyez p. 51 et suiv., *De la réunion.*)

Le nombre des contre-indications à la réunion immédiate se restreint chaque jour davantage ; le chirurgien n'y a guère recours que dans les cas où la plaie est compliquée de corps étrangers ou de venins, quand il y a une forte contusion des parties voisines, lorsque la cicatrisation doit commencer par le fond de la plaie, etc.

Dans ces cas, comme dans ceux où l'on n'est appelé que quand la plaie suppure, le traitement est assez simple ; il se borne à mettre sur la plaie un linge troué enduit de cérat et recouvert d'un plumasseau de charpie. Lorsque la plaie est profonde, il est utile de placer dans le fond de sa cavité de la charpie sèche destinée à pomper les liquides qui s'y forment ; on devra en même temps surveiller l'état inflammatoire des parties lésées ; si la phlegmasie était trop intense, il faudrait recourir aux applications émollientes et même aux émissions sanguines locales.

2° *Traitement général.* — Il consiste dans le choix des moyens hygiéniques convenables. Ainsi dans les cas où la plaie offre une grande surface, l'alimentation devra être diminuée pour ne pas aggraver les phénomènes généraux qui arriveront dans les premiers jours ; le malade devra garder un repos absolu ; on lui donnera en même temps des boissons délayantes. Si le mouvement fébrile avait trop d'intensité, on pourrait pratiquer une saignée générale ou recourir à l'emploi des purgatifs salins.

ARTICLE I.

ACCIDENTS ET COMPLICATIONS DES PLAIES.

Les accidents et complications des plaies sont nombreux et variés : les uns sont primitifs, comme l'hémorrhagie et les corps étrangers ; les autres sont consécutifs, ce sont : les hémorrhagies consécutives, l'inflammation, l'érysipèle, le phlegmon, l'angioleucite, la diathèse purulente, la pourriture d'hôpital, le délire nerveux et le tétanos. Nous ne dirons ici que ce qu'il y a de particulier aux plaies pour l'érysipèle, le tétanos. Les descriptions de toutes ces affections trouveront leur place dans une autre partie de cet ouvrage.

§ Ier. *De l'hémorrhagie* (1).

On donne le nom d'*hémorrhagie traumatique* à tout écoulement sanguin provenant de la surface d'une plaie et assez abondant pour nécessiter l'emploi de moyens spéciaux sans lesquels la vie du malade courrait des dangers.

L'instrument qui produit la solution de continuité dans les parties molles peut avoir atteint les artères, les veines ou les vaisseaux capillaires : de là cette division des hémorrhagies en hémorrhagie artérielle, hémorrhagie veineuse et hémorrhagie capillaire. Nous ne nous occuperons ici que de la dernière, les deux autres devant être examinées spécialement dans le chapitre consacré aux plaies des artères et des veines.

Lorsqu'une plaie est le siége d'une hémorrhagie capillaire, il est facile de constater l'existence de l'écoulement sanguin. On voit en effet de toute la surface de la solution de continuité sourdre un grand nombre de gouttelettes qui s'étalent immédiatement, se réunissent, et le sang, comme on le dit généralement, coule en nappe. Si l'hémorrhagie n'a lieu qu'après le pansement, les pièces qui composent celui-ci se colorent peu à peu en rose, puis en rouge de plus en plus foncé. Dans les cas de cette espèce il ne faut pas oublier qu'il suffit d'une petite quantité de liquide pour colorer une grande masse de linge ; on peut donc attendre un certain temps, qui variera du reste suivant l'âge et les conditions dans lesquelles se trouve le malade.

Une hémorrhagie abondante ne tarde pas à amener le développement des phénomènes généraux, qui consistent dans la pâleur générale de la peau et des muqueuses, l'apparition d'une sueur froide et visqueuse sur le front, le devant de la poitrine, l'épigastre, la paume des mains et la plante des pieds ; on observe en même temps un refroidissement général, de la dyspnée, des nausées et quelquefois des vomissements. Le pouls perd de sa force et de sa résistance ; mais en même temps sa fréquence augmente : il est petit, concentré, irrégulier. Si l'hémorrhagie continue, les battements du cœur deviennent irréguliers, les frissons redoublent ; on constate des vertiges, des lipothymies, des mouvements convulsifs, quelquefois le coma ou le délire et la mort.

Ces accidents ne se succèdent pas ordinairement avec une grande rapidité. Leur marche est en général assez lente dans les hémorrhagies capillaires ; aussi sont-elles rarement mortelles immédiatement : il est plus fréquent de les voir s'arrêter pour reparaître plus tard. Les phénomènes

---

(1) De αἷμα (sang) et de ῥήγνυμι (faire jaillir), ou bien αἷμα (sang) et ῥέω, ῥεῖν (couler).

généraux consistent alors dans la décoloration de la peau, les frissons, l'accélération du pouls et la diminution des forces; ce n'est que lorsque l'écoulement sanguin s'est déjà plusieurs fois renouvelé que l'on voit apparaître les nausées, les vomissements et la syncope.

Un grand nombre de circonstances peuvent favoriser le développement des hémorrhagies. Nous allons essayer de les indiquer successivement.

1° *Pansement*. — Un bandage trop serré qui s'oppose au retour du sang veineux force celui-ci à s'échapper par les ouvertures des capillaires divisés; le même effet sera produit par la présence d'un corps irritant à la surface de la plaie. Il en résulte une congestion de celle-ci et par suite une hémorrhagie qui persiste aussi longtemps que l'irritation et qui devient dangereuse, sinon par son abondance, du moins par sa durée. C'est probablement à cette cause qu'il faut attribuer les succès obtenus dans le seizième siècle par un baigneur de Munich, célèbre dans l'art d'appliquer les ventouses; il avait le secret de tirer autant de sang qu'il voulait, et même jusqu'à la syncope, en frottant dit-on l'instrument avec une poudre particulière. (Langius, cité par Latour, *Hist. philos. et méd. des causes des hémorrhagies.*)

2° *Situation de la plaie*. — J.-L. Petit parle d'hémorrhagies survenues chez des enfants à la mamelle qui avaient subi la section du filet : le sang à sa sortie des capillaires déterminait des mouvements de succion qui favorisaient son renouvellement aussitôt que la déglutition débarrassait la bouche de celui qui s'y trouvait précédemment. Le même accident peut s'observer à la suite de l'opération du bec-de-lièvre, et c'est pour l'éviter que A. Bérard recommandait avec tant de soins de laisser un aide auprès des enfants chez lesquels on vient de pratiquer l'une ou l'autre de ces opérations.

3° *Nature du tissu*. — Les blessures des membranes muqueuses, quoi qu'on en ait dit, n'offrent pas plus de dangers que celles de la peau, à moins toutefois qu'il n'existe quelques-unes des complications que nous indiquerons tout-à-l'heure. — Les tissus vasculaires et surtout le tissu érectile normal ou accidentel sont souvent suivis d'hémorrhagies plus ou moins abondantes. Il n'est pas rare de les voir succéder à des applications de sangsues à la vulve et à l'anus.

4° *État pathologique*. — L'état général influe beaucoup sur le développement des hémorrhagies. Celles-ci sont en effet beaucoup plus fréquentes chez les individus affaiblis par des maladies antérieures ou actuelles, chez ceux en un mot où les solides ont perdu leur tonicité et le sang sa plasticité, dans le scorbut par exemple. Zacutus Lusitanus dit avoir vu des hémorrhagies mortelles survenir chez des pestiférés à la suite de l'application des ventouses scarifiées; le cautère actuel luimême ne parvenait pas à arrêter l'écoulement du sang. — Des hémorrhagies antérieures en faisant perdre à ce liquide une partie de sa plasticité rendent par cela même leur retour beaucoup plus facile.

5° *Hérédité*. — Admise par la plupart des auteurs, cette cause ne paraît pas encore complétement démontrée pour quelques-uns. M. Nélaton fait observer en effet que c'est un fait qui ne repose que sur des récits, des souvenirs confus et souvent empreints d'exagération.

6° Enfin on a eu recours à l'idiosyncrasie pour expliquer certaines hémorrhagies qu'on ne pouvait attribuer à aucune autre cause. Un barbier de Venise, en se coupant les poils du nez, s'entama la peau avec la pointe des ciseaux dont il se servait ; il en provint une effusion sanguine qu'aucun moyen ne put arrêter et qui devint mortelle (1). Fauchard parle d'un malade qui eut une hémorrhagie qu'on ne put arrêter qu'avec le cautère actuel. Elle avait succédé à une excision de gencives inégales et gonflées. La cautérisation fit cesser l'écoulement, qui n'a pas reparu depuis. (*Maladies des dents*, par Fauchard.)

Nous ne pensons pas qu'il soit nécessaire d'indiquer parmi les causes qui favorisent les hémorrhagies la suspension du spasme des vaisseaux. On sait qu'au moment où le corps vulnérant agit sur les tissus, il amène dans les parois des vaisseaux une sorte de constriction qui oblitère ces derniers : au bout de quelques instants ce spasme venant à cesser, l'écoulement sanguin reparaît ; mais alors il est rare que cette hémorrhagie soit assez abondante pour inspirer des inquiétudes.

DIAGNOSTIC. — Le diagnostic d'une hémorrhagie capillaire est généralement facile à établir : il suffit de mettre à nu la surface de la plaie pour constater le point qui est le siége de l'écoulement du sang. Dans quelques cas cependant, le chirurgien est obligé de prendre quelques précautions pour y arriver, c'est lorsqu'il existe un caillot à la surface de la plaie et que le sang s'écoule par un point placé à la circonférence de ce caillot ; il suffit alors de détacher le caillot pour reconnaître le point qui donne issue au liquide.

PRONOSTIC. — Variable suivant la quantité du sang qui s'écoule, variable aussi suivant la rapidité avec laquelle il s'écoule. Il est bon de noter aussi que l'affaiblissement qui résulte d'une hémorrhagie est ordinairement plus marqué et met plus de temps à cesser que dans les cas où elle provient de la lésion d'une artère ou d'une veine.

L'hémorrhagie a de plus l'inconvénient de forcer à défaire un pansement à l'aide duquel on avait tenté la réunion immédiate. Il en résulte qu'on est souvent forcé de renoncer à cette dernière, surtout à cause des topiques irritants que l'on est obligé de placer sur la plaie pour remédier à l'hémorrhagie.

TRAITEMENT. — 1° *Local*. — De tous les moyens que l'on peut diriger contre les hémorrhagies capillaires, le plus simple de tous est sans nul doute le contact de l'air. Ce moyen suffit assez souvent lorsque l'écoulement n'est pas très-abondant.

Réfrigérants. — Dans cette division, nous placerons la glace pilée

---

(1) Alexander Benedictus, cité par Latour.

renfermée dans une vessie ; l'eau froide, que l'on emploie tantôt en aspersion, tantôt en mettant sur la plaie des compresses qui en sont imbibées. On pourra se servir encore de compresses trempées dans des liquides s'évaporant avec une grande facilité (mélanges d'eau et d'alcool, d'eau et d'éther, camphre en poudre placé entre deux linges humides et que l'on mouille à mesure qu'ils sèchent). — Ils offrent de grands avantages dans le traitement des hémorrhagies capillaires ; ils ont cependant l'inconvénient de permettre le retour du sang quand la chaleur revient dans les parties soumises antérieurement à l'action du froid.

Absorbants. — Ils agissent en formant avec le sang un corps solide qui adhère à la surface de la plaie et oblitère ainsi les ouvertures des vaisseaux ; ce sont la charpie, l'amadou, la toile d'araignée, la gomme arabique en poudre, la colophane, etc.

Styptiques. — Ils resserrent et condensent les tissus et coagulent le sang au moment de sa sortie. Ils comprennent les solutions astringentes, comme l'eau de Rabel, le vinaigre, le sulfate de fer ou de cuivre dissous, les eaux dites *hémostatiques* de Brochiéri et autres.

Compression. — Tous les moyens que nous venons d'indiquer peuvent réussir lorsqu'ils sont appliqués seuls ; ils offrent cependant plus de chances de succès lorsqu'on ajoute l'emploi de la compression directe, c'est-à-dire appliquée à la surface de la plaie.

Cautérisation. — De tous les caustiques, le nitrate d'argent fondu est presque le seul dont on se serve encore lorsque la plaie offre une très-petite étendue, dans les piqûres de sangsues par exemple. Il n'en est plus de même du cautère actuel, si fréquemment mis en usage par les anciens. Nous avons indiqué plus haut des cas où il a pu être employé avec avantage ; mais pour qu'il réussisse, il doit être chauffé à blanc, appliqué promptement et retiré lorsqu'il est encore rouge : sans cela il adhérerait à l'escharre, qu'il entraînerait avec lui.

Il n'est pas nécessaire d'ajouter que lorsque l'hémorrhagie est arrêtée, il faut laisser aussi longtemps que possible les pièces du pansement en place si on ne veut pas s'exposer à voir reparaître l'écoulement du sang.

2° *Traitement général.* — Il se borne à éloigner les causes que nous avons signalées comme prédisposant aux hémorrhagies. On doit encore administrer une nourriture légèrement tonique et des médicaments propres à redonner au sang sa plasticité (fer). Le sulfate de soude pris à l'intérieur a pu supprimer des hémorrhagies contre lesquelles tout avait été tenté sans succès ; voici dans quelle circonstance.

Il y a au voisinage de Plymouth (New-Hampshire) une famille qui par une organisation particulière est sujette à des hémorrhagies très-graves et très-dangereuses à la moindre égratignure. Les plaies ne se cicatrisent ou ne se ferment qu'imparfaitement et s'ouvrent après quelques jours avec le même danger. Les individus de cette famille ne veulent pas se faire saigner, plusieurs de leurs parents étant morts à la suite de cette opération ; dans ces cas le sang n'a pu être arrêté ; tous les moyens employés ont été inutiles. Depuis quelques années seulement, cette famille a trouvé un remède auquel sans doute les médecins n'auraient pu penser et qui cependant, quoiqu'il ne semble avoir aucun rapport avec la maladie, a tout le succès désiré : c'est le *sulfate de soude* pris pendant quelques jours à dose suffisante pour purger ; il arrête facilement l'hémorrhagie et fait cicatriser la plaie. Il a été administré avec succès, même dans le cas où la longueur de l'hémorrhagie avait déjà beaucoup affaibli le malade. (*Journal de médecine , chirurgie et pharmacie*, cité par Latour , observ. 126.)

§ II. *De la douleur.*

La douleur ne devient un accident dans les plaies que lorsque par sa durée ou son intensité elle amène de la fièvre, la chaleur et la sécheresse de la peau, l'accélération de la respiration et de la circulation, de l'agitation, de l'insomnie, quelquefois même du délire et des mouvements convulsifs.

Nous trouvons dans la présence des corps étrangers à la surface d'une plaie une des causes les plus fréquentes de douleurs, surtout s'ils sont en même temps irritants. C'est ainsi que l'accumulation du sang entre les lèvres d'une plaie, l'application inopportune de médicaments irritants développeront facilement de très-vives douleurs, surtout chez les malades à tempérament nerveux ; un pansement trop serré, fait avec du linge trop dur ou placé de manière à comprimer inégalement la plaie peut encore produire une douleur excessive. Dans ces cas il suffit de reconnaître la cause de la douleur pour la faire cesser immédiatement en modifiant le pansement ; mais si cet accident tient à l'accumulation du sang ou de tout autre liquide, il faut ouvrir les lèvres de la plaie, enlever avec soin les caillots, rechercher la source du liquide et s'opposer à son exhalation ultérieure ; après quoi l'on pourra de nouveau tenter la réunion immédiate, à moins de contradictions spéciales.

Suivant les anciens la nature du tissu divisé influerait beaucoup sur l'intensité de la douleur. Tout le monde se rappelle quelle était leur opinion sur les blessures des tendons. Ambroise Paré ne conseillait-il pas de brûler les parties piquées, telles que nerfs, tendons, etc., avec de l'huile bouillante de térébenthine ? Il a du reste eu recours à ce moyen sur le roi Charles IX, qui éprouvait de vives douleurs survenues à la suite d'une saignée au bras. Depuis Ambroise Paré la chirurgie a fait de grands progrès : la blessure des tendons et aponévroses n'inspire plus aucune crainte, et la douleur qu'on leur attribuait a depuis été mise sur le compte de la section incomplète des filets nerveux, opinion qui a fait proposer la division des tissus dans le but d'achever la section commencée. Aujourd'hui la plupart des chirurgiens attribuent la douleur à la compression des tissus enflammés par les aponévroses qui les recouvrent et conseillent de pratiquer des débridements pour faire cesser l'étranglement et permettre aux parties profondes de prendre un développement convenable.

§ III. *Du délire nerveux.*

HISTORIQUE. — C'est à Dupuytren que nous devons la première description du délire nerveux. (*Annuaire médico-chirurgical des hôpitaux de Paris*, 1819, p. 145; *Mémoire sur la fracture du péroné.*) Malgré les détails fournis par cet illustre chirurgien, il est à regretter qu'il n'ait pas examiné la question de savoir s'il diffère du délire des ivrognes, du *delirium tremens*, avec lequel quelques auteurs le confondent encore. Leveillé entre autres, qui se fonde sur ce que Dupuytren n'a point constaté si l'ivrognerie était ordinaire aux blessés qu'il a vus délirer et qu'il a guéris avec des lavements opiacés. (Leveillé, *Mémoire sur la folie des ivrognes; Mém. de l'Acad. roy. de méd.*, t. I, 1828, p. 213.)

C'est un délire aigu, apyrétique, qui débute parfois par des paroles ou des mouvements incohérents et une exaltation sans motif; mais dans le plus grand nombre des cas, il s'empare tout-à-coup des sujets les mieux disposés en apparence. Dès lors nul ordre, nulle suite, nulle justesse dans leurs idées, dans leurs discours, non plus que dans leurs actions; confusion et transposition continuelle des noms et des idées d'une personne, d'un lieu ou d'une chose à d'autres; nul repos le jour ni la nuit et préoccupation constante d'une idée tantôt fixe, tantôt variable et presque toujours relative à l'âge, à la profession, aux habitudes ou bien aux goûts et aux passions ordinaires des malades; mouvements continuels, quelquefois modérés et le plus souvent violents; loquacité extrême, et suivant le tempérament du malade et l'intensité du délire, menaces, vociférations effrayantes, rougeur intense de la face, saillie et vivacité extrême des yeux, sueurs abondantes sur les parties supérieures du corps, insensibilité complète et entier oubli de la maladie qui a été la cause du délire, au point que des malades opérés de hernie se font comme un jeu de vider leurs intestins après en avoir provoqué la sortie du ventre par des mouvements violents, etc. (Dupuytren.)

On n'observe habituellement aucun mouvement fébrile; l'accélération du pouls que l'on rencontre quelquefois est alors le résultat de l'agitation délirante elle-même. Pas de dérangements dans les fonctions digestives et des excrétions. Il faut noter cependant que les malades ne donnent pas le moindre signe d'appétit pendant la durée du délire nerveux, qui varie du reste entre deux, trois, quatre ou cinq jours.

Le délire se termine le plus souvent d'une manière heureuse, et alors la guérison est presque toujours aussi brusque que son début. Les malades s'endorment comme exténués de fatigue, et après huit, dix, douze, quinze ou un plus grand nombre d'heures d'un sommeil paisible, ils se réveillent un peu faibles mais raisonnables, complétement ignorants de ce qui leur est arrivé, sensibles à leurs maux et disposés à s'épargner les

moindres mouvements qui pourraient leur être nuisibles ; ils demandent
des aliments et rentrent dans le libre exercice de leur intelligence. Dès
lors la maladie primitive continue sa marche accoutumée. Ce délire ne
se termine pas dans tous les cas sans retour ; il est susceptible de reparaître une deuxième ou une troisième fois, après un, deux ou trois jours
de rémission, mais en s'affaiblissant à chaque récidive (Dupuytren).

La mort, lorsqu'elle arrive (ce qui est rare), tient souvent à la maladie qu'il complique et dont il augmente en même temps la gravité.
Dans ces cas l'autopsie n'a révélé aucune lésion qui pût lui être rapportée.

ÉTIOLOGIE. — Le délire nerveux s'observe plus particulièrement chez
les individus nerveux et pusillanimes qui ont fait de grands efforts de
courage avant de se soumettre à quelque opération chirurgicale. Suivant Dupuytren, la cause la plus commune est l'exposition immédiate
des os au contact de l'air : viennent ensuite l'inflammation et la suppuration développées dans les parties molles situées autour des fragments,
dans l'épaisseur et à la face interne du périoste qui les revêt. A ces
causes il faut encore ajouter toutes les impressions morales (frayeur,
joie, chagrins, craintes, etc.), dont la violence soudaine ou l'obsession
continuelle troublent momentanément la raison et provoquent un accès
de folie éphémère (Falret). On comprend facilement d'après ce qui précède pourquoi cet accident s'observe si fréquemment chez les individus
qui ont tenté de se suicider.

Dupuytren n'a jamais observé le délire nerveux chez les enfants ; il
est en même temps plus rare chez les femmes que chez les hommes.

DIAGNOSTIC. — Caractérisé par un développement rapide avec apy-
rexie, une marche rémittente et une terminaison soudaine comme le
début, le délire nerveux ne peut être confondu avec une méningite
aiguë. Il ne diffère du *delirium tremens* que par l'étiologie. En effet, ce
dernier est toujours dû à l'abus des spiritueux ou des narcotiques, soit
qu'il succède immédiatement à un excès de cette nature, soit que des
causes morales en amènent le développement chez des individus habi-
tués à faire un usage immodéré de liqueurs ou d'opium. Il ne faut pas
oublier cependant qu'on a vu le *delirium tremens* apparaître chez des
ivrognes ou des opiophages qui présentaient des plaies suppurantes.
C'est ainsi que nous lisons dans Lind : « *Multis sane et variis ejusmodi*
observatis edocti meritò conjicimus quamcumque externam affectionem,
dolore sive febre stipatam, in potatoribus facilè delirium tremens exci-
tare. » (Leveillé, *loc. cit.*, p. 212.)

Du reste une erreur de diagnostic aurait ici peu d'inconvénients, puisque le traitement est le même dans les deux cas.

Malgré la communauté d'origine et de forme qui existe entre la folie
et le délire nerveux, la considération attentive des symptômes et des
causes pourra fournir quelques éclaircissements. L'explosion du délire
nerveux manque souvent de prodrômes ; il acquiert rapidement son plus

haut degré d'intensité, et il est rare qu'il ne soit pas accompagné de quelque malaise physique dont l'empreinte est gravée dans la physionomie. Le malade passe en quelques jours, en quelques heures, en quelques instants, d'un état de sens commun à la déraison la plus complète. Rien n'avait préparé à cette métamorphose ceux qui en sont témoins, et ils restent frappés d'étonnement. Le plus ordinairement, au contraire, les progrès de l'aliénation mentale sont gradués du jour où le délire est manifeste, permanent; on peut y rattacher des antécédents dont on n'avait pas d'abord apprécié la valeur. (Falret, *Dictionn. des études médicales pratiques*, art. DÉLIRE.)

PRONOSTIC. — S'il ne survient pas de complications, le pronostic n'offre pas en général beaucoup de gravité.

TRAITEMENT. — Le blessé doit être placé dans une position telle qu'il ne puisse nuire ni à lui ni aux autres. S'il est très-agité, on doit le maintenir avec ménagement en n'employant que les moyens absolument nécessaires, sans quoi l'on s'exposerait à augmenter l'intensité des accidents.

Dupuytren dit n'avoir vu retirer ni retiré lui-même aucun avantage des calmants de toute espèce, de la saignée jusqu'à défaillance, des révulsifs vers les pieds, etc. Le seul moyen qui lui ait réussi, c'est le laudanum de Sydenham en lavement, à la dose de huit ou dix gouttes dans une petite quantité de véhicule, et répété une, deux, trois ou quatre fois à cinq ou six heures d'intervalle. Le même médicament absorbé par l'estomac ne lui a point fourni de résultats aussi heureux que par le rectum.

§ V. *Du tétanos.*

ÉTIOLOGIE. — Cette affection, dont l'histoire appartient à la pathologie interne peut se développer à la suite de toutes les blessures, quelles qu'en soient d'ailleurs les causes et les caractères. C'est ainsi qu'on le voit survenir à la suite des plaies par des instruments piquants, tranchants ou contondants. Valentin l'a vu succéder à une morsure de serpent. Dans deux cas observés par Dupuytren, la plaie était le résultat d'un coup de fouet. On l'observe fréquemment encore à la suite des plaies des membres et surtout des pieds et des orteils, dans les cas où il y a déchirure des nerfs ou des tendons; les écrasements, les morsures, les fractures comminutives ou avec plaie y prédisposent également. Dupuytren l'a observé également au neuvième jour du traitement d'une fracture compliquée de la jambe.

Parmi les causes prédisposantes, on a cité la présence des vers intestinaux, la suppression d'un écoulement, les impressions morales, vives, etc.; mais jusqu'à présent leur influence n'a pas été bien démontrée. Il n'en est plus de même des variations atmosphériques, que tous les auteurs s'accordent à regarder comme exerçant une action très-puissante sur les développements du tétanos : celui-ci survient souvent en effet chez les blessés qui subissent l'impression subite du froid ou qui se sont trouvés successivement exposés à une forte chaleur et à l'humidité. On sait que cette dernière condition se rencontre plus particulièrement dans les régions inter-tropicales ; dans ces contrées en effet il est beaucoup plus fréquent que dans les pays tempérés, la France par exemple. C'est pour la même raison qu'on lui a vu faire de si grands ravages sur les champs de bataille quand les blessés avaient passé la nuit sur la terre, après avoir été exposés à une chaleur élevée dans le jour précédent.

On a observé le tétanos à tous les âges indistinctement ; en Europe cependant c'est plutôt chez les adultes que chez les vieillards et les enfants. Ces derniers au contraire y sont le plus exposés dans les pays où la température est élevée. Au dire de Bajon, les deux tiers des enfants nouveau-nés à Cayenne succomberaient à cette affection développée sous l'influence de la ligature du cordon ombilical. M. Cederschjoeld (de Stockholm) a vu en 1835 une épidémie de trismus développé du quatrième au sixième jour de la naissance (1).

§ V. *De l'inflammation.*

L'inflammation n'est regardée comme un accident que lorsque par son intensité et son étendue elle donne lieu à des indications spéciales. Elle peut se développer dans toute espèce de blessures et à toutes les périodes de leur cicatrisation. On la reconnaît à l'augmentation de la douleur et de la rougeur, qui prend une couleur écarlate pâle (couleur du sang artériel). Les bords de la solution de continuité se renversent ; ils deviennent plus durs et plus volumineux. Le gonflement œdémateux qui circonscrit la partie enflammée occupe une surface plus étendue ; le pus n'est plus sécrété par la plaie en aussi grande quantité ; de crémeux qu'il était auparavant il devient séro-sanguinolent. En même temps la cicatrisation s'arrête ; on voit même assez souvent l'inflammation envahir les parties qui étaient déjà cicatrisées. — Les phénomènes généraux sont ceux de la fièvre inflammatoire ; leur intensité varie avec les causes de l'inflammation. — Ces dernières sont nombreuses et souvent les mêmes que celles de la douleur. (Voyez PATHOLOGIE GÉNÉRALE.) Les plaies contuses y sont plus exposées que les autres variétés que nous avons indiquées.

L'inflammation est un accident généralement fâcheux, puisqu'elle s'oppose à la réunion par première intention, et qu'elle peut envahir les tissus voisins et donner lieu à un phlegmon simple ou diffus, à une phlébite, à une lymphite, etc.

Le traitement de cet accident consiste à éloigner tout d'abord les causes qui ont amené son développement et à traiter ensuite la phlegmasie par les moyens ordinaires, tels que cataplasmes, fomentations émollientes,

---

(1) Journal *l'Expérience*, 28 avril 1842 , p. 267.

émissions sanguines locales et générales, repos et diète. — Leur emploi sera basé sur l'intensité de l'inflammation.

§ VI. *De l'Érysipèle traumatique.*

Il présente tant d'analogie avec l'érysipèle spontané, que nous renverrons pour la description à celle de ce dernier. (Voyez **PATHOLOGIE INTERNE**.) Nous n'indiquerons ici que les particularités propres à cette variété. De toutes les plaies, celles qui sont dues à un instrument contondant y sont plus exposées que les autres; tous les corps irritants placés à la surface d'une solution de continuité extérieure peuvent amener aussi son développement: c'est à ce titre que les bandelettes agglutinatives, fréquemment employées à la suite des opérations, favorisent si souvent son apparition. Ces causes agissent avec d'autant plus d'efficacité que le malade se trouve soumis à l'influence des causes générales de l'érysipèle spontané.

Le début de l'érysipèle traumatique n'est pas toujours précédé des symptômes généraux que l'on observe avant l'apparition de l'érysipèle spontané. La rougeur débute par les lèvres de la plaie, qui se tuméfient et se renversent; le malade ressent de vives douleurs dans cette partie, qui présente les modifications dont nous avons parlé dans le paragraphe précédent de l'inflammation.

Traitement. — Dès qu'apparaissent les premiers symptômes de l'érysipèle traumatique, toute l'attention doit se porter du côté de la plaie. Existe-t-il des étranglements, il faut les faire cesser immédiatement par des débridements appropriés; des corps étrangers, les extraire avec le moins d'irritation possible, etc. (Lepelletier.) On doit en même temps s'adresser à l'état général, et suivant les indications combattre ce dernier soit par la saignée soit par les vomitifs et les laxatifs.

Nous ne croyons pas devoir insister sur les applications locales de sulfate de fer (1) faites par M. le professeur Velpeau, non plus que sur les émissions sanguines pratiquées par M. le professeur Blandin sur le trajet des lymphatiques venant de la région érysipélateuse. Ces considérations trouveront plus naturellement leur place dans l'article consacré à la description générale de l'érysipèle spontané.

§ VII. *Pourriture d'hôpital.*

HISTORIQUE. — Bien que la pourriture d'hôpital n'ait pas été décrite comme une affection distincte par les chirurgiens de l'antiquité, il est impossible de ne pas reconnaître ses caractères dans l'histoire de

---

(1) *Pommade de sulfate de fer.*	*Solution de sulfate de fer.*
Pr. Sulfate de fer...... 8 gr.	Pr. Sulfate de fer..... 30 gr.
Axonge............ 30 id.	Eau............ 1 kilogr.

ces ulcères *sordides*, *putrides*, *corrosifs* qui se traitaient par les caustiques et le feu.

C'est à la fin du dix-huitième siècle que Pouteau (*Œuvres posthumes*) en donna le premier une description détaillée. A dater de cette époque la pourriture d'hôpital fut l'objet de nombreux travaux dont les plus importants sont ceux de Dussaussoy, Gillepsie, Rollo, Blanc, Trotter, Leslie, Johnston, Delpech, Hennen, Thomson, Percy, Blackadder et F. Ollivier.

C'est dans leurs écrits qu'ont été puisées toutes les descriptions qui figurent dans les traités généraux de chirurgie, car fort heureusement peu de chirurgiens à notre époque ont été en position d'observer dans tous ses ravages cette funeste complication des plaies.

DÉFINITION. — La pourriture d'hôpital est une altération des solutions de continuité, récentes ou anciennes, caractérisée surtout par un dépôt couenneux à leur surface et par une ulcération progressive qui en retarde la cicatrisation et se propage quelquefois au loin dans les tissus vivants.

Cette altération s'observe plus spécialement dans les hôpitaux encombrés de malades ; elle se montre presque toujours d'une manière épidémique et se propage probablement par contagion.

SYMPTOMES. — *Spéciaux ou locaux*. — La pourriture d'hôpital peut débuter de trois manières distinctes : par une vésicule, par une ulcération, par une fausse membrane. Les symptômes diffèrent dans les commencements pour ces trois formes de la maladie ; mais à une période plus avancée ils se confondent, soit que l'affection fasse de nouveaux progrès, soit qu'elle tende vers la guérison.

1° **DÉBUT**. — *Forme vésiculeuse*. — Dans les expériences qui ont été faites sur l'inoculation de la pourriture d'hôpital, on a pu voir quelquefois cette affection commencer par une vésicule.

F. Ollivier a été le sujet d'une expérience de ce genre. La matière dont se servit un de ses collègues à l'armée d'Espagne pour lui inoculer la pourriture d'hôpital était sanieuse, brunâtre, et avait été recueillie sur un malade qui succomba au progrès de cette affection. Placée sur une lancette, elle fut introduite dans l'épaisseur de la peau au-dessous de la région deltoïdienne du bras droit et produisit comme premier effet une vésicule. Celle-ci se creva bientôt et fut suivie d'une ulcération dont on arrêta les progrès par la cautérisation.

Blackadder a vu l'application de la matière virulente sur la peau dénudée de son épiderme déterminer la formation de petites vésicules remplies d'un liquide plus ou moins coloré, ces vésicules se crevasser d'elles-mêmes, et être suivies des symptômes que nous indiquerons plus loin.

Plusieurs chirurgiens ont observé ces vésicules à la surface de plaies et d'ulcères plus ou moins étendus, plus ou moins anciens, et en proie, à dater de ce moment, à la maladie que nous décrivons. Enfin, et ces observations sont de nature à faire regarder la pourriture d'hôpital non plus comme un accident particulier aux solutions de continuité, mais comme une maladie spéciale indépendante de celles-ci, on a vu soit une vésicule soit une pustule se montrer dans une partie du corps exempte de toute lésion appréciable à la surface d'une cicatrice ou sur la peau non ulcérée et ouvrir le cortége de tous les signes de la pourriture d'hôpital.

Forme ulcéreuse. — Lorsque la pourriture d'hôpital débute par une ulcération, la plaie qui en est le siége devient douloureuse dans un ou plusieurs points de son étendue. Chaque point douloureux est bientôt occupé par une petite excavation circulaire environnée de bords relevés, taillés à pic ou renversés ; au fond de cette excavation repose un liquide ichoreux, brunâtre et qui tient la place des bourgeons charnus.

Ces excavations font des progrès en profondeur et en étendue ; elles se confondent, et la maladie marche avec plus de rapidité. Pendant ce temps les parties de la plaie qui n'ont pas été envahies par la maladie continuent à se cicatriser ; mais dès que la plaie tout entière est affectée, l'ulcération prend une activité nouvelle et s'étend aux parties voisines.

Forme couenneuse. — Cette forme s'observe beaucoup plus fréquemment que les deux autres. En même temps que le malade éprouve des douleurs dans la plaie, celle-ci prend une teinte violacée ; les vaisseaux des bourgeons charnus semblent parcourus par un sang noir vicié et ne tardent pas à laisser transsuder une matière blanchâtre pseudo-membraneuse qui adhère intimement à la surface de la plaie et lui donne un aspect blafard caractéristique. Du reste l'exsudation commence par se faire sur toute l'étendue de la plaie en même temps ou sur plusieurs points qui ne tardent pas à se réunir en gagnant du terrain.

Le travail de suppuration ne se fait plus normalement : le pus est remplacé par un suintement ichoreux qui peu à peu délaye la fausse membrane et produit son ramollissement.

Le pourtour de la plaie est quelquefois œdémateux, et les ligaments gonflés ont un aspect livide, comme si l'œdème était dû à une infiltration de liquide ichoreux ou séro-sanguin.

2° MARCHE ULTÉRIEURE. — Quel qu'ait été le mode d'origine de la pourriture d'hôpital, elle ne tarde pas à prendre une physionomie uniforme qui démontre l'identité de la maladie malgré la différence des nuances qu'elle présente à son début.

La solution de continuité se creuse de plus en plus et se recouvre d'une masse pulpeuse, fongueuse, très-adhérente, répandant une odeur de putrilage et fournissant au lieu d'un pus louable un liquide sanieux et sanguinolent.

Les bords de la plaie s'œdématient et s'infiltrent au loin ; la peau et le tissu cellulaire s'enflamment facilement, et le membre peut être envahi par un vaste phlegmon diffus.

Ou bien l'ulcération s'étend de proche en proche ; la peau, le tissu cellulaire, les muscles, les parties fibreuses, aponévroses, tendons, etc., tous les tissus sont désorganisés.

Les vaisseaux sanguins ne résistent pas davantage : lorsque les petits rameaux ont été corrodés, détruits, ils laissent suinter à la surface de l'ulcère le sang qui les parcourt. Les vaisseaux d'un moyen calibre, lorsqu'ils sont ouverts, donnent lieu à des écoulements plus abondants, et il n'est pas rare de voir des caillots volumineux mêlés dans la plaie au putrilage qui la recouvre. Enfin les ulcérations des grosses artères produisent quelquefois des hémorrhagies mortelles.

Les vaisseaux lymphatiques portent dans les ganglions une lymphe altérée qui les irrite et produit leur engorgement, ou même ils s'enflamment et forment des traînées rouges tout autour de la plaie.

Les os lorsqu'ils sont atteints par l'ulcération s'enflamment, se carient ou ce qui est plus commun sont frappés de nécrose.

Les articulations ne sont pas à l'abri de la maladie, et quand leur membrane synoviale a été perforée, leur surface mise à nu lui fournit un nouvel aliment.

Enfin il peut se faire qu'un membre tout entier soit désorganisé non-seulement par les fusées purulentes qui glissent entre les muscles le long des vaisseaux, sous la peau, mais encore par un sphacèle général produit par la destruction des vaisseaux qui l'alimentent et des nerfs qui l'animent.

Ceux-ci ne sont jamais atteints sans produire de vives douleurs, une excitation générale, de l'insomnie, etc.

Mais la maladie n'atteint pas toujours ce degré d'intensité, et souvent après l'apparition des phlyctènes, de la première ulcération, du premier dépôt pseudo-membraneux, la plaie se déterge peu à peu, les bourgeons charnus reparaissent, prennent une couleur vermeille, et la cicatrisation un moment entravée s'opère régulièrement. Nous devons dire que c'est de cette dernière façon que marchent le plus souvent les pourritures d'hôpital que l'on observe encore de temps à autre dans nos salles de blessés.

Symptômes communs ou généraux. — Pendant que les altérations que nous venons de décrire se manifestent à la surface des plaies, elles retentissent dans tout l'organisme.

Les douleurs, d'abord peu vives et fugaces, deviennent plus intenses, plus durables et se prolongent dans la nuit.

Le pouls s'accélère et devient petit, irrégulier. La température de la peau s'élève graduellement. Le malade a des frissons, de la sueur, de la céphalalgie ; l'appétit est troublé ; la langue se recouvre d'un enduit muqueux ; la face exprime l'anxiété.

La fièvre redouble le soir : il y a de l'insomnie, des rêves pénibles, des soubresauts musculaires ; puis quand la fin est proche, l'affaiblissement général augmente, la transpiration devient fétide, il survient de la diarrhée, des escharres au sacrum, du délire et tous les symptômes de la fièvre hectique.

Au contraire quand la maladie est légère, la réaction générale est à peine appréciable : le pouls est un peu plus fréquent, l'appétit diminué, la langue chargée ; mais à mesure que la plaie reprend un meilleur aspect, tout rentre dans l'ordre comme avant la complication.

CAUSES. — Parmi les questions qui se rattachent à l'étiologie de la pourriture d'hôpital, les unes concernent la production de cette maladie, les autres sa propagation.

1° La situation des hôpitaux et la disposition des salles des blessés concourent pour beaucoup à la manifestation de la pourriture d'hôpital ; le voisinage d'infection, l'humidité, le défaut d'air, de lumière, etc. Mais la cause la plus puissante et à l'égard de laquelle toutes les autres ne sont pour ainsi dire qu'adjuvantes, c'est l'entassement des blessés. L'air qu'ils respirent et qui baigne leurs plaies est altéré par leurs exhalaisons concentrées par les vapeurs qui s'échappent de leurs parties malades, des urines, des matières fécales qu'on laisse séjourner à leurs côtés. Que l'on imagine avec cela des fatigues excessives, du découragement, de la nostalgie, une alimentation de mauvaise nature, des pansements mal faits par insuffisance des pièces d'appareils, et il ne sera pas difficile de se rendre compte des épidémies de cette maladie qui ont décimé nos armées pendant les guerres de l'empire.

Les saisons, la température, le climat n'ont qu'une action secondaire sur la pourriture d'hôpital. A cet égard il est facile de mettre en contradiction les uns avec les autres les différents auteurs qui ont écrit sur ce sujet.

Enfin nous devons dire que si de nos jours on ne rencontre que rarement la pourriture d'hôpital et encore dans sa manifestation la plus légère, on le doit aux améliorations introduites dans le régime, la distribution, l'état sanitaire des hôpitaux.

Le rang noir de l'Hôtel-Dieu, où Percy observa si bien cette maladie, a disparu, et depuis que l'amphithéâtre des hôpitaux a été éloigné de la Pitié, les plaies n'y présentent plus comme auparavant cette terrible complication.

2° La pourriture d'hôpital une fois développée se communique rapidement à un grand nombre de blessés.

Cette propagation épidémique de la maladie peut dépendre uniquement de la permanence d'action des causes qui lui ont donné naissance ou s'opérer en même temps par contagion.

A l'égard de la contagion, les observations sont loin d'être unanimes : les uns la repoussent, les autres l'admettent.

A. Voici les arguments invoqués par les premiers contre la contagion :

a. Parmi les blessés reçus dans un même hôpital, un certain nombre sont à l'abri de cette complication.

b. On a vu un même blessé avoir deux plaies, dont l'une se cicatrisait régulièrement, tandis que l'autre subissait la pourriture d'hôpital.

c. Quelquefois cette affection n'envahit qu'une moitié de la plaie, l'autre restant intacte.

d. Des chirurgiens ayant des coupures aux doigts ont pansé sans précaution des plaies souillées par cette maladie sans la contracter.

e. Des instruments, des pièces d'appareil ont été portés d'une plaie infectée à une plaie de bonne nature sans altérer cette dernière.

f. L'inoculation directe a échoué sur des lapins et sur des chiens transportés dans des salles où régnait la pourriture d'hôpital.

g. L'inoculation directe a échoué sur des malades affectés de plaies simples au milieu des blessés atteints de cette maladie.

B. Voici au contraire les raisons qui plaident en faveur de la contagion et qui sont de nature, je crois, à satisfaire les esprits les plus sévères. Car pour admettre la contagion, il n'est pas nécessaire de la voir se manifester à chaque occasion, dans toutes les expériences; il suffirait au besoin d'en avoir un fait bien avéré pour être en droit de conclure qu'elle est, sinon constante, au moins réelle

a. Nous avons rappelé plus haut l'inoculation à laquelle F. Ollivier s'est courageusement dévoué. Après avoir reçu l'insertion du virus dans une salle où régnait l'épidémie, il s'est éloigné à plusieurs lieues du foyer et n'en a pas moins éprouvé tous les symptômes de la pourriture d'hôpital.

b. Pouteau a été atteint de cette affection pour avoir pansé sans précaution des plaies infectées tandis qu'il avait au doigt une légère coupure.

c. Plusieurs fois on a vu un seul individu introduire cette maladie dans tout un hôpital après l'avoir contractée dans un endroit éloigné.

d. La pourriture d'hôpital se propage généralement de proche en proche aux différents malades.

e. Quand l'un d'eux est plus gravement affecté, il devient le centre autour duquel la maladie fait le plus de ravages.

f. Si on a soin de séquestrer les premiers malades affectés, les autres malades de la même salle sont souvent à l'abri de l'affection.

g. Des chirurgiens venant de panser un malade infecté ont transmis la pourriture d'hôpital aux malades qu'ils ont visités immédiatement après, tandis que des individus de la même salle, placés plus près que ceux-ci du foyer d'infection, ont été respectés pour avoir été pansés par d'autres mains.

h. Delpech a communiqué la pourriture d'hôpital à un de ses malades de la ville pour l'avoir visité avec le même habit qu'il portait à l'hôpital où se trouvaient plusieurs malades atteints de cette affection.

Ainsi la contagion de la pourriture d'hôpital est un fait qui laisse peu de doutes. Elle s'opère soit par l'insertion du virus sous l'épiderme, soit par la déposition de cette matière dans une plaie, soit par le contact d'une plaie avec un corps imprégné de cette matière, comme un bistouri, de la charpie, une compresse, etc., soit enfin par le contact d'une plaie avec un corps imprégné des émanations de cette matière, comme le témoigne l'observation de Delpech.

DIAGNOSTIC. — On ne peut pas confondre la pourriture d'hôpital avec l'altération que présentent certaines plaies à la suite d'un pansement irritant, mal fait, déplacé par une cause quelconque, — ni avec l'état qu'elles empruntent de certains troubles fonctionnels, comme l'embarras gastrique, une pneumonie, une fièvre typhoïde intercurrente, — ni avec un ulcère scorbutique, un chancre, etc. En remontant à la cause, en étudiant les caractères actuels, la marche de l'affection, en la voyant à l'état sporadique, on ne concevra même pas le plus léger doute. On la confondra encore bien moins avec la gangrène, où la destruction des tissus se fait par élimination et non par ulcération, où le mort et le vif sont séparés par une aréole inflammatoire, etc. Aussi nous n'insisterons pas.

PRONOSTIC. — Telle qu'on l'observe encore à de rares intervalles dans les salles de chirurgie, la pourriture d'hôpital n'est pas une affection grave, et elle cède avec la plus grande facilité aux remèdes appropriés. Ce n'est qu'exceptionnellement qu'elle apparaît avec le cortége formidable des accidents que nous avons longuement énumérés.

Alors son pronostic varie suivant la constitution du sujet, suivant l'état sanitaire de l'hôpital, le degré d'encombrement, etc.

Non-seulement elle peut amener la mort par l'envahissement rapide d'une grande quantité de tissus; mais encore en la supposant très-limitée, la nature des organes qu'elle intéresse doit être prise en considération.

On doit craindre les hémorrhagies, l'invasion des articles, des cavités viscérales, et après qu'elle a cessé de s'étendre, il faut calculer la surface de la plaie qu'elle laisse après elle et la suppuration consécutive à laquelle succombent un grand nombre de malades.

TRAITEMENT. — Le traitement est prophylactique ou curatif.

En indiquant les causes de la pourriture d'hôpital, nous avons insisté sur les conditions hygiéniques au milieu desquelles elle se développe; les modifier de tout son pouvoir, diminuer l'encombrement, ventiler les salles de malades, faire des pansements fréquents, s'attacher aux soins de propreté, éviter les contacts impurs, séquestrer les sujets infectés, etc., telle est la conduite que devra tenir le médecin en présence de ces épidémies dont le progrès de la civilisation a déjà affranchi presque complétement nos hôpitaux.

Le traitement curatif doit être local et général.

Le traitement local consiste à modifier vigoureusement les plaies que la maladie a altérées. On atteint ce but au moyen des différents caustiques qui sont à la disposition du chirurgien.

Lorsque la maladie est à son début et ne menace pas de prendre un grand développement, il suffit d'arroser la plaie avec l'acide citrique;

l'acide acétique, ou bien les acides sulfurique ou chlorhydrique étendus d'eau, et de faire un pansement simple.

On obtient quelquefois de bons effets de la poudre de charbon ou de la poudre de quinquina, ou des deux mélangées. On sait qu'on a vanté ces deux substances, l'une comme désinfectante, l'autre comme tonique et anti-putride.

La cautérisation avec le nitrate d'argent a une action trop superficielle pour qu'on songe à l'employer quand l'affection a déjà fait des progrès.

La potasse caustique, la pâte de Vienne, agissent plus profondément. Mais le remède le plus héroïque est certainement la cautérisation au fer rouge, et dans les cas graves il ne faut pas hésiter à y avoir recours. La seule précaution à prendre est d'éviter les vaisseaux que la maladie a respectés. Au contraire, lorsque la surface malade est saignante et que même des vaisseaux d'un certain calibre sont ouverts, le fer rouge est un des meilleurs moyens que l'on puisse employer pour arrêter l'hémorrhagie.

Enfin il est des cas où l'amputation est nécessaire. C'est à la sagacité du chirurgien qu'il appartient de décider si un membre doit être retranché ou abandonné aux efforts réparateurs de l'organisme.

Le traitement général se réduit à soutenir les forces du malade, à veiller sur l'état des voies digestives, à traiter l'embarras gastrique au début, la diarrhée vers la fin, et à combattre toutes les complications qui peuvent survenir dans une maladie où, il faut bien le dire, les chirurgiens voient bien mieux les lésions locales que les désordres généraux.

ARTICLE II.

DES DIFFÉRENTES ESPÈCES DE PLAIES.

Les plaies offrant des différences importantes, nous avons dû rejeter ici l'examen des variétés qu'elles offrent dans les cas où elles sont produites par des instruments tranchants, piquants ou contondants, dans ceux où elles sont le résultat de l'arrachement d'un membre ou de la morsure d'un animal.

§ Ier. *Plaies par instruments tranchants.*

Il est au moins inutile de chercher à indiquer les instruments tranchants qui peuvent produire des solutions de continuité; une pareille énumération serait sans profit et sans intérêt. Nous nous bornerons à dire qu'appliqué à la surface du corps, un instrument tranchant, suivant la force qui le fait agir, coupe tantôt en pressant seulement, tantôt en coupant et en sciant, et qu'il pénètre ainsi à une profondeur plus ou moins considérable. Aussi les plaies qui en résultent sont-elles tantôt superficielles, tantôt profondes, d'autres fois encore à lambeaux : c'est-à-dire qu'au niveau de la solution de continuité il existe des parties molles séparées dans une grande étendue du reste du corps, auquel elles ne tiennent plus que par une base plus ou moins étroite; quelquefois enfin il y a perte de substance.

PHÉNOMÈNES PRIMITIFS. — Nous ne reviendrons sur les phénomènes que nous avons indiqués en parlant des plaies en général que pour rappeler les particularités qui mériteraient d'être signalées.

Écartement des bords de la plaie. — Quand un instrument piquant et tranchant sur ses bords pénètre perpendiculairement à la surface des téguments et que ceux-ci sont également tendus dans tous les sens, la plaie représente assez bien la forme de l'instrument, aux dimensions près, la solution de continuité étant en général moins longue que l'instrument vulnérant n'est large et offrant au contraire plus d'écartement qu'il n'a d'épaisseur. Quand le même instrument pénètre obliquement dans les tissus ou quand les téguments sont inégalement tendus, la forme de la plaie ne représente plus celle de l'instrument : par exemple l'un des bords de la plaie pourrait s'écarter et devenir concave, tandis que l'autre resterait droit. Si l'instrument vulnérant n'est tranchant que d'un côté, les parties peuvent rester en place vers l'angle correspondant au tranchant; mais elles reviennent constamment sur elles-mêmes vers l'angle correspondant au bord mousse, et la plaie alors prend une forme triangulaire et se resserre de manière à conserver des dimensions fort inférieures à celles de l'instrument vulnérant (Sanson).

Dans certaines circonstances, l'instrument tranchant a agi d'une manière toute spéciale : il a séparé une certaine quantité de parties molles du reste du corps; la plaie présente alors une surface à peu près plane, et sa circonférence est presque circulaire, suivant du reste la forme de la région qu'elle occupe.

PHÉNOMÈNES CONSÉCUTIFS. — Ici comme dans toutes les plaies, le travail de la cicatrisation est caractérisé par l'exhalation, la coagulation et l'organisation de la lymphe plastique; mais il présente quelques variétés de détails qu'il est utile d'indiquer.

a. Formation des croûtes. — Dans certains cas où la plaie est superficielle et ses bords incomplétement réunis, le liquide exhalé à la surface de la solution de continuité se concrète en ce point et y forme un coagulum moulé dans l'écartement des lèvres, dont il remplit l'intervalle en empêchant le contact de l'air. Bientôt ce caillot se dessèche, durcit et se racornit sur les bords, et si sa dureté n'amène pas d'inflammation dans la plaie, le travail de cicatrisation s'opère sans suppuration au-dessous de la croûte; après quoi celle-ci se détache peu à peu et tombe laissant au-dessous d'elle une surface complétement cicatrisée. Si au contraire cette croûte irrite trop vivement la plaie, celle-ci s'enflamme, la suppuration arrive, la croûte tombe, et l'on voit la plaie subir les modifications dont nous avons parlé en décrivant la réunion par seconde intention.

b. De la réunion des parties complètement séparées du corps. — Les nombreuses observations publiées dans les auteurs établissent maintenant d'une manière certaine la possibilité d'une réunion lorsque les parties divisées n'ont pas un grand volume. Un soldat, en sortant du cabaret, se battit avec un de ses camarades et fut dans ce combat mordu de façon qu'on lui emporta presque toute la partie cartilagineuse du nez. Son adversaire sentant qu'il avait un morceau de chair à la bouche le cracha vivement dans le ruisseau et tout en colère marcha dessus comme pour l'écraser. Le nez fut ramassé, lavé à la fontaine, puis dans du vin que l'on fit chauffer pour laver la plaie. Celle-ci nettoyée, on ajusta le bout du nez dans sa place naturelle, où il fut maintenu par un emplâtre agglutinatif et la fronde. Le quatrième jour, ce bout de nez était parfaitement remis et cicatrisé. — Malgré le ridicule que le récit de cette histoire a attaché au nom de Garengeot, on n'en est pas moins forcé de l'admettre aujourd'hui que d'autres faits rapportés par des autorités bien établies sont venus démontrer la réalité de ces guérisons. C'est ainsi que M. Bérard aîné a pu rassembler (1) dix observations de doigts, huit nez, deux oreilles, quelques pièces d'os, plusieurs dents et peut-être des lambeaux de peau de l'avant-bras, tous réunis après une séparation complète. Depuis la publication du travail de M. Bérard, de nouveaux exemples sont venus s'ajouter à ceux-ci. M. Nélaton, entre autres, en rapporte (2) deux observés sur les doigts. Dans presque tous les cas, la partie détachée fut remise immédiatement en place ou du moins dans l'espace du premier quart d'heure qui suivit la blessure. Deux fois seulement (septième et huitième doigts) la partie resta une heure et demie et deux heures séparée de la main. Chaque fois la réunion s'est faite par première intention, malgré les causes irritantes qui avaient agi sur les parties divisées.

c. Formation du tissu de cicatrice. — Lorsque les lèvres d'une plaie ne peuvent être mises en contact soit à cause de ses dimensions ou de sa forme, soit à cause d'une perte de substance un peu étendue, la guérison ne se fera qu'à la condition qu'un corps intermédiaire viendra réunir les bords de la solution de continuité. Ce corps intermédiaire est encore produit par la transformation de la lymphe plastique. La surface est recouverte, suivant le procédé ordinaire, de granulations ou bourgeons charnus qui forment une couche jouissant d'une force de rétraction considérable. En vertu de cette propriété, toutes les parties placées à la circonférence sont entraînées vers le centre, et si la plaie présente une dépression centrale, il s'ensuit nécessairement que les bords s'affaissent. Cette diminution dans la différence du niveau entre les bords et le centre

(1) Bérard aîné, *Extrait d'un rapport sur une note de M. Piédagnel ayant pour titre: Observation sur la réunion immédiate des parties d'un doigt qui avait été entièrement coupé et séparé du corps*, dans *Bullet. de la soc. anat.*, 1830, 2ᵉ édit., p. 88.

(2) Nélaton, *Élément de pathologie chirurgicale*, t. 1, p. 114.

faisait supposer autrefois qu'il se formait au centre de la plaie un tissu nouveau destiné à *régénérer les chairs* en comblant le vide produit par la cause vulnérante. Sans plus nous arrêter sur cette manière de voir que tout le monde a depuis longtemps abandonnée, nous dirons que la couche granuleuse indiquée plus haut se resserre de plus en plus et que la sécrétion purulente devient moins abondante. Pendant ce temps les bords et le centre de la plaie se sont mis de niveau ; la couche des bourgeons charnus occupe maintenant une surface plane ; des vaisseaux se développent dans son épaisseur ; celle-ci bientôt diminue par suite de l'affaissement des granulations. Ce tissu, qui naguère était très-vasculaire, voit ses vaisseaux s'atrophier, sa surface se dessécher et se recouvrir d'une lamelle épidermique qui finit bientôt par l'envahir complétement. Tels sont les phénomènes que présente la formation du tissu cicatriciel. Nous étudierons plus loin les modifications qu'il peut subir après la guérison d'une plaie.

TRAITEMENT. — On doit le diriger d'après les indications que nous avons posées en parlant des plaies en général, c'est-à-dire tenter la réunion immédiate, à moins de contre-indication positive, en favorisant la réunion par l'emploi des moyens déjà indiqués. Un mot sur la position à donner à un membre qui porte une plaie à sa surface. On dit généralement qu'il doit être placé dans une position telle que les lèvres de la solution de continuité soient en contact. Ce principe est admis par tous les auteurs lorsqu'il s'agit de plaies transversales ; mais dans les cas où elles sont longitudinales, il a l'inconvénient de mettre les parties dans un état de tension qui les prédispose à l'inflammation. Nous admettrons donc avec A. Bérard, M. Denonvilliers et M. Nélaton qu'il faut avant toute chose mettre les parties dans le relâchement, le contact des lèvres de la plaie s'obtenant facilement alors par les moyens ordinaires.

§ II. *Plaies par instruments piquants.*

Nous ne chercherons pas à énumérer les instruments piquants qui peuvent intéresser nos tissus ; ils sont trop nombreux et en même temps trop connus pour mériter de fixer notre attention. Qu'il nous suffise de dire qu'il en est parmi eux dont la pointe se brise et reste comme corps étranger dans le sein de la plaie qu'ils ont faite.

La forme des solutions de continuité faites par des instruments piquants varie à l'infini. Cette proposition est tellement vraie qu'il est souvent impossible de reconnaître à l'inspection de la plaie l'instrument qui l'a produite ; il est même assez fréquent de voir le même instrument, quand il porte plusieurs corps, faire souvent des plaies de formes différentes (Sanson). On peut dire, d'une manière générale, qu'elles n'offrent qu'une seule dimension, leur profondeur étant beaucoup plus grande que leur largeur.

Quand la plaie est simple, c'est-à-dire lorsqu'elle ne contient pas de corps étrangers, la douleur est à peu près nulle, de même que l'écartement des lèvres de la plaie ; en effet les tissus qui s'étaient écartés lors de la pénétration de l'instrument reviennent au contact dès que celui-ci est retiré, et dans certains cas si la présence du sang n'indiquait le siége de la plaie, il serait fort difficile de retrouver celle-ci. Dans ces conditions, la réunion immédiate n'éprouvant aucun obstacle, la guérison ne se fait pas attendre.

L'inflammation suppurative ne se développe guère que dans les cas où l'instrument mal acéré a contus ou déchiré les tissus, ou bien lorsqu'il reste un corps étranger dans la plaie, et même cette inflammation ne prend un caractère grave que dans les régions où abonde le tissu fibreux, comme à la plante des pieds, à la main et aux doigts : personne n'ignore combien les piqûres des doigts sont fréquemment suivies de panaris.

En lisant les anciens auteurs, on est frappé de la gravité qu'ils attribuaient aux plaies faites par les instruments piquants. Celles-ci étaient en effet fréquemment suivies d'accidents inflammatoires et nerveux. De nos jours les accidents sont beaucoup plus rares, ce qui tient sans contredit à la suppression des tentes et sétons que l'on plaçait dans le but de favoriser l'écoulement des liquides.

Le pronostic n'offre de gravité que dans le cas où la plaie est compliquée de corps étrangers qui l'irritent ou lorsqu'elle siége dans le voisinage des grandes cavités splanchniques dont elle aurait intéressé un des organes.

Le traitement est des plus simples. Il consiste à placer sur la plaie un petit emplâtre de diachylon gommé. Si la solution de continuité offrait quelque étendue, on pourrait recourir à l'emploi des compresses trempées dans l'eau froide, qui ont l'avantage d'éloigner les accidents inflammatoires.

Si cependant il survenait de l'inflammation il faudrait user des émissions sanguines locales et générales ; on devrait même pratiquer une ou deux incisions pour donner un libre cours au gonflement des parties profondes.

Plaies sous-cutanées. — Malgré les travaux de Hunter sur la cicatrisation des solutions de continuité placées hors du contact de l'air, malgré les heureux résultats obtenus par Delpech et Dupuytren dans des sections tendineuses pratiquées dans les mêmes conditions, ce n'est qu'en 1840 que cette pratique a été réellement érigée en méthode par M. Jules Guérin. Dans un mémoire lu à l'Académie des sciences, ce chirurgien, par un grand nombre d'expériences pratiquées sur les animaux, démontra que les plaies sous-cutanées, quelque étendues qu'elles soient et quels tissus qu'elles atteignent, guérissent par première intention s'il n'existe d'ailleurs aucune communication entre l'air extérieur et l'intérieur de la plaie. S'appuyant ensuite sur le précepte qu'il vient d'établir, il propose de ramener toutes les plaies, avec libre communication à l'air, aux conditions des plaies sous-cutanées et de faire sous la peau les opérations qui ne réclament pas indispensablement la division de l'enveloppe cutanée : tels sont certains débridements d'engorgements inflammatoires, l'enlèvement de certaines tumeurs, les débridements des hernies et la guérison radicale de ces dernières au moyen de l'occlusion adhésive de leurorifice.

Ce n'est pas ici le lieu d'apprécier les applications de cette méthode, généralisée par M. Jules Guérin beaucoup plus que ne l'avaient fait avant lui Stromeyer et Diffenbach ; nous aurons plus tard occasion d'y revenir dans plusieurs parties de cet ouvrage. Nous ne devons ici qu'étudier cette méthode dans ses résultats.

Pour éviter le contact de l'air dans la plaie, on a l'habitude de faire à la peau une petite ouverture destinée au passage de l'instrument qui doit pratiquer la section à une distance plus ou moins grande ; après quoi on le retire en prenant la précaution de ne pas permettre l'introduction de l'air. Un morceau de diachylon appliqué sur l'ouverture de la peau maintient en contact les lèvres de la plaie.

La solution de continuité ainsi faite se réduit à une plaie simple par instrument piquant et qui doit guérir comme elle par première intention ; c'est en effet ce qui arrive. Dans les premières heures, au niveau du point où la section a été faite, on constate la présence d'un léger épanchement sanguin qui remplit l'espace compris entre les parties divisées ; une partie de ce liquide est résorbé au bout de deux ou trois jours, et il ne reste plus à la place que la lymphe plastique, qui se comporte ici comme dans les plaies qui guérissent par réunion immédiate. On peut facilement vérifier ces résultats chez les animaux en pratiquant des sections sous-cutanées sur les muscles ou sur les tendons. Pour ces derniers cependant, M. Bouvier a émis une opinion quelque peu différente de celle que nous venons d'exposer. Pour lui, la gaîne celluleuse qui enveloppe le tendon s'allonge par suite de la section de celui-ci et forme un canal creux aux extrémités duquel sont placés les bouts du tendon divisé ; les parois de cette gaîne s'hypertrophient, la cavité se remplit, et l'on trouve un cylindre plein interposé entre les extrémités du tendon.

Avant les perfectionnements apportés dans ces dernières années, la méthode sous-cutanée comptait quelques insuccès : c'est-à-dire que quelquefois il survenait de l'inflammation et de la suppuration comme dans une plaie exposée à l'air ; mais maintenant on peut dire qu'elle réussit toujours lorsqu'elle est pratiquée avec les précautions convenables, et pour aider le travail de la nature, si puissante dans les cas de cette espèce, il suffira d'une bandelette de diachylon appliquée sur la plaie pour empêcher l'écartement de ses bords.

On voit, d'après ce que nous avons dit sur les plaies sous-cutanées, que ces dernières peuvent se cicatriser par première intention dans les cas même où il existe un vide considérable entre les parties divisées, pourvu toutefois que l'air n'y pénètre pas. On a cru pouvoir opposer à cette influence de l'air les expériences dans lesquelles on avait constaté l'innocuité des injections d'air dans le tissu cellulaire sous-cutané, sans penser que dans ce dernier cas l'air était en contact avec des tissus sains, tandis que dans les sections sous-cutanées il est en rapport direct avec des parties divisées donnant lieu à de la douleur et à l'écoulement d'une certaine quantité de sang.

§ III. — *Des plaies contuses.*

Elles sont de deux ordres : tantôt simples, c'est-à-dire produites par les corps contondants ordinaires ; tantôt compliquées, c'est-à-dire produites par des projectiles plus ou moins denses et doués d'une grande force d'impulsion, comme tous ceux qui sont lancés par la déflagration de la poudre à canon. Dans ce dernier cas, tantôt le corps étranger traverse de part en part la partie frappée, tantôt il reste dans la plaie, entraînant au devant de lui des corps d'une autre nature, la bourre, des portions de vêtements, etc. ; tantôt les os échappent à son action, tantôt ils sont fracturés. Il est bien évident qu'il y a une grande différence entre les plaies contuses ordinaires et ces dernières ; aussi ne peut-on les réunir dans la même description.

A. DES PLAIES CONTUSES ORDINAIRES.

Elles sont variées comme les corps mêmes qui les produisent et suivant les régions frappées : tantôt c'est un coup porté avec le poing, avec un bâton, avec un corps orbe, avec un corps plus ou moins anguleux, doué d'une force d'impulsion variable ; tantôt la cause vulnérante est pour ainsi dire moins instantanée, plus continue, et la partie blessée est pendant quelques instants soumise à la puissance d'action du corps contondant. Toutes les plaies par écrasement appartiennent à cette catégorie. Celles-ci sont en général compliquées d'une lésion grave des os : ce sont rarement des fractures simples ; le plus souvent on observe des fractures comminutives, depuis le moindre degré jusqu'au broiement le plus complet. C'est ce qu'on voit dans les éboulements, dans les écrasements produits par le passage d'une large roue de voiture pesamment chargée.

Les plaies contuses ont un aspect particulier, et à la première vue il est difficile de les méconnaître et de se méprendre sur la cause productrice. Elles sont toujours plus ou moins irrégulières ; les lambeaux sont inégaux, mâchés, décollés plus ou moins loin ; presque instantanément les bords de la plaie sont bleuâtres, et bientôt une teinte livide s'étend aux parties voisines, ce qui tient à l'infiltration du sang dans le tissu cellulaire sous-cutané. Cette teinte livide n'est pas toujours uniforme ; elle présente des marbrures, des plaques plus foncées, souvent un peu saillantes, parce que tout le sang sorti des vaisseaux ne s'est point extravasé dans le tissu cellulaire, une certaine quantité s'est épanchée en divers points. Du reste, l'absence d'écoulement sanguin à la surface de la plaie et la présence de vastes épanchements sont vraiment en raison directe du degré de la contusion. Là où l'attrition peut être complète, comme dans les cas où un membre est surpris sous la roue d'une voiture, il n'y a d'abord souvent pas de plaie extérieure, et quand il y en a une, elle est fréquemment sèche; mais il n'est pas rare de voir le volume du membre augmenter presque aussitôt sous l'influence de l'épanchement de sang qui résulte de la rupture de vaisseaux d'un gros calibre.

Les plaies contuses sont en général accompagnées d'une douleur très-vive; quelquefois cependant elle est nulle d'abord, surtout quand la contusion est très-violente et l'attrition des parties complète. Comme nous le dirons plus loin, l'absence de douleur dans ces circonstances est un signe qui doit entrer en ligne de compte dans les indications à remplir.

Les signes primitifs des plaies contuses sont donc l'irrégularité des lambeaux, l'affaissement et la mâchure de leurs bords, leur teinte livide et la douleur variée suivant le degré de l'action vulnérante.

Bientôt après se développe un phénomène très-important : l'inflammation. Celle-ci joue un grand rôle dans les plaies contuses; elle est constante. Abandonnée à elle-même, elle reste rarement dans des limites convenables : elle envahit tout un membre, amène tous les désordres de la suppuration diffuse et ne devient que trop souvent une contre-indication à toute opération ultérieure.

Dans toute plaie contuse, pour peu que la contusion ait été violente, il y a des escharres; celles-ci sont tantôt primitives, tantôt consécutives. Les premières résultent d'une attrition portée à son plus haut degré; de larges portions de parties molles ont eu tous leurs vaisseaux nourriciers déchirés, et elles meurent très-promptement, faute de nutrition. Les secondes se produisent un peu plus tard par le même mécanisme et sous l'influence de l'inflammation, d'autant plus vite que les parties frappées sont plus compromises et qu'un plus grand nombre de vaisseaux ont été broyés; ceux qui restent encore s'oblitèrent par l'inflammation. La non consolidation des fractures dans ces circonstances et la nécrose de portions osseuses plus ou moins étendues tiennent à cette cause. La contusion a été assez violente pour compromette la vitalité du périoste; celui-ci, privé de la plupart de ses vaisseaux, se décolle, et l'os ne reçoit plus de l'extérieur les sucs nourriciers qui lui sont nécessaires. Dans l'un et l'autre cas, que les escharres soient primitives ou consécutives, elles doivent être éliminées, et il en résulte des pertes de substance étendues, presque toujours plus grandes qu'on n'eût pu le croire, rarement en rapport avec les dimensions de l'instrument contondant. Il ne reste plus qu'une vaste plaie qui suppure pendant longtemps. Combien voit-on de malheureux succomber épuisés avant qu'un travail réparateur ait pu se produire !

Certaines plaies contuses assez simples en apparence, sans une large solution de continuité, sont accompagnées d'un énorme décollement des téguments. Cet effet est en général produit par un corps orbe, dont l'action se prolonge quelques instants, dans les cas par exemple où un membre est surpris entre deux cylindres, ou quelquefois quand il est entraîné par des rouages qui s'attachent aux vêtements; c'est un accident très-fréquent dans les fabriques où il y a des machines à vapeur. Les adhérences de la peau au tissu cellulaire sont détruites, les vaisseaux sous-cutanés et les nerfs sont déchirés; tous les éléments de nutrition du tégument externe sont anéantis. Souvent aussi il se fait presque aussitôt un vaste épanchement sanguin qui n'est pas dans les conditions propres à une résorption possible: il joue le rôle de corps étranger, met lui-même obstacle au recollement des couches extérieures, dissèque celles-ci pour ainsi dire dans une plus grande étendue, les sépare des couches profondes. En général, l'inflammation qui suit ces désordres est très-grave: toutes les parties de peau décollées se gangrènent et sont éliminées; le malade demeure exposé à tous les dangers d'une longue suppuration.

La fracture comminutive des os est, dans les plaies contuses, un accident terrible; elle peut être une indication à l'amputation. J'y reviendrai dans le paragraphe suivant.

Dans certains pays, ces plaies, mêmes les plus simples, sont l'occasion du développement du tétanos; c'est très-souvent un accident mortel, en général primitif, avant le début de l'inflammation. Quant à la diathèse purulente, nous l'observons très-souvent, mais seulement quand les escharres ont été éliminées et que la plaie suppure.

PRONOSTIC. — Les plaies contuses, même les plus simples, sont plus graves que les plaies par instruments tranchants et piquants. Les accidents dont elles sont si souvent l'occasion, parmi lesquels quelques-uns leur sont pour ainsi dire inhérents, comme l'inflammation, en rendent le pronostic très-fâcheux. Aussi a-t-on toujours eu pour but de prévenir cette inflammation trop vive, de la maintenir dans des bornes convenables; on essaie de prévenir l'indication à remplir, si je puis m'exprimer ainsi, plus sûr alors de ne pas la voir survenir.

TRAITEMENT. — L'état des lèvres de la plaie, leur attrition plus ou moins grande en rendent la réunion immédiate fort difficile, presque toujours impossible. D'ailleurs on ne doit pas la tenter dans les circonstances suivantes: quand il y a sous la peau décollée un épanchement de sang; quand la contusion est tellement violente qu'il est aisé de voir que les parties molles ont perdu toutes les conditions de leur existence. Dans les deux cas, on ne ferait que hâter la mortification des téguments qui vivent encore un peu; on augmenterait l'inflammation en laissant à demeure un corps étranger, comme le sang, incapable d'être repris par les voies de l'absorption. Cependant à côté des parties fortement contuses on voit souvent les téguments divisés d'une manière assez nette sans que les bords soient compromis; on peut alors tenter la réunion par première intention, mais avec cette précaution de ne point chercher un contact parfait des lèvres de la plaie, sans quoi surviendrait le gonflement et par suite la gangrène des parties qui ne se seraient point réunies. Telle est la conduite que l'on doit tenir à l'égard des lambeaux qui ne sont pas complètement désorganisés et dont la conservation, même partielle, peut devenir si utile pour hâter la guérison. S'il existe des décollements considérables, on pratique quelques incisions à l'aide desquelles on est à même de s'assurer de l'état des parties et de donner issue au sang ou autres corps étrangers qui s'y peuvent rencontrer, après quoi l'on procède au pansement de la plaie.

Nous avons dit plus haut que les plaies contuses étaient constamment accompagnées d'inflammation des parties voisines, que cette dernière était indispensable pour obtenir l'élimination des tissus trop fortement contus; mais pour arriver à ce résultat, elle ne doit pas dépasser un certain degré. Aussi les chirurgiens ont-ils de tout temps cherché à modérer le développement des accidents inflammatoires. De tous les moyens qu'ils ont employés, il n'en est pas sans contredit de plus efficace que les irrigations d'eau froide.

L'application de l'eau froide au traitement des plaies remonte aux temps les plus reculés de l'histoire de la chirurgie. Nous voyons en effet Hippocrate et Galien y recourir avec avantage. Sans chercher à rappeler les travaux de tous ceux qui ont écrit sur ce sujet, nous nous bornerons à dire que ce sont surtout les travaux de Lombard, de Strasbourg, et de Percy (Lombard, de Strasbourg, *Opuscules de chirurgie sur l'utilité et l'abus de la compression, et les propriétés de l'eau froide et chaude dans la cure des maladies chirurgicales*; Strasbourg, 1786.—Percy, *art.* Eau, du *Dict. des sciences médicales* en 60 vol.) qui ont contribué à populariser son emploi. Ce dernier consistait le plus souvent à placer sur la partie malade des compresses imbibées d'eau froide et renouvelées dès qu'elles se réchauffaient. Frappé des inconvénients qui résultaient de cette pratique, A. Bérard eut recours en 1833 aux irrigations continues sur la partie. A la même époque, M. Josse (d'Amiens) la mettait en usage dans son hôpital, et depuis sont venues les nombreuses observations recueillies par Breschet, Sanson, etc., pour démontrer ses avantages.

Le procédé le plus simple pour l'emploi des irrigations continues consiste à faire arriver l'eau sur la partie malade à l'aide d'un syphon ou d'un tube flexible dont une extrémité plonge dans un vase contenant de l'eau froide et dont le fond est plus élevé que le point sur lequel l'eau doit tomber. Une toile cirée placée sous le membre sert à conduire l'eau dans un seau placé à terre près du lit du malade. Pour favoriser l'action de l'eau sur une plus grande surface, il est d'usage de couvrir la plaie à l'aide d'une compresse qui maintient ainsi partout la même température. — Le contact permanent de l'eau froide produit un

abaissement de température et une sensation douloureuse qui peut durer
vingt-quatre heures. La peau, décolorée d'abord, prend une teinte rougeâtre et terne; l'épiderme en contact avec de l'eau s'épaissit et forme
une couche d'un blanc mat qui pourrait presque en imposer pour un
gonflement inflammatoire. Pendant ce temps, la plaie est le siège d'une
inflammation adhésive qui suit sa marche ordinaire. Le pus se sécrète,
mais plus lentement et paraît avec ses caractères ordinaires. Si on examine les surfaces apparentes, on les trouve formées de bourgeons vasculaires fermes, petits, vermeils, aussi beaux en un mot que tous ceux
que l'on observe dans les plaies les plus simples (A. Bérard).

B. DES PLAIES PAR ARMES A FEU.

Résultat de l'action sur nos tissus des projectiles lancés par la poudre dite à canon comprimée et mise en déflagration par des mécanismes
variés, les plaies par armes à feu se rattachent intimement à l'histoire
des plaies contuses, bien qu'on n'y retrouve pas l'ecchymose propre à
la contusion.

Des armes à feu et des projectiles. — Les armes à feu les plus en usage
sont le canon, le fusil et le pistolet. Les projectiles sont généralement
des boulets, des biscaïens, des obus, des balles ou du plomb, ou des
fragments détachés des objets qu'ils rencontrent sur leur passage, tels
sont les morceaux de bois qui viennent si souvent blesser les marins
dans les combats sur mer. Les plaies produites dans ce dernier cas appartiennent aux plaies contuses ordinaires que nous venons d'étudier à
l'instant; aussi n'en parlerons-nous pas davantage.

Les balles sont faites avec du plomb fondu; lorsqu'elles sont de cuivre
(ce qui est rare), elles ont plus de cohésion et se divisent plus difficilement au contact d'une crête osseuse. — Leur forme est généralement
sphérique. — Quelquefois on rencontre des balles dites mâchées, c'est-à-
dire revêtues d'aspérités variables en nombre et en volume. C'est à tort que
les blessures faites par ses derniers projectiles ont été regardées comme
plus dangereuses que les autres. Dans des circonstances heureusement
fort rares, on a trouvé des balles déposant au sein de la plaie tantôt un
poison placé dans une cavité faite dans leur épaisseur, tantôt un morceau de drap imbibé d'une solution vénéneuse; mais hâtons-nous d'a-
jouter que ces projectiles remplissent rarement le but coupable que l'on
se proposait, car il est admis aujourd'hui que les balles qui restent dans
nos tissus sont beaucoup moins nombreuses que celles qui les traversent.

Le *mode d'action* des projectiles a été à une certaine époque la source
d'erreurs que nous ne ferons que signaler sans chercher à les réfuter.
C'est ainsi qu'autrefois une plaie produite par une arme à feu passait
pour une plaie empoisonnée et qu'on croyait que le projectile s'échauf-
fait en traversant l'atmosphère et brûlait les tissus avec lesquels il était
en contact. Faut-il rappeler encore qu'un grand nombre de lésions
sans plaies des téguments qui les recouvraient étaient attribuées à ce que

l'on désignait sous le nom de vent du boulet, tandis qu'il s'agissait de contusions, quelquefois énormes, produites par le passage oblique sur nos tissus d'un boulet privé d'une grande partie de sa force d'impulsion.

1° *Du plomb de chasse.* — Le plomb agit différemment suivant qu'il est disséminé sur une large surface ou, comme l'on dit, *qu'il fait balle*. Dans le premier cas, les plaies offrent peu de gravité, suppurent à peine et quelquefois même se réunissent immédiatement. Dans le second, l'effet produit est le même que celui d'une balle ; mais la blessure est plus grave, car tous ces grains, pressés les uns contre les autres au moment de leur entrée, prennent bientôt des directions différentes, et comme chacun d'eux échappe, à cause de son petit volume, aux tentatives d'extraction, on a une plaie qui reste compliquée d'un grand nombre de corps étrangers.

Quelquefois les grains de plomb s'implantent dans les téguments, s'y enkystent et y restent pendant toute la durée de la vie, faciles à percevoir au toucher, présentant alors de petits points de couleur ardoisée. La poudre elle-même peut se transformer en véritable projectile. Quelques grains peuvent échapper à la combustion, être lancés, venir se loger dans la peau et y demeurer fixés en formant un tatouage en points ardoisés.

2° *Des balles.* — Une balle peut ne produire qu'une contusion sans lésion de la peau dans le cas où elle ne conserve presque plus de force en arrivant sur les téguments ; mais, le plus souvent, si la balle atteint perpendiculairement la peau, elle y produit une contusion et y laisse un petit godet ; si elle frappe obliquement, la contusion est un peu moindre, et l'on voit une dépression digitale dont les extrémités se terminent angulairement.

Second cas. — *Plaie en gouttière.* — C'est une plaie contuse ayant la forme d'un demi-canal plus ou moins long. La peau seule a été atteinte parce que la balle est venue très-obliquement. Dans le premier cas, c'était, si l'on veut, presque une tangente ; dans le deuxième, la ligne parcourue s'est plus écartée de la tangente et s'est rapprochée de la sécante.

Troisième cas. — *Plaie* dite *en séton.* — La ligne suivie par la balle est une sécante. Elle peut être sous-cutanée ou avoir traversé un peu plus profondément ; les deux ouvertures sont très-rapprochées l'une de l'autre. Il faut que toutes ces conditions soient réunies pour que la plaie mérite le nom de *plaie en séton.* Une plaie en séton ne peut être produite que par une balle qui a frappé obliquement.

Quatrième cas. — La balle au contraire a frappé perpendiculairement et produit une plaie contuse canaliculée. De deux choses l'une, ou la balle reste logée dans les chairs, ou elle les traverse tout-à-fait, en d'autres termes il y a cul-de-sac ou trajet complet ; il y a une seule ouverture (ouverture d'entrée), ou il y en a deux (ouverture d'entrée , ouverture de sortie) : il faut donc étudier les deux ouvertures et le trajet de ce canal.

De l'ouverture d'entrée et de l'ouverture de sortie d'une balle. — Ces deux ouvertures diffèrent et par leur aspect et par leur dimension. L'ouverture d'entrée est plus régulière, plus contuse que l'ouverture de sortie; elle a ses bords dirigés en dedans, tandis que ceux de la seconde sont dirigés en dehors. Celle-ci est comme rayonnée, tandis que l'autre ressemble plutôt à une plaie faite par un emporte-pièce. La différence relative de la force du projectile et les effets de sa direction expliquent suffisamment ces résultats.

Quant aux dimensions, on admet généralement que la plaie d'entrée est plus étroite que celle de sortie à cause de la diminution de la force d'impulsion qu'éprouve le projectile en traversant les tissus. On attribue cependant à Dupuytren une opinion différente. Actuellement encore les chirurgiens sont en désaccord sur ce point, comme l'a prouvé du reste la dernière discussion qui a eu lieu tout récemment dans le sein de l'Académie de médecine. Pour M. Roux, il n'y a rien de fixe sur les diamètres relatifs des ouvertures d'entrée et de sortie. Suivant M. Blandin, Dupuytren avait été amené par ses expériences à partager les idées reçues; mais comme ces expériences avaient été faites sur des planches et des vitres superposées, elles ne sont point concluantes. Il fallait en effet agir sur le corps humain lui-même; c'est ce que M. Blandin a tenté en 1830 à l'hôpital Beaujon. Il a pu s'assurer alors que la plaie d'entrée est plus grande que celle de sortie, résultat vérifié par l'observation clinique en 1848 sur les malades entrés à l'Hôtel-Dieu. Ce résultat est facile à comprendre. En effet quand la balle arrive sur la peau, elle pénètre avant que cette dernière n'aie cédé à la pression du projectile, et lorsqu'elle abandonne les tissus, elle pousse la peau devant elle; celle-ci, en vertu de son élasticité, se laisse distendre, se perfore, s'éraille et revient ensuite sur elle-même. Pareils phénomènes s'observent encore dans d'autres circonstances. Une incision faite sur une partie très-tendue offre quelque temps après moins de longueur qu'auparavant. Sur une planche les effets ne sont pas et ne peuvent pas être les mêmes; ils ne sont en rapport qu'avec les lois physiques. La balle en arrivant est douée d'une plus grande force, elle broie sur place, tandis que plus loin elle dilacère et chasse des fragments devant elle. M. Blandin est le premier qui ait combattu l'opinion généralement admise. M. Malle, dans la clinique chirurgicale de l'hôpital d'instruction de Strasbourg, dit même que lorsque le coup de feu est tiré de près, la plaie d'entrée est plus grande que celle de sortie. Enfin Ollivier (d'Angers) et M. Devergie ont rapporté des observations où le même fait est consigné.

Pour M. Jobert, l'ouverture d'entrée est toujours plus petite que celle de sortie :

« Lorsqu'une balle, dit-il, pénètre dans un corps qu'elle doit traverser, elle n'obéit alors qu'à un seul mouvement, celui de translation, que lui a communiqué le salpêtre enflammé; aussi perce-t-elle les premières couches comme un corps perforant ordinaire. Mais qui ne voit qu'à mesure qu'elle pénètre plus profondément, elle perd de plus en plus de sa vitesse; qu'en perdant de sa vitesse, elle est plus facilement impressionnée par les divers tissus, et qu'il vient un moment où la force de résistance de ceux-ci est telle qu'ils font tournoyer, osciller la balle. »

Quoi qu'il en soit de toutes ces opinions, l'ouverture d'entrée est généralement plus grande que celle de sortie. C'est d'ailleurs ce que prouvent l'observation et les expériences faites sur les cadavres et les animaux vivants par M. Blandin et M. Gerdy. Les exceptions à ce principe trouveraient, suivant un des internes de l'Hôtel-Dieu, M. Bouteiller (*Travail manuscrit sur les plaies par armes à feu*, — communiqué), une explication facile dans la nature et la disposition des tissus atteints par le projectile.

Il fait remarquer en effet que si une balle pénètre par exemple à la partie antérieure de l'abdomen et sort à la région lombaire, la plaie d'entrée doit être plus petite que la plaie de sortie, parce que d'une part la peau de l'abdomen cède à la pression de la balle avant de se laisser traverser par elle, et que, d'autre part la peau de la région lombaire extrêmement adhérante aux tissus sous-jacents, se laisse traverser par la balle sans fuir devant elle. De nouvelles expériences sont encore indispensables.

Sur les os l'ouverture d'entrée est constamment plus petite que celle de sortie; les choses se passent comme sur une planche ou sur des vitres superposées. M. Bouteiller possède une pièce sur laquelle ce fait est de la dernière évidence. L'ouverture d'entrée est régulière, du diamètre de la balle, tandis que l'autre est irrégulière, beaucoup plus grande, offrant des fragments poussés de dehors en dedans par rapport à l'axe de l'os.

Le *trajet* d'une balle dans les parties molles est beaucoup plus large que ne le feraient supposer les ouvertures d'entrée et de sortie, ce qui tient d'abord à l'élasticité des parties divisées, puis au mouvement de rotation imprimé à la balle, mouvement d'autant plus puissant que la vitesse diminue en avançant à travers les tissus.

Les parois de ce canal sont d'une couleur brune livide. Sa cavité contient des caillots sanguins et quelquefois des corps étrangers, comme nous le verrons plus loin. Quand un projectile ne rencontre pas de parties dures ou qu'il traverse ces dernières en les réduisant en éclats, il n'y a qu'une ouverture de sortie; mais quand il se divise sur un os, le trajet devient bifide, trifide, etc., alors il y a deux ou plusieurs ouvertures de sortie. Il peut arriver aussi qu'il n'y ait qu'une ouverture de sortie, et que du trajet naissent un ou plusieurs culs-de-sac contenant un ou plusieurs corps étrangers formés par le projectile ou les esquilles.

Rien n'est plus variable que la direction du trajet suivi par une balle. La régularité de cette direction dépend en général de la rapidité du mouvement et de la résistance des tissus qui se trouvent sur le passage du projectile. Si la force qui meut ce dernier est peu considérable, la résis-

tance des parties molles d'un tendon, d'un muscle par exemple, suffit
pour modifier son trajet. C'est ainsi qu'on a vu des balles frapper la
partie antérieure de la cuisse se frayer un passage à travers les muscles,
contourner le fémur et venir se loger dans le haut de la fesse, bien
qu'elle eût en arrivant frappé la peau perpendiculairement.

Un soldat reçut, au moment où il étendait le bras pour essayer de
monter à l'échelle dans un siége, une balle qui entra à peu près vers le
centre de l'humérus, passa le long du membre par-dessus la partie postérieure du thorax, s'ouvrit un chemin dans les muscles de l'abdomen,
pénétra profondément dans les muscles fessiers et se remontra à la partie
moyenne et antérieure de la cuisse opposée. Dans une autre circonstance une balle, après avoir frappé à la poitrine un homme qui était de-
bout dans les rangs, alla se loger dans le scrotum. (Docteur Hennen,
Principles of military surgery, 2ᵉ édit., p. 34; cité par Samuel Cooper,
Dict. de chirurg. pratiq.; Paris, 1826, t. II, p. 320.)

Lorsque enfin les balles sont douées d'une grande vitesse et rencontrent
des parties d'un petit volume, telles que le nez, l'oreille, un doigt, elles
font de véritables amputations qui du reste guérissent très-facilement
dans la majorité des cas. Ce dernier mode d'action est en petit le mode
d'action ordinaire des boulets.

3° *Boulets.* — Indépendamment de ces contusions pour ainsi dire
latentes auxquelles nous avons déjà fait allusion, les boulets produisent
des plaies contuses, larges, avec une grande perte de substance; mais le
plus souvent, à cause de la rapidité de leur mouvement, ce sont des
amputations remarquables par l'irrégularité de la surface de la plaie, qui
présente dans ce cas un grand nombre de lambeaux de dimensions différentes.

Les éclats d'obus, de bombes font des plaies très-irrégulières, déchirées, contuses, et qui sont plus exposées que les précédentes aux
hémorrhagies.

Action des projectiles sur les os. — Ils diffèrent pour les os plats, les
os longs et les os courts, le tissu compact et le tissu spongieux.

1° Si une balle tombe obliquement sur un os plat, elle peut être ré-
fléchie par lui et parcourir un trajet curviligne, comme on l'observe sur
les os du crâne, sur le sternum ou sur les côtes, de telle sorte que si l'on
fait passer par la pensée une ligne droite de la plaie d'entrée à la plaie
de sortie, on suppose une plaie pénétrante du crâne ou du thorax, tandis
qu'il n'en est rien. Un projectile peut ainsi se réfléchir sur les os du
bassin. Les os dans ces cas présentent des lésions variées; mais ce qu'il
y a de remarquable, c'est que la table externe n'étant nullement compromise, la table interne peut présenter une fracture avec toutes ses conséquences. Quand la balle est moins oblique dans sa direction, trois cas
peuvent se présenter: dans le premier elle s'arrête sur la surface osseuse,
s'y déforme et produit une désorganisation du périoste avec contusion
de l'os; dans le second elle brise la surface en éclats, et l'os présente

tantôt une ou plusieurs fêlures, tantôt des fragments; enfin dans le troisième elle détermine une perte de substance nette et régulière et traverse l'os dans toute son épaisseur. Toutefois sur la table interne, le plus souvent la perte de substance est plus considérable et moins régulière.

2° Un os long et cylindrique étant frappé par une balle, celle-ci peut se réfléchir, se porter dans les muscles et contourner l'obstacle qu'elle a rencontré; mais le plus souvent l'os est brisé en éclats. Hunter et Boyer ont fait remarquer qu'il n'y a rien de plus rare qu'une fracture d'un os long ainsi produite et ne présentant que deux fragments. Le plus souvent on voit des fissures dans une plus ou moins grande partie de la longueur de l'os. Suivant Guthrie, ces fissures s'étendent beaucoup plus dans la partie inférieure de l'os que dans la supérieure. Il dit avoir vu souvent dans les fractures du milieu de la cuisse des fissures s'étendre jusqu'aux condyles et causer l'ulcération des cartilages de l'articulation du genou.

Si la balle vient frapper une ligne saillante, comme serait la crête du tibia, elle peut se diviser en deux portions qui pénètrent dans les parties molles en suivant la direction des surfaces osseuses. Dupuytren en cite un exemple, et nous en trouvons un second dans le travail de M. Bouteiller.

3° Si un projectile commençant à perdre de sa force rencontre le tissu spongieux des os longs ou des os courts, il demeure dans le tissu spongieux; si au contraire il a conservé sa force, il en sort et produit une plaie de sortie plus grande que celle d'entrée. Ce que nous disons de l'action d'une balle sur les os spongieux s'applique aux extrémités articulaires; mais les blessures de ces extrémités ont un degré spécial de gravité provenant du voisinage de l'articulation, soit parce que le projectile va se loger dans celle-ci, soit parce qu'il produit une fracture communiquant avec elle. Enfin il peut arriver un troisième cas, signalé par Ambroise Paré, c'est celui où le plomb meurtrier va se fixer dans le canal médullaire.

Les lésions des os par armes à feu sont extrêmement graves; elles sont presque toujours comminutives, et fussent-elles même en gouttière, elles peuvent encore être suivies de la mort.

SYMPTOMES. MARCHE, DURÉE, TERMINAISONS. — Nous allons exposer la symptomatologie des plaies par armes à feu en général, en faisant abstraction des différences apportées par le genre de projectile et par la région atteinte.

A. *Phénomènes primitifs locaux.* — La contusion et la désorganisation des lèvres de la plaie existent toujours, mais à des degrés variables suivant le volume, la vitesse et la direction du projectile; coloration de la solution de continuité, brune, livide, due à l'action du projectile sur les vaisseaux capillaires qu'il a broyés au niveau de la plaie, ce qui donne à cette dernière l'apparence d'une surface cautérisée avec le fer rouge.

La douleur au moment de l'accident ou peu de temps après est nulle ; les parties sont frappées d'engourdissement (*stupeur locale*) ; puis bientôt le malade accuse une douleur gravative. Le gonflement le plus souvent est nul ; quand il existe dès le début, il est dû à la stase du sang déterminée par l'état tout spécial des tissus atteints. L'hémorrhagie primitive dans les plaies par armes à feu est suivant les uns toujours nulle, suivant d'autres rarement abondante, suivant d'autres enfin souvent mortelle. Mais voici ce que les faits cliniques ont démontré. L'hémorrhagie primitive est constante si une artère un peu importante a été ouverte. Chez tous les blessés, les vêtements sont plus ou moins imbibés de sang ; le plus souvent l'hémorrhagie s'arrête promptement d'elle-même, cela tient à ce que les vaisseaux ne sont pas nettement coupés mais déchirés. Ne voit-on pas la même chose arriver pour le même motif dans les plaies par arrachement, même quand une artère assez grosse a été compromise ? Mais quelquefois aussi l'hémorrhagie fait périr le blessé sur le lieu même du combat. Du reste, dans tous les cas, il est difficile d'apprécier la quantité de sang perdu dans ces hémorrhagies : l'effroi la grossit toujours ; l'eau et les autres liquides auxquels le sang se trouve mêlé en augmentent la quantité apparente. Quant aux plaies par armes à feu entièrement sèches, nous ne les admettrons que comme des faits excessivement rares.

B. *Phénomènes primitifs généraux.* — Variables suivant la région atteinte et suivant l'espèce de projectile, ils sont presque nuls dans le cas de plaie produite par le plomb, à moins que le coup n'ait fait balle. A part cette exception, mais surtout dans les cas où la blessure siégeant sur les membres il existe des désordres considérables, on observe souvent l'ensemble des phénomènes que l'on a désignés sous le nom de *stupeur générale* et qui est caractérisée par le relâchement des membres, la fixité de l'œil, la dilatation de la pupille, la pâleur de la face, la lenteur de la respiration et une faiblesse extrême du pouls, surtout dans les premiers instants de la blessure, car plus tard il se relève : toutes les fonctions des sens sont émoussées, l'intelligence est paresseuse ; la peau est froide, quelquefois d'une couleur plombée ; il survient des horripilations et des syncopes, et souvent la mort ne tarde pas à mettre fin à ce cortége de symptômes généraux, à cet ébranlement, à cette commotion générale. Joignez à ces phénomènes généraux ceux qui dépendent des lésions du crâne, de la poitrine ou de l'abdomen.

C. *Phénomènes consécutifs locaux.* — Ils sont identiques à ceux que nous avons déjà signalés en parlant des plaies. C'est ainsi que la sensibilité renaît peu à peu dans les parties engourdies ; il survient de la douleur et avec elle le gonflement et la rougeur qui remplace la teinte livide que nous avons notée : enfin la suppuration s'établit. Du huitième au douzième jour les escharres se détachent, et la plaie se trouve agrandie. A partir de ce moment, quand rien n'entrave son évolution, elle tend à se fermer ; des bourgeons charnus se développant, elle prend un aspect rosé et fournit une suppuration abondante et louable.

De la chute des escharres résulte quelquefois un phénomène consécutif des plus importants à surveiller : nous voulons parler de l'hémorrhagie. Quand elle se fait en nappe et en petite quantité, le pronostic n'en devient pas plus fâcheux ; mais quand elle est abondante et qu'elle a lieu par un tronc artériel important, elle prend rang parmi les plus terribles complications. Aussi en ferons-nous l'histoire en parlant de ces dernières.

D. *Phénomènes consécutifs généraux*. — Ils sont au nombre de deux. — 1° La fièvre traumatique. — Quand elle n'a pas trop d'intensité, elle n'offre aucun danger. C'est la conséquence forcée des phénomènes consécutifs locaux. Comme eux elle apparaît du vingt-deux au vingt-quatrième jour. — 2° La déperdition des forces. — C'est au contraire un symptôme des plus fâcheux qui va quelquefois jusqu'à l'épuisement complet et même la mort. Il est la conséquence d'une suppuration abondante. Les plaies étendues faites par des boulets, qu'elles siégent à la surface du tronc ou des membres, exposent principalement les blessés à cette fâcheuse terminaison.

Accidents ou *complications*. — Ces accidents sont assez nombreux et pour la plupart communs à toutes les plaies : les uns sont locaux, ce sont l'excès d'inflammation, l'hémorrhagie, les corps étrangers et la pourriture d'hôpital ; les autres sont généraux, comme le tétanos, le délire nerveux, la diathèse purulente.

a. *Inflammation*. — Elle peut franchir les limites des parties divisées par le projectile. Quelquefois elle se propage dans la peau (érysipèle), dans les vaisseaux lymphatiques (angioleucite) ou dans les veines (phlébite) ; mais le plus souvent elle gagne le tissu cellulaire, soit souscutané, soit sous-aponévrotique, soit intermusculaire (phlegmons profonds, fusées purulentes) ; enfin quand les plans fibreux luttent par trop contre son développement, il en résulte la gangrène du membre.

b. *Hémorrhagie artérielle*. — L'hémorrhagie, en tant que complication, peut avoir lieu primitivement et consécutivement. Nous avons déjà dit qu'il pouvait arriver au moment même de la blessure une hémorrhagie tellement abondante qu'un affaiblissement extrême ou même la mort s'en suivît. Mais ce qu'il y a de plus particulier aux plaies dont nous traitons ici, ce sont les hémorrhagies consécutives.

On appelle *consécutive* une hémorrhagie qui ne se produit pas immédiatement après la blessure, mais au bout de plusieurs jours.

Le peu de force des battements du cœur à cette époque et la formation des escharres sont deux circonstances qui s'opposent à l'hémorrhagie primitive ; mais il vient un moment où les battements du cœur sont plus violents même que dans l'état normal, au moment où les escharres tombent : alors si les caillots formés à l'orifice artériel ne sont pas encore très-adhérents, il se fait une hémorrhagie, c'est une *hémorrhagie secondaire* ou *consécutive*.

D'un autre côté une cause puissante d'hémorrhagie secondaire réside dans la présence et les mouvements des esquilles. Celles-ci viennent détruire le travail de cicatrisation artérielle, piquer ou ulcérer des artères qui n'avaient pas été atteintes par le projectile. On a voulu donner à ces hémorrhagies le nom de tardives ; mais cette distinction n'a d'importance qu'au point de vue étiologique.

Les hémorrhagies secondaires apparaissent ordinairement le neuvième ou le dixième jour quand il n'y a pas eu fracture ; dans le cas contraire, c'est-à-dire dans celui où elles sont dues aux esquilles, elles n'arrivent que du dix-huitième au vingtième jour. Le plus souvent c'est le bout supérieur qui donne passage au sang : celui-ci se trouve en effet soumis plus directement à l'influence des battements du cœur ; le caillot obturateur est moins considérable que dans le bout inférieur. Cependant celui-ci donne quelquefois issue au sang venant par les anastomoses. Quand une esquille ulcère un vaisseau, il n'y a pas évidemment à chercher quel est le bout d'où part le sang ; mais dans le cas contraire cette détermination est importante : on y arrivera en comprimant les vaisseaux alternativement au-dessus et au-dessous de la plaie.

L'hémorrhagie secondaire, due aux esquilles, est plus fréquente à la suite des fractures de cuisse qu'après celles des autres membres.

Tantôt l'hémorrhagie consécutive est subite, instantanée ; tantôt elle est précédée pendant un jour ou deux d'un écoulement de sérosité ou de pus roussâtre ; tantôt elle est dès son début aussi considérable que possible, très-grave, mortelle même ; tantôt elle est une première fois très-peu abondante et s'arrête d'elle-même pour reparaître bientôt, cesser, et ainsi de suite jusqu'à ce qu'on se décide à agir d'une manière efficace. Ces hémorrhagies successives affaiblissent le blessé et jettent son moral dans le plus mauvais état. — La disposition des plaies a aussi une grande influence sur l'hémorrhagie consécutive. Le plus souvent cette disposition permet au sang de s'écouler librement au dehors , alors il pénètre les pièces d'appareil ; mais aussi quelquefois le sang s'épanche presque en totalité ou en partie au milieu du tissu cellulaire, entre les muscles : il survient de la tuméfaction, de la fluctuation. Dans ce dernier cas l'écoulement sera probablement moins considérable ; mais le sang en s'infiltrant est nuisible aux parties qu'il pénètre, et d'un autre côté il peut rester ignoré. Cependant dans l'un et dans l'autre cas, il est vrai de dire que le malade éprouve dans le membre une sensation de chaleur qui quelquefois éveille son attention, l'inquiète et le porte à demander les secours de l'art.

Le *diagnostic* de l'hémorrhagie se fonde sur la couleur et le jet du sang ; mais il faut savoir que celui-ci n'est que peu saccadé quand c'est le bout inférieur qui est le siège de l'écoulement.

Le *pronostic* est toujours grave. En effet si l'hémorrhagie est faible mais fréquente, le malade en est notablement affaibli à une époque où il aurait besoin d'une grande somme de forces ; si au contraire, elle est abondante, elle débilite encore plus le malade et nécessite une opération dont les suites peuvent être des plus sérieuses.

Lorsque l'hémorrhagie est peu considérable au moment de sa production, on met en usage quelques-uns des moyens hémostatiques locaux dont nous parlerons aux plaies des artères. On peut encore appliquer un tourniquet sur l'artère au-dessus de la plaie; mais aussitôt qu'elle donne des inquiétudes sérieuses, il faut se hâter de faire la ligature. Généralement on donne le précepte de ne pas lier à l'endroit même de la blessure, parce que, dit-on, là l'artère est malade, friable. Mais d'après MM. Nélaton et Courtin (Courtin, thès. inaug.; Paris, août 1848), on peut sans aucun inconvénient aller à la recherche des bouts de l'artère et appliquer une ligature sur chacun d'eux. Leurs expériences tendent à prouver en effet que la tunique celluleuse des artères, bien que celle-ci soit au fond d'une plaie suppurante, ne perd point de sa consistance et qu'elle ne se coupe point lorsqu'on place sur elle une ligature. Quoi qu'il en soit, MM. Roux et Blandin lient au-dessus de la plaie le tronc artériel principal du membre. Chose remarquable, la ligature réussit mieux dans ces cas que dans tout autre, dans celui d'anévrysme par exemple ou de plaie par arme tranchante nécessitant immédiatement la ligature, etc.

Cette ligature peut être faite de deux manières, ou à l'aide d'un fil placé directement autour de l'artère ou en interposant un petit cylindre de sparadrap entre l'artère et deux ligatures placés à 2 ou 3 centimètres de distance. Cette dernière manière de faire est celle de M. Roux.

Il n'est pas sans exemple que le sang, dans l'espèce d'hémorrhagie secondaire qui nous occupe, ait été fourni par les vaisseaux capillaires seuls en vertu d'un état d'atonie générale, d'appauvrissement du sujet. Dans ces cas il n'y aura pas de jet, le sang coulera en nappe. Dans ces conditions on devra recourir à l'emploi des toniques à l'intérieur et localement à celui des moyens hémostatiques ordinaires.

b. *Corps étrangers*. — Il arrive souvent que les projectiles s'arrêtent au milieu des tissus, et quelquefois y portent la bourre de l'arme, des morceaux de vêtements, des boutons, des pièces de monnaie, en un mot tout ce qui peut se rencontrer sur leur passage. Le diagnostic dans ces cas n'est pas toujours facile. Il semblerait quand il y a deux ouvertures que la présence d'un corps étranger fût impossible; mais il ne faut pas oublier d'une part qu'une arme peut contenir deux balles et qu'une seule est peut être sortie; d'autre part la balle a pu se diviser sur un os, par exemple, et un des fragments rester dans la plaie. Une seule ouverture existe-t-elle, ce n'est pas la preuve irrécusable que la balle séjourne dans l'économie, car les vêtements ont pu être poussés devant elle, ne s'être pas déchirés et avoir ramené le projectile. On le voit, les causes d'erreur fourmillent. Les projectiles volumineux séjournent difficilement dans les parties. On en cite cependant des observations.

Quoique les esquilles ne soient pas des corps venus du dehors, il faut cependant les ranger au nombre des corps étrangers. En effet, ces fragments d'os sont dorénavant étrangers à l'économie ; ils doivent en être éliminés, ils ne peuvent plus y reprendre droit de domicile. Il n'y a qu'une exception à cette règle, c'est quand l'esquille tient encore par une assez grande quantité de périoste au corps d'un des fragments principaux ; alors il se passe entre elle et ce fragment un travail analogue à celui qui a lieu entre les deux fragments principaux. Nous verrons, à propos du traitement, ce que l'on doit espérer de ce travail et s'il faut le laisser s'opérer. Nous avons déjà dit qu'il est rare qu'une fracture soit produite par un projectile sans éclats, sans esquilles. Un fait plus rare encore, c'est la perforation sans fracture d'un os long, frappé par une balle, tandis que cette perforation se fait souvent dans les os courts. Ces cas de perforation, tant d'un os long que des os courts et des os plats, ne sont pas exempts d'esquilles ; mais alors elles sont petites, peu nombreuses et sortent par les ouvertures, entraînées qu'elles sont par la suppuration. Quand un os long a été fracturé d'une manière comminutive, les esquilles sont en nombre variable : tantôt il n'y en a que trois ou quatre, tantôt quinze à vingt. Dupuytren chez un blessé en a trouvé quarante fournies par la tête et le col de l'humérus.

Les esquilles se divisent en trois espèces :

1° *Les esquilles primitives*. — On appelle ainsi celles qui sont complétement séparées de l'os et des parties environnantes au moment même de la blessure ; on pourrait encore les appeler *esquilles libres*.

2° *Les esquilles secondaires*. — Ce sont celles qui tiennent encore à l'os ou aux parties molles par des portions de périoste, de tendons, de muscles, de ligaments, etc., etc. Si on les abandonne à elles-mêmes, elles sont éliminées par la suppuration dans un temps variable, depuis huit jours jusqu'à deux mois. Nous avons déjà dit que quelques-unes, en vertu de la grande portion de périoste qui les retient, peuvent subir un travail de consolidation. La seconde espèce d'esquilles pourrait donc être appelée *esquilles adhérentes*.

3° *Esquilles tertiaires*. — On appelle ainsi celles qui sont dues à un travail morbide des os à l'extrémité des deux fragments principaux. Il y a eu contusion osseuse, et il se fait un travail particulier dont l'étude rentre dans celle de la nécrose. Disons seulement ici qu'il est très-long ; il peut durer jusqu'à vingt années. On pourrait désigner cette troisième espèce sous le nom d'*esquilles pathologiques*. Au point de vue du traitement, la division des esquilles en *libres*, *adhérentes* et *pathologiques* est très-importante.

L'issue des esquilles pathologiques est quelquefois gênée par la nature elle-même, les deux fragments principaux donnant lieu à un cal provisoire qui environne ces esquilles de toutes parts. On est alors forcé de leur donner passage à l'aide de la gouge et du maillet.

Les esquilles en général et surtout les esquilles secondaires sont des causes fréquentes d'hémorrhagie. Elles viennent dans leur marche piquer les vaisseaux ; indépendamment de cette action, elles irritent les plaies, les empêchent de se fermer, piquent les parties qu'elles rencontrent et causent ainsi des accidents nerveux.

Nous ne parlerons pas ici des instruments multipliés que l'on a inventés pour l'extraction des esquilles, non plus que de ceux qui ont été imaginés pour retirer les balles : ce sont des pinces ou des tire-balles plus ou moins perfectionnés. Nous terminerons en disant que pour l'exploration, le doigt, quand il peut parcourir la plaie dans toute son étendue, vaut mieux que tous les instruments possibles ; dans les cas contraires il faut se servir du stylet boutonné ou des mors rapprochés de la pince à pansements ou enfin de la sonde de femme.

d. *Pourriture d'hôpital.* — Cette complication est actuellement trèsrare depuis que l'on entasse moins de malades dans une même salle et que les hôpitaux sont plus sains, ce qui prouve que les causes auxquelles on la faisait remonter s'engendraient réellement. Mais dans les ambulances créées dans le voisinage des champs de bataille, l'encombrement amène souvent son développement. Rien ne démontre que dans ces derniers la pourriture d'hôpital soit plus fréquente dans les plaies par armes à feu que dans les autres.

e. *Tétanos.* — Il se voit surtout à la suite des plaies par écrasement, par conséquent à la suite des plaies par un boulet. Une prédisposition spéciale et les changements brusques de température rendent compte de son apparition dans beaucoup de cas.

f. *Délire nerveux.* — Il se déclare à la suite de la stupeur générale et quand la réaction a commencé. Les émotions morales jouent un grand rôle dans son développement.

DIAGNOSTIC. — Certes, si l'on prenait le mot *diagnostic* dans son sens le plus restreint, il serait plus qu'inutile de traiter ce point. On reconnaît toujours une plaie par arme à feu, même quand le blessé cherche à induire le praticien en erreur ; mais ce que j'appellerai le diagnostic anatomique d'une plaie par arme à feu est chose très-difficile à établir, d'autant plus qu'il vaut mieux rester dans le doute sur certaines questions que de faire des explorations inutiles dans la plaie. Ravaton et Lamotte recommandent avec raison de ne point sonder, à moins que l'on ne suppose l'existence d'un corps étranger. Agir autrement, ce serait s'exposer à des hémorrhagies graves, à des phénomènes nerveux, etc.

PRONOSTIC. — La gravité extrême des plaies par armes à feu est bien constatée ; tout le monde s'accorde sur ce point. Les plus graves sont celles qui pénètrent dans les grandes cavités ou dans les articulations ; il faut y joindre quelques fractures, surtout celles du fémur. Un homme atteint d'un coup de feu peut mourir : 1° dans l'état de stupeur du début, 2° par suite d'hémorrhagie primitive, 3° par la fièvre traumatique trop intense, 4° par excès de suppuration, 5° par suite de chacune des complications énumérées plus haut. Il est inutile d'ajouter qu'une plaie produite par un boulet est généralement plus grave que toute autre. Rien de plus rare que de voir le trajet creusé par une balle dans les parties molles se réunir par première intention. Sanson cependant en cite un cas.

Dans les cas les plus simples en apparence, il faut être très-réservé sur le pronostic.

TRAITEMENT. — 1° *Général.* — Dans le cas d'une plaie grave, le traitement général joue un grand rôle et varie suivant les périodes. Pendant la période de stupeur, il faut donner du stimulant, mais avec la prudence nécessaire pour ne pas ajouter à la réaction qui va se produire. Il est bon aussi de réchauffer le blessé, de lui administrer quelques cordiaux ou du vin généreux en petite quantité. On a même conseillé un vésicatoire volant sur un membre ou sur le tronc ou bien encore des lavements excitants. Le plus souvent, dans les plaies produites par une balle, on néglige la plupart de ces moyens; il y a en effet peu de stupeur générale. Il y aurait imprudence à en agir ainsi après les plaies par boulet.

Avant la seconde période, il y a des praticiens qui font une saignée préventive; d'autres s'en abstiennent et la ménagent pour le cas où ils auraient à modérer la fièvre traumatique. Cette saignée ne doit pas être faite systématiquement dans tous les cas. Autant elle a peu de valeur quand on a affaire à une plaie des membres, autant elle est utile toutes les fois qu'il y a une plaie pénétrante des cavités crânienne, thoracique ou abdominale.

Dans la seconde période, le rôle du chirurgien consiste à surveiller la fièvre traumatique; quand celle-ci prend de trop grandes proportions, il a recours aux antiphlogistiques, mais en ayant soin de ne pas trop épuiser les forces du blessé, qui devra fournir les matériaux d'une suppuration longue et abondante. Les saignées générales sont encore, surtout dans cette période, utiles dans les cas où l'on redoute une méningo-encéphalite, une pleuro-pneumonie ou une péritonite. Si l'on a fait des débridements, il faut tenir compte du sang qu'ils ont fourni et régler sa conduite d'après cette donnée; de légers laxatifs seront administrés pour tenir le ventre libre; quant à la quantité des aliments à donner aux malades, nous en ferons une question à part.

Pendant toute la durée de la troisième période, celle de suppuration, la seule indication est de soutenir les forces du blessé par des aliments riches en principes nutritifs, le bon vin, le bon air, etc., etc.

Dans la discussion qui eut lieu dernièrement à l'Académie de médecine, on a fait jouer un grand rôle à l'alimentation des blessés. M. Malgaigne, plaidant en faveur de la chirurgie conservatrice, a dit que si les chirurgiens ont eu si peu de succès quand ils ont cherché à conserver des membres très-grièvement atteints, c'est peut-être parce qu'ils ont abusé de la diète. Il n'en veut donner pour preuve que la faible mortalité chez les blessés Prussiens (à l'époque de leur invasion en

France), dont l'alimentation était énorme par rapport à celle des blessés Français. M. Malgaigne donne à manger à ses malades dès le premier jour.

MM. les professeurs Roux et Blandin soutiennent avec raison qu'il ne faut point poser à ce sujet de règles absolues, mais consulter chaque jour l'état général du malade. On peut habituellement donner des bouillons les premiers jours, les suspendre au début de la fièvre traumatique, enfin les jours suivants prescrire une diète moins rigoureuse.

2° *Traitement local.* — Il n'est pas plus que le traitement général soumis à des lois déterminées, il varie à l'infini ; cependant on peut saisir quelques indications communes. C'est ce que nous allons essayer de faire, après quoi nous dirons quelques mots de l'extraction des corps étrangers, du débridement, des réfrigérants et des amputations.

Les plaies en gouttière et les plaies en séton ne demandent qu'un traitement des plus simples, c'est-à-dire un pansement à plat avec de la charpie enduite de cérat, et vers la fin la cautérisation par le nitrate d'argent, surtout si les bourgeons charnus perdent de leur consistance et tendent à s'élever en forme de végétations. Dupuytren conseille, pour la région crânienne, de réunir par une incision les deux ouvertures dans une plaie en séton d'un trajet très-court et de faire sur ce trajet une ou plusieurs contre-ouvertures quand il est assez long pour qu'il y ait danger à l'ouvrir d'un bout à l'autre. Ce précepte est bon et devrait peut-être s'étendre aux plaies en séton de toutes les régions du corps. M. le professeur Roux a émis cette idée, toutefois avec un doute, dans ses considérations cliniques sur les blessés de juillet 1830, et M. Bouteiller, dans le manuscrit déjà cité, s'appuie sur des faits recueillis en 1848 pour poser cette manière d'agir en règle générale.

Quand une plaie a un trajet d'une certaine longueur, il est bon de faire à l'aide d'une seringue une ou deux injections à chaque pansement pour empêcher la stagnation du pus. Ce dernier en effet se vicie très-vite au contact de l'air.

Supposons qu'une balle ait traversé un membre dans toute son épaisseur sans fracture : on panse à plat chacun des orifices du canal, on déterge ce dernier à chaque pansement ; si l'inflammation devient trop vive, on a recours aux cataplasmes émollients. On sait que M. Baudens n'admet l'emploi des cataplasmes que dans les cas où il survient de l'induration autour de la plaie. Dans toute autre circonstance il emploie la glace ou l'eau froide, selon la période. Mais s'il y a fracture surgit une question de pronostic fort grave : on doit se demander si le membre peut, oui ou non, être conservé. Dans le premier cas l'on applique un appareil à fracture ordinaire ; dans le second l'on pratique l'amputation. Ici M. Roux conseille d'amputer le plus loin possible de la fracture, et cela parce que l'on ne risque pas de trouver l'os fendu à l'endroit où on se propose de le scier. On se rappelle en effet avec quelle irrégularité et quel grand nombre d'éclats les balles produisent une fracture, surtout une fracture des os longs.

S'il existe une hémorrhagie artérielle primitive, M. Roux recommande de lier immédiatement au-dessus et au-dessous du point divisé. Lier au-dessus seulement exposerait à voir l'hémorrhagie continuer par le bout inférieur, à cause des anastomoses ; lier à l'endroit de la blessure, ce serait se créer des difficultés quelquefois insurmontables, parce qu'il y a un désordre extrême, du sang infiltré et des escharres nombreuses.

Extraction des corps étrangers. — M. Baudens conseille d'extraire sur-le-champ toutes les esquilles et tous les corps étrangers, parce que si on les laisse, le travail qui sert à leur expulsion épuise le malade : « Enlevez, dit-il, sur-le-champ les esquilles primitives ; enlevez sur-le-champ les esquilles secondaires, même celles que l'on espère voir se consolider. » A cette règle il n'admet que de rares exceptions, pour la face par exemple. D'autres chirurgiens ne sont pas aussi exclusifs. Ils retirent sur-le-champ les corps étrangers et les esquilles dont l'extraction est facile ; mais ils laissent les autres. Puisque plus tard ces corps se déplacent et se présentent d'eux-mêmes, pourquoi labourer les tissus, débrider à droite et à gauche ?

La première règle à suivre pour l'extraction des corps étrangers est sans contredit celle dont Percy lui-même laisse toute la gloire à Ambroise Paré, c'est de mettre le malade dans la position où il se trouvait quand il a reçu le coup de feu ; quelquefois il faut en même temps pratiquer une contre-ouverture. Très-souvent on est forcé d'agrandir l'ouverture par laquelle la balle est entrée, c'est ce qu'on a appelé débridement ; mais il ne faut pas confondre ce dernier avec le débridement préventif, sur lequel nous reviendrons dans un instant. Dans quelques circonstances le doigt indicateur suffit pour reconnaître et extraire le corps étranger ; mais plus ordinairement il faut employer des instruments, pinces, tire-balle, curette, tire-fond, etc. Quelquefois même la difficulté est si grande qu'il est nécessaire de faire usage de l'instrument de Percy (tribulcon) : ce sont deux tiges articulées que l'on sépare pour les introduire séparément à la manière du forceps. D'autres fois il faut appliquer une couronne de trépan, quand le projectile est logé dans un os. Si les corps étrangers sont autres que des esquilles ou des corps métalliques, l'absence de son, produit par le choc, ajoute de nouvelles difficultés.

Du *débridement.* — Il se fait à l'aide d'un bistouri boutonné conduit sur l'indicateur de la main gauche ou sur une sonde cannelée. Les opinions sont très-différentes sur l'opportunité du débridement préventif de l'étranglement, du débridement fait immédiatement après la blessure : nous n'entendons parler ici que de cette espèce de débridement et non pas de celui qui est nécessité pour l'extraction des esquilles, non plus de celui que l'on pratique quand les phénomènes de l'étranglement se sont déjà manifestés. Voici en quels termes M. Nélaton en pose les indications : « Il est nécessaire lorsque la plaie est étroite, profonde et située sur une région entourée de fortes aponévroses. » M. Baudens ne le pratique dans aucun cas. Il s'appuie pour le rejeter sur les raisons suivantes : 1° l'étranglement est une chose rare dans une plaie par une arme à feu ; 2° une plaie ronde guérit plus vite qu'une plaie débridée ; 3° on ne peut espérer la réunion par première intention, car tous les points touchés par le projectile ne se réuniront point ainsi ; 4° le débridement ne remédie point à l'étranglement par les aponévroses profondes, et il y aurait danger à aller débrider ces dernières ; 5° il est inutile de produire une saignée locale ; 6° le sang et les liquides contenus dans le canal s'écouleront bien sans qu'on ait débridé ; 7° débrider, c'est s'exposer aux hernies musculaires. Enfin M. Baudens blâme aussi le débridement consécutif. M. le professeur Roux débride rarement et seulement dans des cas analogues à ceux qu'indique M. Nélaton, et il trouve que cette question est d'un ordre secondaire et occupe trop les chirurgiens. M. le professeur Blandin débride également dans les seuls cas où l'indication est formelle, et fait remarquer que si le débridement préventif est manifestement nécessaire, c'est sans contredit à la partie externe de la cuisse.

Du reste cette question n'est pas nouvelle. On sait que John Bell était partisan exclusif du débridement préventif, tandis que J. Hunter le rejetait dans presque tous les cas. Le premier trouvait au débridement les avantages suivants : 1° facilité pour l'issue des liquides ; 2° production d'une saignée locale ; 3° chances moins nombreuses d'étranglement par les plans fibreux. Le second opposait : 1° l'exaspération de l'inflammation ; 2° la guérison plus prompte, selon lui, des plaies non débridées ; 3° la facilité avec laquelle le débridement se referme.

Jusque-là il n'est question que du débridement simple à l'aide d'une seule incision. On comprend que dans la majorité des cas, un débridement simple n'atteindra pas toujours le but que l'on se propose. Que signifierait par exemple à la partie externe de la cuisse une seule incision, un débridement simple dans le sens longitudinal ? Aussi M. Vidal de Cassis pense que si on débride (quant à lui, il attend que les phénomènes viennent fournir une indication), ce doit être au moins à l'aide d'incisions multiples.

Différences des plaies par armes à feu par rapport aux régions du corps. — Cette question, on le comprend facilement, ne peut être traitée que d'une manière générale. En effet, si les plaies du cou, par exemple, diffèrent des plaies de l'abdomen, ce n'est point parce que le projectile a agi d'une autre manière au cou qu'à l'abdomen ; mais c'est parce que l'un contient des organes différents de ceux que renferme l'autre. Nous renvoyons donc aux plaies de chacune de ces régions.

Voici du reste ce que disait M. le professeur Roux en 1830 à l'Académie de médecine : « A la tête, au visage, au cou, à la poitrine, à l'abdomen, les blessures par armes à feu forment autant de catégories distinctes qui n'ont de commun que leur origine et le caractère qu'elles en empruntent. Sous les autres points de vue, elles ont fort peu de rapport entre elles : elles sont presque absolument sans liaison, sans points de contact. Alors que dans ces parties elles ne sont pas mortelles au moment même — et elles le sont très-souvent, — elles empruntent toute leur gravité de la lésion de tel ou tel organe et font naître des phénomènes, des accidents relatifs à la nature et aux fonctions de cet organe; tout ce qui tient à la thérapeutique générale des blessures par armes à feu leur est à peine applicable. On ne peut donc relativement à ces blessures de la tête, du cou, de la poitrine et de l'abdomen que recueillir des faits isolés sans pouvoir en faire le sujet d'observations générales.

» Autres sont au contraire les blessures des membres. D'abord parmi ces blessures des membres, il en est bien peu qui puissent être soudainement mortelle; aussi le nombre de celles qu'on a à traiter à la suite des combats ou des batailles, dans les ambulances, dans les hôpitaux, est-il toujours très-considérable, plus même que celui des plaies appartenant à toutes les autres régions du corps. C'est aux blessures des membres principalement que se rapportent toutes les distinctions qui ont été faites relativement aux formes diverses des plaies par armes à feu. Leur gravité dépend bien plutôt de l'étendue du désordre que de la nature des parties intéressées.

» C'est principalement à la suite des plaies des membres qu'on voit survenir la gangrène, la pourriture d'hôpital, le tétanos, la résorption purulente, la consomption produite par une suppuration trop abondante ou trop longtemps prolongée.

» Parmi les phénomènes primitifs des plaies par armes à feu, il en est un qui appartient presque exclusivement aux blessures des membres : c'est la stupeur générale, portée dans certains cas jusqu'à un état d'hébétude ou d'imbécillité; très-rarement du moins observe-t-on ce phénomène dans les plaies des autres parties du corps. »

De l'eau froide et des réfrigérants dans le traitement des plaies par armes à feu. — L'eau, dans le traitement des plaies en général et dans celui des plaies qui nous occupent, s'emploie de trois manières différentes.

La première consiste à appliquer sur la plaie de la charpie et des compresses trempées dans de l'eau à la température de l'appartement et à faire tous les quarts d'heure humecter avec le même liquide les pièces du pansement, qu'on laisse appliquées pendant vingt-quatre heures.

La deuxième manière d'employer l'eau froide consiste dans des irrigations continues. Elles offrent de grands avantages dans le traitement des plaies des extrémités; dans ces cas aussi elles sont d'une exécution plus facile : on est moins exposé à mouiller le lit du malade, circonstance toujours fâcheuse et qui peut devenir une cause de maladie.

Enfin l'eau est employée à l'état de glace contenue dans des vessies et appliquée sur la plaie. Pour M. Baudens, qui en a retiré d'excellents résultats, il n'y a pas à craindre le danger de la répercussion en agissant avec précaution. On ne fait pas descendre la température au-dessous de la normale; d'ailleurs la glace sur les tissus malades n'agit pas comme sur les tissus sains. Il faut employer ce moyen avant le début de l'inflammation. Ce traitement local est préférable aux saignées, qui favorisent la congestion; préférable aux cataplasmes et à l'eau tiède, qui ont les mêmes inconvénients; préférable enfin à la saignée générale, qui affaiblit le malade sans agir localement. Aussitôt que le froid devient désagréable au malade, c'est une indication fournie par la nature elle-même pour remplacer la glace par les fomentations froides. M. Baudens n'a recours à l'usage des cataplasmes que dans la deuxième période si de l'induration se manifeste; mais s'il survient des symptômes de nature à faire craindre un phlegmon, ce chirurgien applique la glace de nouveau, et le phlegmon avorte presque toujours.

Cette méthode a souvent trouvé de l'opposition, et dernièrement encore, à l'Académie de médecine, M. le professeur Roux ne lui a pas reconnu d'aussi grands avantages. L'inflammation étant le moyen thérapeutique employé par la nature pour amener la guérison, c'est un tort immense d'arrêter son développement; on ne doit chercher qu'à la modérer quand elle menace d'être trop intense. Le professeur de l'Hôtel-Dieu consentit une fois, pour calmer la soif d'un malade auquel il avait pratiqué la staphyloraphie, à lui laisser mettre des fragments de glace dans la bouche : cela suffit pour empêcher le travail adhésif et faire échouer cette opération qui réussit si bien ordinairement; aussi depuis ce temps il se méfie de cet agent. Il redoute encore la gangrène, crainte partagée du reste par beaucoup de praticiens. Ainsi, suivant M. Blandin, les réfrigérants ne sont applicables qu'à la condition qu'il n'y ait pas de stupeur locale, car alors il y aurait gangrène : « Du reste, ajouta l'orateur, M. Baudens n'est pas l'inventeur des applications glacées; cela se fait depuis longtemps en Amérique. » En 1830, de concert avec M. Marjolin, il s'en servit nombre de fois, et comme ses essais ne furent pas des plus heureux, il préfère maintenant l'eau froide. D'ailleurs la glace et même l'eau froide ne sont bonnes qu'au début; plus tard il faut les suspendre pour ne pas entraver la marche de l'inflammation. Chaque chose doit avoir son temps; c'est un tort de vanter un moyen quelconque à l'exclusion des autres. Il faut avant tout apprécier les circonstances dans lesquelles il a pu réussir, c'est-à-dire saisir les indications de son emploi.

Amputations. — S'il est dans l'histoire des plaies par armes à feu un point qui ait donné lieu à des discussions nombreuses et importantes, c'est sans nul doute celui qui est relatif aux circonstances dans lesquelles il faut pratiquer l'amputation. Les uns conseillent de faire immédiatement l'amputation; les autres au contraire n'y ont recours qu'à une époque déjà éloignée du moment de l'accident, quand le blessé n'a plus d'autres chances de guérison. Au dire de J. Thomson

(Samuel Cooper, *Dictionn. de chirurg. pratiq.*; Paris, 1826, t. II, p. 326), Duchesne est le premier écrivain sur la chirurgie militaire qui conseille de faire l'amputation immédiate, et cela avant le développement de l'inflammation et des autres symptômes généraux. Plus tard Wiseman, Ledran, John Ranby donnèrent le même conseil, qu'ils mettaient du reste en pratique. A une époque plus récente, nous voyons cette opinion partagée par John Bell et le baron Larrey. Parmi les adversaires de l'amputation immédiate, nous citerons Faure (1), Hunter, Lombard (de Strasbourg) et Percy.

Cette question des amputations a pendant longues années été abandonnée aux chirurgiens militaires; mais depuis quelque temps les chirurgiens civils ont été à même de donner leur avis un peu plus en connaissance de cause. Les uns, M. Malgaigne entre autres, ont pris parti pour la chirurgie conservatrice; les autres, parmi lesquels nous citerons M. Roux, ont soutenu une opinion diamétralement opposée. M. Malgaigne, se fondant sur la statistique, fait ressortir le grand nombre de morts après les amputations consécutives, tandis que par un traitement et un régime convenables, on peut guérir un grand nombre de blessés. Pour M. Roux, les statistiques de nos devanciers sont à refaire : elles sont vicieuses, il y entre trop d'éléments divers dont on n'a pas tenu compte; de plus, on voit mourir des malades qui ont des fractures par suite de coups de feu si on ne les ampute pas immédiatement, et si on pratique l'amputation, cette dernière réussit dans des proportions assez satisfaisantes; enfin les amputations consécutives réussissant rarement, le chirurgien obligé d'y recourir a moins de chances d'obtenir la guérison. Sans se prononcer sur cette question de savoir si les amputations primitives guérissent mieux que les amputations consécutives, M. Blandin conseille d'amputer immédiatement quand il y a indication formelle, et d'attendre quelques heures quand la commotion, la stupeur générale existent à un haut degré. Si les amputations secondaires réussissent moins souvent que les amputations primitives, c'est d'abord parce que le malade se trouve dans de mauvaises conditions morales en perdant l'espoir qu'il avait conçu de conserver son membre, et puis ensuite parce qu'on divise pour la seconde fois un grand nombre de veines qui étaient le siége d'un travail inflammatoire.

Ajoutons qu'aux armées le chirurgien est souvent en présence de conditions spéciales qui peuvent le forcer à amputer : comme le transport des blessés dans un lieu souvent assez éloigné, et la nécessité où l'on est d'abandonner quelquefois les blessés; le malade se trouve alors avoir une plaie régulière dont la guérison sera plus facile à obtenir.

---

(1) Faure, dans son travail couronné par l'Académie royale de chirurgie, se prononce contre l'amputation immédiate, qu'il n'admet que dans quelques circonstances spéciales. Malgré la récompense donnée à cette thèse par le corps savant que nous venons de nommer, ce dernier comptait dans son sein plusieurs membres qui ont attaqué la doctrine de Faure, entre autres Ledran et de La Martinière.

On doit généralement recourir à l'amputation :

1° Lorsqu'un membre a été emporté par un boulet, un éclat d'obus ou de bombe.

2° Lorsqu'un membre est frappé de manière que les os soient fracassés, les parties molles fortement contuses, déchirées et profondément enlevées.

3° Lorsque les principaux vaisseaux sanguins d'un membre, la cuisse par exemple, sont déchirés sans lésion des os.

4° Lorsqu'un biscaïen frappe l'épaisseur d'un membre, brise l'os, coupe et déchire les muscles, détruit le nerf principal du membre et cependant laisse les vaisseaux intacts (Larrey et Guthrie).

5° Lorsque l'artère principale est divisée et l'os fracturé comminutivement.

6° Lorsque le projectile a pénétré dans une articulation et brisé les surfaces articulaires.

7° Lorsque le projectile, en traversant l'épaisseur d'un membre, a dénudé l'os dans une grande étendue sans le fracturer, quoique des parties molles paraissent épargnées. La violente commotion qu'a produite ce coup a ébranlé et désorganisé toutes les parties ; la substance médullaire est affaissée, les vaisseaux sont dilacérés, les nerfs distendus outre mesure et réduits à un état de stupeur qui ne permet pas au fluide nerveux d'y circuler. Cependant avant de prononcer il faut observer attentivement les symptômes qui caractérisent ce désordre (Larrey).

8° Lorsqu'une balle, en traversant la cuisse à sa partie moyenne, a fracturé le fémur. L'expérience *paraît* prouver en effet que les malades ne peuvent pas résister à l'abondance de la suppuration. Il n'en sera pas de même des fractures de l'avant-bras, qui guérissent en général avec assez de rapidité. .

Dans ces cas, l'amputation doit être pratiquée aussitôt que possible, pourvu toutefois que le malade ne soit plus dans la stupeur.

§ IV. *Des plaies par arrachement.*

Ce sont celles qui résultent de l'avulsion d'une des parties molles du corps ou bien de la totalité ou d'une partie d'un membre par le fait de tractions violentes. Elles diffèrent des plaies contuses en ce que dans celles-ci la séparation, quand elle a lieu, est le produit d'un refoulement des tissus par pression ; ces derniers sont donc alors plus ou moins froissés et altérés.

Le premier auteur qui ait appelé l'attention sur les plaies par arrachement est Morand, dans un travail inséré parmi les mémoires de l'Académie de chirurgie (t. II, in-4°, p. 83) et où se trouvent groupés jusqu'à treize faits de ce genre. C'est cette note qui a jusqu'à ce jour défrayé les articles consacrés à ces accidents dans les traités de chirurgie.

Les plaies par arrachement affectent différentes parties. Ainsi on a vu assez souvent des arrachements du testicule : cet accident n'est pas rare dans certains accès de folie furieuse. On a vu aussi des arrachements de la peau du crâne; mais ce sont les membres qui offrent le plus de prise aux puissances avulsives. Ces puissances sont des machines très-fortes à rouages, telles que les moulins, les appareils mécaniques des grandes usines; ailleurs c'est une roue de voiture, là c'est un cheval qui saisit un doigt entre ses dents et l'arrache, etc.

L'arrachement est complet ou incomplet.

Arrachement incomplet. — M. Nélaton rattache avec raison aux plaies par arrachement certaines déchirures des parties molles qui s'opèrent quelquefois, par le fait d'une distension extrême, dans le voisinage de certaines articulations. C'est ce qui a lieu assez souvent à la partie externe de l'articulation tibio-tarsienne dans les luxations du pied avec la jambe. La peau est ordinairement seule entamée; mais les parties fibreuses sous-jacentes, aponévroses, tendons et ligaments, les vaisseaux et les nerfs peuvent se trouver aussi rompus. Ces plaies sont remarquables par la netteté de leurs bords; on les croirait faites avec un instrument tranchant. Elles sont en général graves à cause des accidents inflammatoires qui en sont la conséquence, surtout quand l'articulation a été ouverte.

La réunion immédiate, les réfrigérants en permanence, tels sont les moyens qu'il convient d'employer.

Quand la partie incomplétement arrachée est une portion de peau et que la base du lambeau est assez large pour faire espérer que la mortification ne s'en emparera pas, il faut le réappliquer et le maintenir, soit avec quelques points de suture, soit avec les agglutinatifs, suivant le siége de la partie, l'étendue de la portion détachée, etc. Si la partie, quelle qu'elle soit d'ailleurs, ne tient plus au reste du corps que par un pédicule étroit, il convient de le couper et de se conduire comme pour les plaies par arrachement complet, dont il nous reste à parler.

Arrachement complet. — Ces blessures peuvent n'intéresser que la peau. La science possède plusieurs exemples d'*arrachement de la peau du crâne par des machines.* En voici un exemple fort curieux rapporté par un journal anglais (*The Edinb. med.*, etc., dans *Journ. des conn. méd.-chir.*, t. VI, p. 78). Une jeune fille de onze ans, pleine de santé et de vigueur, s'étant approchée trop près d'un moulin à battre le grain qui était encore découvert eut les cheveux saisis par les dents de la machine. Avant qu'elle pût être secourue, les téguments avaient été détachés dans une grande étendue de la partie supérieure de la tête et postérieure du cou, emportant avec eux l'oreille externe gauche et la paupière de l'œil du même côté; la dénudation continua dans presque toute la largeur du dos, se réduisit ensuite à la forme du muscle trapèze et s'était étendue jusqu'au bas de la dernière vertèbre dorsale, lorsque le père parvint à arrêter la machine. En faisant faire des mouvements inverses aux premiers, il put en détacher la plus grande partie de l'énorme lambeau de peau qu'elle avait entraîné; mais il eut la malheureuse idée de retrancher entièrement ce lambeau avec un couteau.

Le lendemain M. Marshal, appelé d'abord, quoique sans espérance de succès, réappliqua le lambeau au moyen de points de suture et d'emplâtre adhésif. La partie de peau réappliquée et même quelques portions de peau de la partie supérieure et postérieure du tronc qui tenaient au reste des téguments furent frappées de mortification. Cependant, grâce à un régime tonique (un peu de vin et de bouillon léger) sagement conduit, cette effroyable plaie se recouvrit de bourgeons charnus; au bout de trois ans la cicatrisation était presque terminée, lorsque cette jeune fille succomba à une gangrène du membre inférieur. Elle avait grandi; mais elle n'avait pas repris son premier embonpoint.

Dans quelques autres cas la terminaison a été mortelle.

Les *muscles* peuvent être arrachés avec la peau; en voici un cas assez curieux. Un jeune homme, cardeur de profession, eut la face dorsale de l'avant-bras gauche saisie vers le milieu de ce membre par les dents d'une carde puissante mue par une mécanique. Les chairs furent arrachées dans une étendue presque carrée de dix travers de doigts; la plaie s'étendait en profondeur jusqu'au niveau des os. Cette plaie avec perte de substance a guéri; mais les doigts restèrent immobiles, la main était comme une palette. (*Annal. de thérap. et de mat. méd.*, t. II, p. 381.)

Les membres sont assurément les parties que l'on voit le plus fréquemment arrachées. Aux douze observations de ce genre qui existent dans le travail de Morand, nous en avons réuni huit autres, les premières qui nous soient tombées sous la main et puisées dans différents ouvrages ou recueils (Dupuytren, *Plaies par armes de guerre*, t. I, p. 246; — Samuel Cooper, *Dict. de chir.*, t. II, p. 270; — *Ann. de thérap. et de mat. méd.*, t. II, p. 145 et 305; — *Bulletin de thérap.*, t. XXXII, p. 79; — *Journ. de conn. méd. prat.*, t. XII, p. 142, 268).

Ces vingt observations sont ainsi réparties : arrachement de la cuisse dans l'articulation de la hanche, 1; de la jambe, 1; des orteils, 2; du bras avec le scapulum, 3; du bras au niveau de l'épaule, 2; du bras au niveau d'une fracture, 2; de l'avant-bras au niveau d'une fracture, 1; du pouce, 6; des doigts, 2: ce qui fait pour le membre inférieur 4 cas et pour le supérieur 16, résultat facile à prévoir d'après le mode d'action des causes vulnérantes.

Quand un membre est soumis à une violente traction, les parties molles se laissent rompre dans l'ordre suivant. Les ligaments cèdent les premiers; les articulations se disjoignent; les aponévroses se déchirent ensuite, puis les muscles, à l'union de leur partie charnue avec leur partie tendineuse; les nerfs, les vaisseaux, la peau, se rompent en dernier lieu: de telle sorte que les tissus les plus extensibles résistent plus longtemps.

Quelques personnes ont dit que la séparation avait toujours lieu dans les articulations. C'est là en effet ce qui a lieu dans le plus grand nombre des cas, mais non dans tous. Ainsi quand le membre a été fracturé, l'arrachement peut avoir lieu au niveau de la fracture; en voici un exemple. Une femme d'une quarantaine d'années, employée dans une fabrique à carder, ayant voulu placer avec ses mains une masse de coton sur les cardes mues par une machine à vapeur, sa main, son avant-bras, son bras furent en un clin d'œil broyés, déchirés, arrachés. L'humérus avait été fracturé vers le quart supérieur ; toutes les chairs de cette partie avaient été arrachées circulairement et intégralement; un petit lambeau qui soutenait encore le bras contenait les vaisseaux et les nerfs, sauf l'artère humérale, qui avait été rompue et se trouvait bouchée par un caillot mou et peu consistant. (Rognetta, *Annal. de thérap. et de mat. méd.*, t. II, p. 145.)

Les caractères distinctifs de ces sortes de plaies sont d'abord leur aspect inégal, irrégulier, et ensuite l'absence d'hémorrhagie et de douleur.

La plaie n'est pas *toujours* déchirée et anfractueuse; dans certains cas la section est assez nette. C'est ce que l'on a vu chez un individu dont le pouce fut arraché par des guides qui s'étaient entortillées à l'entour et que tiraient violemment des chevaux emportés (*Mém. de l'Acad. de chir.*; obs. de Recolin, *loc. cit.*, p. 82.) Dans le cas de M. Rognetta que nous venons de citer, le désordre des parties molles ne semble pas avoir été très-considérable. Dans certains cas, et celui-ci est du nombre, les chairs ont été rompues au devant de l'articulation ou du fragment osseux resté adhérent, et elles forment là une espèce de moignon à lambeaux plus ou moins dilacérés qui peut servir à refermer la plaie ; d'autres fois au contraire il y a saillie du moignon. Un enfant de treize ans eut le bras arraché par une roue de moulin. L'humérus avait été fracturé à un pouce, un pouce et demi au-dessus du coude, et le moignon qui en résultait offrait un aspect horrible : toutes les parties molles avaient été contuses, déchirées; elles laissaient à nu l'humérus, ainsi que l'articulation scapulo-humérale. (Samuel Cooper, *Diction.*, t. II, p. 70.)

Le plus ordinairement, quand il s'agit des doigts ou des orteils, les parties avulsées emportent avec elles les tendons des muscles extenseurs ou fléchisseurs qui viennent s'y insérer. C'est ce que l'on peut voir sur les planches annexées au mémoire de Morand. Tels sont les désordres que présentent ordinairement les plaies par arrachement. La nature variable de la cause vulnérante, la position du malade au moment de l'accident doivent rendre ces désordres infiniment variés dans leurs formes. Nous avons signalé les principales.

Depuis la fameuse opération de Cheselden relative au meunier S. Wood, tous les auteurs ont fait remarquer que les plaies par arrachement étaient rarement suivies d'hémorrhagies. L'explication en est facile : pendant les tractions, l'artère est fortement distendue, les tuniques interne et moyenne ne tardent pas à se rompre; la tunique celluleuse seule cède, s'allonge, s'effile entre les deux surfaces de section comme un tube de verre allongé à la lampe; enfin cette membrane celluleuse se rompt dans le point le plus rétréci, revient brusquement sur elle-même, se plisse, se recoquille au devant de la lumière du vaisseau divisé et met obstacle à l'hémorrhagie, comme dans le cas de torsion. Cependant l'obstacle n'est pas toujours assez considérable; il peut arriver que l'écoulement de sang soit très-abondant et que la ligature devienne nécessaire. Dans l'observation de M. Rognetta citée plus haut, l'hémorrhagie ne fut arrêtée que par une syncope.

L'absence de douleur, bien que très-commune, n'est pas constante non plus; dans certains cas elle était fort vive.

DIAGNOSTIC. — Les circonstances que nous venons de passer en revue, et qu'un premier coup d'œil permet en général de constater, suffisent pour faire connaître la lésion dont il s'agit. Il n'y a plus de doute quand la manière dont la blessure a été produite est connue.

PRONOSTIC. — Une circonstance vraiment bien curieuse, c'est que les plaies par arrachement sont souvent suivies de guérison, plus souvent sans contredit que les amputations régulières : c'est là un fait rebelle à toute idée théorique, mais qu'il faut bien accepter. La suppuration même n'est pas aussi abondante qu'on pourrait le penser *à priori*, car plusieurs portions se réunissent très-facilement par première intention.

TRAITEMENT. — La première chose à faire, c'est de s'assurer de l'état des artères. Si la tunique celluleuse forme au devant de celles-ci un faisceau plissé assez épais, si le sang ne s'écoule pas, il faudra respecter l'état des choses; mais si on ne voit qu'un caillot, si le sang coule de plusieurs points, on devra lier l'artère, soit au niveau du moignon, soit au-dessus, à l'aide d'une incision faite pour la découvrir quand elle s'est rétractée dans l'intérieur des masses charnues. Ces chances d'hémorrhagie une fois supprimées, on s'occupera de l'état de la plaie. Il faut qu'elle soit bien déchirée, bien irrégulière, qu'elle laisser flotter des bouts de muscle ou de tendon bien saillants pour qu'il devienne nécessaire de la régulariser avec l'instrument tranchant. On se servira autant que possible des parties saillantes pour fermer la solution de continuité. Dans le cas de séparation au niveau d'une fracture, quand les parties molles situées au-dessus sont fortement altérées, que l'os est mis à nu, on pourra ou bien le scier plus haut ou bien le désarticuler : l'état des parties est le seul guide que l'on doive suivre ici.

Les calmants, les fortifiants sont quelquefois nécessaires quand le blessé a éprouvé une vive frayeur ou qu'il a perdu beaucoup de sang.

§ V. *Des morsures.*

On les partage en deux catégories bien distinctes : les morsures simples, qui consistent seulement dans l'action mécanique des dents, et les morsures dans lesquelles un principe délétère, venimeux ou virulent, est déposé au sein des tissus. Il ne sera ici question que des premières.

Les morsures rentrent dans les différentes catégories de plaies que nous venons d'examiner. Elles diffèrent seulement suivant l'espèce d'animal qui les a faites. Est-ce un animal à dents épaisses qui ait comprimé violemment les tissus sans y pénétrer, un solipède par exemple, la lésion ne sera autre chose qu'une véritable *contusion*; les dents plus aiguës, plus tranchantes ont-elle opéré une solution de continuité, c'est une *plaie contuse*; s'agit-il de crocs aigus, ceux d'un chien, d'un chat, d'un écureuil, d'un serpent, on a une *piqûre*. Enfin plusieurs animaux, les carnassiers particulièrement, secouent violemment la tête quand ils mordent; il pourra en résulter une *déchirure*, un *arrachement*. Le bec tranchant et acéré de certains oiseaux, tels que les perroquets, cause parfois des blessures très-profondes et en général excessivement douloureuses. L'homme lui-même dans des mouvements de fureur qui le ravalent au niveau de la brute, dont il semble suivre les instincts, l'homme fait quelquefois des morsures qui ont paru avoir une certaine gravité. On a vu plusieurs fois dans des rixes des individus avoir le nez ou les oreilles mordus et arrachés par leur adversaire; il en a été question plus haut.

Est-il vrai que les morsures en tant que morsures offrent plus de gravité que les autres plaies contuses ou par arrachement? Certains faits dans lesquels elles ont été suivies de phlegmasie intense de la partie mordue ou de quelques accidents semblables à ceux de l'hydrophobie tendraient à le faire croire; on a vu même la mort en être la suite sans que pourtant l'animal qui avait fait la blessure fût le moins du monde atteint de la rage. D'autres fois ce sont des gangrènes, des escharres, ailleurs le tétanos.

Les phénomènes des morsures sont faciles à reconnaître à la forme de la plaie ou des plaies où se voient les empreintes des dents, suivant l'ordre de leur arrangement et de leurs dispositions anatomiques dans l'animal qui a mordu.

Le *pronostic*, d'après ce que nous avons dit, doit offrir une certaine gravité alors même qu'il s'agit d'une plaie simple en apparence.

Quant au *traitement*, c'est celui des plaies contuses ou des piqûres. Peut-être convient-il d'insister davantage sur les antiphlogistiques locaux, sur les réfrigérants, et à l'intérieur sur les calmants, les antispasmodiques.

§ VI. *Des plaies empoisonnées.*

Elles sont caractérisées par l'insertion dans la plaie d'une substance délétère qui peut déterminer des accidents locaux et généraux plus ou moins graves. Ces plaies sont de trois sortes: 1° *empoisonnées* suivant l'expression propre du mot, c'est-à-dire constituées par la présence d'une substance organique ou inorganique vénéneuse, l'arsenic, le sublimé, l'upas ou la noix vomique par exemple; 2° *venimeuses* ou accompagnées de l'insertion d'un liquide sécrété par l'animal qui a fait la blessure, venin des serpents, des scorpions, des abeilles, etc.; 3° *virulentes* : ici le liquide est un produit animal qui a pour effet de communiquer à celui qui l'a reçu une maladie semblable à celle dont il est lui-même le résultat (rage, morve).

L'histoire des plaies empoisonnées appartient à la **TOXICOLOGIE**. Ce que nous avons à en dire peut se borner donc à quelques notions sur le traitement. Il faut : 1° s'opposer à l'absorption de la matière vénéneuse inoculée dans les tissus, ce que l'on fait à l'aide de la compression circulaire faite entre la blessure et le cœur ou bien au moyen d'une ventouse appliquée au niveau de celle-ci; 2° faire sortir la substance délétère de la plaie au moyen de pressions qui favorisent la sortie du sang, de lavages répétés, de la succion ou de ventouses, du galvanisme — mais ce dernier moyen n'est pas d'un usage assez facile pour être généralisé — et enfin des caustiques et surtout du fer rouge, que l'on peut se procurer bien plus facilement.

A. DES PLAIES ENVENIMÉES.

Les animaux dont le venin peut produire des accidents par son insertion dans les tissus sont : quelques insectes, les abeilles, guêpes, frelons, etc., le scorpion et divers reptiles ophidiens (vipère crotale).

a. PIQURE D'ABEILLES, GUÊPES, etc.

Les abeilles, les guêpes, les frelons sont des insectes de l'ordre des hyménoptères, armés d'aiguillons dentelés, très-acérés et versant dans la piqûre qu'ils ont faite une liqueur venimeuse.

Les piqûres d'abeilles déterminent au moment de l'accident une douleur excessivement vive et brûlante, une élevure à la peau semblable à une nodosité d'urticaire avec rougeur érysipélateuse. Ces accidents durent ordinairement quelques heures, rarement plus d'un jour. Plus l'animal est gros (frelon), plus la douleur et le gonflement sont considérables. Les accidents sont aussi plus marqués quand l'insecte chassé brusquement a laissé son dard dans la plaie avec la vésicule à venin.

Les auteurs citent un certain nombre de cas dans lesquels les piqûres d'abeilles ou de guêpes ont été suivies d'accidents plus ou moins graves. Voici quelques-uns de ces faits. Le docteur Stœber, piqué à l'avant-bras par une guêpe, éprouva un véritable accès d'urticaire fébrile très-intense qui se dissipa au bout d'une demi-heure environ. Le membre blessé conserva pendant deux jours de l'œdème et des traînées rouges dans le trajet des lymphatiques. (*Gazette médicale* de Strasbourg, avril 1847.) Un jardinier de Nancy, ayant mordu dans une pomme où se trouvait réfugiée une guêpe, fut piqué près du voile du palais et périt en quelques heures, suffoqué par l'énorme gonflement qui s'en suivit. (*Gazette de santé*, an 1776, n° 45.) Fabrice de Hildan (*Cent.* IV, obs. 78, 79 et 80) rapporte trois cas dans lesquels une simple piqûre de guêpe détermina une inflammation violente, dans un cas suivie d'abcès et dans un autre de gangrène. Un homme est piqué par une abeille au-dessus de l'angle externe de l'œil ; aussitôt tremblements nerveux, raideur à la nuque, gêne de la parole, anxiété épigastrique, contractions spasmodiques dans les muscles extenseurs des extrémités pelviennes, sueurs froides, lipothymie, efforts violents suivis de vomissements qui dissipent ces phénomènes, dont la durée fut environ une demi-heure. (*Archives génér. de médecine*, t. XVII, an 1828, p. 273.) Dans quelques cas, heureusement exceptionnels, on a vu la mort survenir par le fait d'une seule piqûre. On trouve dans le *Journal de médecine* (août 1765) l'observation d'un jardinier qui, piqué par une abeille au-dessus du sourcil, tomba aussitôt et mourut quelques instants après. Le visage se gonfla, et après la mort il eut une épistaxis. On cite encore, mais ces cas sont plus faciles à comprendre, la mort rapide d'un individu assailli par une multitude d'abeilles au moment où il relevait une ruche renversée par le vent (*Archives*, 1re série, t. XV, p. 216); celle d'une jument et de son poulain, par un essaim de guêpes que la jument, attachée à un buisson, avait fait sortir par ses mouvements continuels. (*Considérations médicales sur les insectes*, thèse; Paris, 1817.)

Le *pronostic* des piqûres d'insectes n'est donc pas dépourvu d'une certaine gravité ; mais dans l'immense majorité des cas, tout se borne aux accidents que nous avons signalés en commençant.

Le *traitement* est donc en général très-simple. Quelques onctions huileuses, des lotions avec de l'eau fraîche simple ou vinaigrée, de l'eau salée, de l'eau de Goulard, de l'ammoniaque étendue d'eau, de l'eau de cologne, etc., suffisent habituellement. Quand la douleur est très-vive, on pourra faire quelques embrocations opiacées. La chaux vive dont on frotte les parties malades est, dit-on, très-avantageuse. Quand il se développe des accidents nerveux, on aura recours aux calmants et aux toniques diffusibles. L'insecte, avons-nous dit, peut laisser son dard dans la plaie. Il faut alors examiner avec soin si la vésicule à venin n'y serait pas restée adhérente, car alors en prenant ce qui dépasse entre les doigts ou entre les mors d'une pince pour extraire l'aiguillon, on exprimerait dans la blessure une plus grande quantité du liquide délétère et on augmenterait les accidents. Dans ce cas on coupe avec des ciseaux ce qui est en dehors de la plaie, en laissant seulement au-dessus du niveau de la peau assez de l'aiguillon pour pouvoir le saisir avec des pinces et l'arracher.

Quelques autres insectes, les *chenilles*, les *œstres*, les *fourmis*, les *taons*, les *moustiques*, les *scolopendres*, etc., produisent des accidents et réclament un traitement analogue.

De la *tarentule*. — Nous devons cependant faire exception pour la tarentule, animal appartenant à la classe des arachnides pulmonaires et sur laquelle on a débité tant de contes auxquels Baglivi lui-même s'est laissé prendre. La tarentule est une espèce de grosse araignée velue fort commune dans la Pouille, province du royaume de Naples. On croit que

son nom lui vient de la ville de Tarente. Elle est armée de serres frontales ou mandibules terminées par un crochet mobile replié inférieurement, ayant en dessous près de son extrémité, toujours très-pointue,
une petite fente spéciale pour la sortie du venin, situé dans une petite
glande placée près de là. Engourdie pendant l'hiver, la tarentule se réveille au printemps, et c'est pendant l'été qu'elle mord souvent les moissonneurs.

Les accidents occasionnés par la tarentule sont la douleur, le gonflement, la tension de la partie blessée avec teinte livide ; puis des phénomènes généraux analogues à ceux que produisent les autres venins,
anxiété, malaise général, sentiment de faiblesse, nausées, vomissements, etc. Ces phénomènes ne sont jamais portés au point d'être mortels, et même suivant quelques observateurs, ils n'auraient pas même la
gravité de ceux que nous venons de décrire ; mais les effets peuvent
différer suivant l'âge de l'animal, suivant la contrée où on l'observe, etc.

Le *traitement* du pays est, on le sait, la musique. L'individu mordu se
met à danser, ce qui prouve au total que la prostration et l'adynamie ne
sont pas très-profondes ; il transpire abondamment et se trouve guéri.
Quant au traitement rationnel, une légère cautérisation au niveau de
la piqûre, des lotions fraîches ou émollientes, un peu d'ammoniaque,
des boissons chaudes, toniques et stimulantes, l'eau et l'eau-de-vie,
le vin, etc., tels sont les moyens qu'il convient d'employer.

b. PIQURE DU SCORPION.

Le scorpion est un animal venimeux de la classe des arachnides,
ordre des pulmonaires, famille des pédipalpes. Son corps, long d'un pouce
environ, se termine par une queue composée de six nœuds dont le dernier porte un crochet au-dessous duquel sont deux ouvertures donnant
passage à une liqueur vénéneuse contenue dans un réservoir intérieur.
Il est assez commun dans le midi de l'Europe, très-répandu dans les
contrées équatoriales, surtout en Égypte, en Abyssinie. On le trouve
dans les endroits humides, sous les pierres et jusque dans l'intérieur des
maisons. Les piqûres qu'il fait avec sa queue tuent les petits animaux ;
chez l'homme elles déterminent seulement de la rougeur, du gonflement, de la fièvre parfois, avec frissons, tremblement, légers mouvements convulsifs, engourdissement, nausées, vomissements. L'intensité
des accidents est en rapport avec le volume de l'animal et la contrée
qu'il habite. Sous l'équateur les accidents sont plus marqués, mais presque jamais au point d'entraîner la mort. Une cautérisation avec l'ammoniaque ou un stylet rougi, quelques boissons toniques et sudorifiques
suffisent pour amener la guérison.

c. MORSURES DES REPTILES.

Les reptiles dont la morsure dépose dans la plaie un venin capable
de produire des accidents appartiennent à l'ordre des ophidiens. Ce sont
les *vipères*, les najas (*cobra di capello* ou *serpents à lunettes*) et les *serpents*

à *sonnettes*, dont l'histoire zoologique sera donnée ailleurs. (Voyez l'HIS-
TOIRE NATURELLE MÉDICALE.) Nous devons dire cependant que ces
reptiles ont ceci de commun qu'ils portent à la mâchoire supérieure
deux crochets recourbés, percés d'un canal qui donne issue à un liquide
particulier sécrété par une glande située sous l'œil. C'est cette liqueur
qui, versée dans la plaie, détermine les phénomènes d'intoxication propres à ces sortes de blessures. Elle se présente sous forme d'un liquide
oléagineux, jaunâtre, neutre. Placé sur la langue il donne une sensation
de fraîcheur et laisse un goût âcre à la gorge. Son odeur est fade et
nauséabonde. Desséché, il devient d'abord sirupeux, puis il forme des
espèces d'écailles.

D'après une série très-nombreuse de recherches et d'expériences auxquelles il s'est livré sur ce sujet, Fontana a reconnu : 1° que le venin
de la vipère n'agit pas sur les animaux à sang froid, tels que certains
mollusques (escargot, limace), les reptiles, orvets, couleuvres, la vipère
elle-même ; 2° que chez les animaux à sang chaud, l'action est d'autant plus rapide et les effets plus graves que l'animal est plus petit et
plus jeune. Un milligramme suffit pour tuer un moineau; il en faut trois
pour tuer un pigeon. Établissant, d'après ces données, une échelle de
proportion pour arriver jusqu'à l'homme, Fontana calcule qu'il faudrait
15 centigrammes pour tuer un homme adulte et 60 pour un bœuf.
Comme la vipère commune de nos contrées ne peut guère fournir plus
d'un décigramme, on voit que la morsure de ce reptile doit être rarement mortelle, ce qui a lieu en effet. Mais il n'en est pas de même des
grands reptiles venimeux de l'Inde, tels que la naja ou serpent à lunettes qui a de trois à quatre pieds de long; mais surtout de ceux de l'A-
mérique, le trigonocéphale ou serpent fer-de-lance de la Martinique, qui
atteint jusqu'à cinq ou six pieds, et le fameux crotale ou serpent à sonnettes de Cayenne, qui en a souvent six ou sept. La quantité de venin
qu'ils versent dans une plaie peut faire périr non-seulement un homme
mais de gros mammifères.

Pour que le venin puisse agir, il faut qu'il soit déposé dans une plaie
ou sur une surface dénudée. Appliqué par les expérimentateurs dans la
substance des muscles, sur le cerveau, sur les nerfs, il n'a donné lieu
qu'à des accidents à peine appréciables; ingéré dans l'estomac, il n'exerce
aucune action, Mangili l'a prouvé. On sait en effet aujourd'hui que le
suc gastrique décompose tous les produits animaux. La liqueur venimeuse desséchée et conservée depuis quelques années peut-elle, étant
inoculée, produire les effets de l'intoxication? Fontana l'avait nié; mais
les expériences de Mangili tendraient à le faire croire.

Il est universellement reconnu que l'action du venin est d'autant plus
énergique que le reptile était plus volumineux, plus âgé, plus vivement
irrité et qu'il avait été depuis plus longtemps sans faire de morsures.
Ainsi plusieurs animaux étant piqués successivement par un même rep-
e, le premier meurt en très-peu de temps, le second est plus long-

temps malade et peut ne pas succomber, le troisième éprouvera seulement les phénomènes de l'empoisonnement, tandis que les derniers sortiront sains et saufs de l'expérience.

Quand le serpent veut mordre et qu'il est en liberté, il s'enroule sur lui-même en forme de spirale, sa tête placée au sommet de la spirale et visant en quelque sorte le but qu'il veut atteindre ; puis tout-à-coup se débandant comme un ressort, il va frapper sa victime. Dans ce mouvement fait avec la rapidité d'une flèche qu'on décoche, le reptile ne quitte pas le sol : il y reste toujours appuyé sur sa queue. Aussi ne sélance-t-il jamais quand son but est à sa portée, c'est-à-dire à une distance moindre que sa longueur. Pour mordre plus aisément, il ouvre largement sa gueule, redresse ses crochets venimeux et les enfonce dans les chairs par un mouvement de tête que M. Rufz, auquel nous devons beaucoup de remarques sur cette question, compare à l'action d'un marteau, puis il les retire par un mouvement inverse. (*Enquête sur le serpent*; Journal des Antilles, 1843.) La mâchoire inférieure, qu'il rapproche en même temps, lui sert de point d'appui et facilite l'introduction des crochets, qui se brisent quelquefois dans la blessure. Un serpent saisi dans la main se retourne et mord de la même manière.

Les parties qui sont le plus souvent atteintes chez l'homme sont évidemment les parties découvertes, les mains, les jambes, les pieds pour les habitants des campagnes et les nègres, qui ne mettent pas de chaussures.

SYMPTOMES. — On peut, comme l'a fait l'auteur de l'article *Serpent* dans le *Dictionnaire* en 30 volumes, les partager en trois degrés suivant le volume du reptile qui a fait la blessure. Ainsi la vipère commune, le trigonocéphale de la Martinique et le crotale donnent lieu à des accidents qui ne diffèrent que par leur intensité ; quant à la *plaie* en elle-même, elle est constituée par deux petites piqûres éloignées d'une distance que mesure l'intervalle des dents du reptile qui l'a faite. C'est en raison du petit volume des crochets venimeux que M. Rufz a conservé le nom de *piqûres* que l'on donnait autrefois à ces plaies, d'après la pensée du vulgaire que les serpents blessent avec un dard. C'est là d'ailleurs une subtilité de mots qui ne doit pas nous arrêter. Constatons seulement que cette *morsure* est constituée par de simples *piqûres*.

1° *Morsure de la vipère commune*. — Le premier phénomène est une douleur ordinairement fort aiguë qui se propage dans toute la longueur du membre. Il est rare que les deux petites piqûres dont la trace est souvent peu appréciable donnent lieu à un écoulement sanguin méritant ce nom. Bientôt elles s'entourent d'un cercle rouge enflammé. La tuméfaction qui s'empare de la partie blessée s'étend à tout le membre ; la peau est lisse, tendue, luisante et se couvre quelquefois en peu d'heures de taches livides et même de phlyctènes. Cet engorgement devient promptement pâteux, comme œdémateux, quelquefois même froid. Quelques heures après la blessure, les accidents généraux se déclarent: malaise, anxiété, nausées, vomissements et déjections bilieuses, soif vive, céphalalgie ou pesanteur de tête, sentiment d'oppression, sueurs froides, syncope, trouble du côté de l'intelligence ; pouls petit, inégal. — Plus tard ralentissement du pouls, refroidissement des extrémités, état d'angoisse extrême, syncopes répétées, teinte ictérique générale. Au bout de vingt-quatre, trente-six ou quarante-huit heures la mort peut survenir, mais cela est rare. Le plus ordinairement les accidents se calment peu à peu, la chaleur se rétablit, le sentiment d'oppression et d'anxiété se dissipe, les vomissements et les déjections cessent ; il ne reste plus que l'engorgement local qui met plus de temps à se résoudre.

2° *Morsure du trigonocéphale.* — Ce sont les mêmes phénomènes que dans le cas précédent, mais plus intenses, suivant une marche beaucoup plus rapide et arrivant plus promptement à un degré très-considérable de gravité. Les crochets étant plus gros, plus longs, la piqûre est plus profonde, et l'écoulement sanguin peut être assez considérable quand une veine d'un certain calibre a été ouverte ; les artères ne sont jamais atteintes. M. Rufz dans ses immenses recherches a constaté : 1° que quand la mort est instantanée, ce phénomène est dû non au poison lui-même, mais à une violente frayeur ; 2° qu'une mort subite peut cependant avoir lieu au bout de quelques jours, alors que rien ne peut faire soupçonner une pareille issue et sans accidents primitifs ; 3° que la mort peut avoir lieu à la suite de troubles nerveux très-intenses développés dès les premiers moments ; 4° que cette terminaison fatale peut être occasionnée par une congestion pulmonaire, par de graves désordres du côté de l'intestin, par un phlegmon diffus développé dans le membre blessé ; 5° que dans des cas où la blessure est peu grave, elle peut cependant donner lieu à des gonflements, à des abcès, à des gangrènes partielles, à des fistules, des nécroses, des paralysies des sens, telles que l'amaurose, la mutité ; à des paralysies du mouvement, à des névralgies, à des troubles divers de l'intelligence, à l'hypochondrie, etc.

3° *Morsure du crotale.* — Ici les phénomènes suivent une marche véritablement foudroyante. En quelques minutes, en quelques heures les phénomènes de l'intoxication sont portés au plus haut point : soif dévorante qui redouble encore par l'emploi des boissons ; angoisse inexprimable ; gonflement énorme de la langue, qui pend hors de la bouche ; suintement sanguin par toutes les parties du corps ; phlyctènes et autres accidents de gangrène au niveau de la blessure. Mort très-prompte, souvent en moins de vingt-quatre heures, quelquefois en peu de minutes. La décomposition s'empare très-promptement du cadavre.

ANATOMIE PATHOLOGIQUE. — D'après les observations de M. Rufz, qui a pratiqué deux autopsies, le sang est profondément altéré ; il est d'un rouge vineux ou rouille, dépourvu de plasticité, fluide. Le cœur, le foie sont flasques, ramollis ; le membre blessé est infiltré et en quelque sorte imbibé de sang.

DIAGNOSTIC. — Les circonstances antécédentes et la nature des accidents ne permettent pas de méconnaître l'intoxication par morsure de serpent, qui a d'ailleurs quelque analogie avec les fièvres miasmatiques graves des pays chauds.

PRONOSTIC. — Les dangers qui résultent de la morsure d'un serpent sont d'autant plus grands que le reptile est plus vieux, qu'il appartient à une espèce plus volumineuse, que le temps écoulé depuis que l'animal avait mordu pour la dernière fois est plus considérable, et enfin qu'au moment de l'accident il était plus violemment irrité.

Les personnes jeunes, faibles, pusillanimes, d'un tempérament nerveux et irritable éprouvent généralement des accidents plus graves que les personnes placées dans des conditions opposées.

Des piqûres multipliées et profondes ont plus de gravité qu'une seule piqûre ou qu'une simple excoriation.

TRAITEMENT. — Le traitement des morsures envenimées n'est que trop souvent abandonné à l'empirisme. L'aveugle et indomptable crédulité des gens du monde et particulièrement des créoles les livre sans réserve aux ridicules pratiques et à l'empirisme grossier des jongleurs et des panseurs nègres, dont M. Rufz a si justement flétri l'ignorance et le charlatanisme.

D'un autre côté, beaucoup de substances ont été proposées par des médecins et des personnes étrangères à l'art pour la guérison de ces graves blessures. Le guaco surtout a été vivement préconisé, et on a relaté dans le temps des faits qui semblaient mettre hors de doute son efficacité, même dans le cas de piqûres par le crotale. Mais malheureusement ces expériences, répétées à la Martinique par M. Rufz et quelques autres personnes, ont fourni des résultats entièrement négatifs. Il ne reste donc que le traitement dit rationnel, qui est plutôt préventif que curatif.

La première indication à remplir au moment de l'accident, c'est d'empêcher les effets de l'absorption du venin. Pour cela on appliquera une ligature au-dessus de la partie lésée: un ruban, un cordon, un bout de ficelle, un morceau d'étoffe déchiré en forme de bande, tout est bon en pareille occurrence. La ligature ne sera pas serrée trop fortement de peur d'amener la gangrène des parties situées au-dessous. Si la blessure siége à la face, au cou, au tronc, on comprimera fortement à l'entour avec les deux mains; une ventouse faite avec un verre appliqué sur la plaie remplirait très-bien l'indication avant que l'on ait pu se procurer les moyens de cautériser. La *succion* est un excellent moyen de faire sortir une certaine quantité de la matière venimeuse; mais pour cela il faut ne pas avoir d'*excoriation* à la bouche, car alors on courrait grand risque de s'inoculer le venin. En suçant la plaie il faut avoir soin de cracher et de se rincer la bouche avec de l'eau vinaigrée ou animée de quelques gouttes d'alcoolat. Enfin on lavera la plaie à grande eau, et on la fera baigner le plus longtemps possible.

Vient ensuite la cautérisation. On commencera par agrandir la plaie

avec le bistouri afin de faire dégorger plus complétement les parties et
de cautériser plus profondément et plus exactement. Une foule de caustiques ont été proposés. L'ammoniaque liquide, depuis la fameuse observation de Bernard de Jussieu, a joui et jouit encore d'une immense
réputation ; mais ce moyen n'est bon que pour les animaux peu venimeux, tels que la vipère d'Europe. Mais pour les autres, et même, je
crois, dans tous les cas, le beurre caustique d'antimoine et surtout le fer
rouge doivent être préférés. Du reste, le *modus faciendi* est le même que
pour la pustule maligne. La cautérisation terminée, on fera à l'entour
de la blessure des lotions stimulantes avec le jus de citron, de l'eau-de-
vie coupée ou toute autre liqueur analogue, et on laissera des compresses imbibées de ces mêmes liquides.

Le malade doit se mettre au lit, et on s'efforcera de provoquer la transpiration à l'aide de boissons excitantes prises chaudes : thé, punch léger,
eau de tilleul avec un peu d'ammoniaque ou d'acétate de la même base.
Les accidents graves d'adynamie réclament l'emploi des toniques, vins
généreux, quinquina en potion, les chlorures exactement comme dans
les *fièvres graves*. Quant aux accidents, tels que l'œdème gangréneux, le
phlegmon diffus, etc., ils seront traités par les moyens ordinaires. M. Bosc
pense que dans la morsure du serpent à sonnettes, le gonflement de la
langue, empêchant la respiration, peut exiger l'emploi de la broncho-
tomie.

B. PLAIES VIRULENTES.

Morsures d'animaux enragés. — L'histoire de la rage chez les animaux se lie si étroitement à celle qu'ils peuvent communiquer à l'homme
que nous devons renvoyer, pour tout ce qui a trait à l'hydrophobie ra-
bique, à la médecine vétérinaire et comparée.

Inoculation de la morve et du farcin. — J'en dirai autant pour ces
deux affections, si bien étudiées et appréciées depuis les beaux travaux
d'Elliotson en Angleterre et Rayer en France. Il nous suffit ici de les
mentionner pour mémoire.

C. PIQURES DES ANATOMISTES.

Les produits de la décomposition putride ou de certains liquides anor-
maux contenus dans le corps de l'homme peuvent, étant inoculés, déterminer d'assez graves phénomènes, voire même un empoisonnement
septique. Ces accidents se montrent souvent chez les médecins et surtout
chez les élèves pendant les dissections ou les autopsies. Ils surviennent
par le fait de piqûres avec le scalpel, de déchirures avec la scie ou des
éclats d'os, comme quand on casse les côtes pour ouvrir la poitrine
après avoir détaché le sternum, ou que l'on veut enlever la calotte du
crâne brisée circulairement à coups de marteau. Le siége de ces lésions
est presque exclusivement aux doigts ou à la main.

Une douleur assez vive, de la rougeur et du gonflement au niveau de la petite plaie, tels sont les premiers phénomènes que l'on observe. Quelquefois tout se borne là, et la résolution ne tarde pas à s'opérer, ou bien il se forme un petit abcès; mais dans beaucoup de cas, des traînées rouges douloureuses s'établissent dans le trajet des vaisseaux lymphatiques, les ganglions de l'aisselle s'engorgent, deviennent douloureux. Arrivés à ce point, les phénomènes que nous venons de décrire peuvent encore s'arrêter et la maladie se terminer par résolution. Dans d'autres cas, la suppuration s'établit, il se forme des abcès axillaires, des phlegmons diffus de la main et de l'avant-bras qui exigent de grandes incisions. Les abcès axillaires sont quelquefois suivis de fistules très-difficiles à tarir. Enfin les choses peuvent tourner plus mal encore : la fièvre s'allume, il survient du délire, puis de la prostration et des phénomènes typhoïdes ordinairement suivis de mort.

La piqûre des anatomistes présente quelquefois une forme chronique : les doigts blessés restent engorgés, douloureux; la suppuration semble s'y perpétuer; de temps en temps, surtout quand on continue les dissections, il survient une exaspération inflammatoire, les doigts, la main se gonflent, prennent un aspect érysipélateux; enfin au bout de trois, quatre, cinq ou même six mois la suppuration s'arrête, et tout rentre dans l'ordre.

Le *diagnostic* des accidents produits par ces piqûres n'est jamais difficile à cause des circonstances antécédentes, et d'ailleurs l'examen des doigts ne tarderait pas à lever tous les doutes.

Pronostic. — On voit qu'il est quelquefois très-grave.

Le *traitement* est celui des autres espèces de plaies envenimées. Au moment de la blessure, laver à grande eau, presser sur le doigt pour faire écouler le plus de sang possible, cautériser avec le nitrate d'argent en débridant légèrement la plaie si besoin était, et pour la mieux dégorger et pour la cautériser plus exactement. Quand les phénomènes de la lymphite et du phlegmon diffus se déclarent, c'est alors le traitement qui convient aux inflammations phlegmoneuses (voir plus haut, p. 123), secondé de l'élévation du membre. Enfin dans la période typhoïde, les toniques, les stimulants, les antispasmodiques sont les moyens auxquels il convient d'avoir recours.

ARTICLE III.

PLAIES DES TISSUS, DES ORGANES ET DES RÉGIONS.

SECTION Iʳᵉ.

BLESSURES DES ARTÈRES.

On comprend sous le nom de *blessures des artères* la solution de continuité de ces vaisseaux ou la lésion de leurs parois par une cause externe.

Les instruments tranchants, piquants, contondants; diverses violences qui allongent ou distendent les tuniques artérielles souvent jusqu'à la rupture ou l'arrachement du vaisseau ; les agents chimiques qui désorganisent ses parois ; certains procédés hémostatiques, tels que la ligature, la torsion, etc., telles sont les causes habituelles des blessures des artères.

Il ne sera question que des blessures des artères d'un certain calibre plus considérable que celui des capillaires , la lésion de ceux-ci et l'écoulement sanguin qui en est la suite ayant été compris dans l'histoire des plaies en général, dont ils sont un accompagnement obligé.

§ I. *Plaies par instruments tranchants et piquants.*

Les instruments piquants ou tranchants n'intéressent quelquefois qu'une ou plusieurs tuniques artérielles : dans ce cas la plaie est dite *non pénétrante* ; mais plus souvent les parois sont divisées dans toute leur épaisseur, et alors la plaie est *pénétrante*.

A. PLAIES NON PÉNÉTRANTES.

Plusieurs cas peuvent se présenter.

1° La gaîne celluleuse est lésée seule ou avec la tunique externe.—La plaie guérira sans aucun dommage intérieur pour l'intégrité du vaisseau et de la circulation. Le mode de guérison ne diffère pas de celui de toute autre plaie simple.

On n'a donc pas à redouter, comme le croyait Callisen, la hernie des tuniques moyenne et interne à travers l'externe divisée et consécutivement un anévrysme.

2° Les tuniques externe et moyenne sont divisées en même temps. Quelques expériences de Haller sur les artères mésentériques des grenouilles tendaient à faire conclure que la tunique interne des artères pouvait faire hernie à travers les deux tuniques externes divisées , et Lancisi expliquait ainsi la formation de certains anévrysmes au pli du bras à la suite d'une saignée malheureuse. — Mais Hunter a vu dans ces expériences les deux tuniques externes divisées se cicatriser comme la tunique externe seule. D'un autre côté, Guthrie a observé un malade affecté d'une large plaie au cou au fond de laquelle on voyait la jugulaire interne ouverte et les tuniques externe et moyenne de la carotide divisées *sans lésion de la tunique interne*. Le huitième jour celle-ci se rompit, et l'hémorrhagie fut mortelle.

Pas un fait en revanche qui établisse la possibilité de la hernie de la tunique interne à travers les deux autres. Le seul que l'on pourrait invoquer (celui de Dupuytren et Dubois) est relatif aux anévrysmes spontanés et sujet à interprétation. Enfin le raisonnement vient à l'appui de l'expérience : comment la tunique devenue si mince, si faible, pourrait-elle résister longtemps toute seule, dépourvue de point d'appui, au choc dilatant du sang ?

Il reste donc démontré que, dans le cas de lésion des deux tuniques internes, ou bien la plaie se cicatrise, comme Hunter l'a vu dans ses expériences, ou la tunique interne finit par se rompre, comme l'avait observé Guthrie.

B. PLAIES PENÉTRANTES.

1° Par instruments piquants.

Elles sont généralement beaucoup moins graves que les plaies par
instruments tranchants.

Si l'instrument piquant est extrêmement fin, une aiguille à acupuncture par exemple, aucune goutte de sang ne sort du vaisseau, et la plaie
guérit sans laisser de trace. C'est ce qui a été établi par de nombreuses
expériences faites sur des animaux par MM. Velpeau et Maisonneuve.
Si l'aiguille est laissée à demeure dans le vaisseau, elle devient le noyau
d'un coagulum sanguin qui peut aller jusqu'à l'oblitération du vaisseau.
Le résultat de ces expériences a porté M. Velpeau à proposer l'acupuncture comme méthode curative des anévrysmes.

Si l'instrument piquant est plus volumineux, quoique de petite dimension encore, on observe en général les phénomènes suivants :

Le sang s'épanche dans la gaîne celluleuse, s'y coagule et forme un
caillot solide qui bouche provisoirement la solution de continuité. Peu
d'heures après, un liquide plastique s'interpose aux bords de la piqûre et
fait la base d'une cicatrice solide presque linéaire. L'artère a conservé
son calibre et la liberté de ses fonctions. — Ce qui, suivant M. Amussat, différencie ce mode de cicatrisation de celui des veines, c'est que pour
celles-ci il y a réunion immédiate, tandis que pour les artères il y a soudure d'un caillot fibrineux aux deux bords de la solution de continuité
auxquels il est interposé.

Nous avons dit ce qui s'observe dans la généralité des cas. Quelquefois
l'issue est plus fâcheuse ; une inflammation ulcérative autour des bords
de la piqûre peut remplacer l'inflammation franche et cicatrisante, et
alors on a pu observer des hémorrhagies consécutives mortelles. C'est
ce que Guthrie a vu pour l'artère fémorale blessée par le ténaculum et
pour la carotide atteinte par un corps étranger, hérissé d'épingles, engagé dans le pharynx.

Par une piqûre fine, telle que nous l'avons supposée, il ne s'échappe
en général que peu ou point de sang à l'extérieur. L'obliquité du trajet,
son étroitesse, le gonflement de la gaîne celluleuse et le défaut de parallélisme qui en résulte entre l'ouverture et cette gaîne de celle du vaisseau
mettent obstacle à l'hémorrhagie à l'extérieur. On conçoit que celle-ci
pourrait avoir lieu si la gaîne avait été ouverte dans une plus grande
étendue.

2° Par instruments tranchants.

Elles sont parallèles ou plus ou moins perpendiculaires à l'axe du vaisseau. On les appelle *longitudinales* dans le premier cas, *transversales*
dans le second.

1° *Plaies longitudinales.* — Il se passe des phénomènes analogues à ceux des piqûres. Il ne se produit presque pas d'écartement au fond ; l'hémorrhagie s'arrête bientôt par le mécanisme que nous avons décrit plus haut. La cicatrisation parcourt les mêmes phases, et l'artère reste perméable. Une nodosité allongée qui persiste pendant quelque temps est la seule trace de la blessure.

La texture des tuniques artérielles explique le peu de gravité des plaies longitudinales.

2° *Plaies transversales.* — Elles sont complètes ou incomplètes.

L'artère est divisée entièrement en travers, où le quart, le tiers, la moitié, les trois quarts de sa circonférence sont intéressés.

a. *Plaies transversales incomplètes.* — Quand une artère de premier ordre, comme la fémorale, la sous-clavière, la carotide, etc., est divisée complétement en travers, presque toujours une hémorrhagie rapide et foudroyante tue le blessé en peu d'instants, ou bien arrêtée par intervalles par des syncopes, l'hémorrhagie recommence à plusieurs reprises, et la mort en est encore la suite après un temps un peu plus long que dans le premier cas.

Que si le vaisseau est d'un calibre un peu plus petit, le danger est moins imminent. Nous faisons abstraction ici des ressources plus efficaces que possède l'art contre ces cas, pour ne parler que des moyens hémostatiques qu'emploie la nature.

Depuis J.-L. Petit, cette question a été l'objet de débats nombreux, et, comme il arrive presque toujours en pareil cas, chacun des chirurgiens qui y prenait part attribua une efficacité exclusive à celui des moyens hémostatiques naturels qui avait le plus frappé son attention.

J.-L. Petit attribuait l'arrêt de l'hémorrhagie à l'obstruction des extrémités de l'artère par le caillot sanguin et la lymphe plastique qui s'épanchait dans sa cavité et autour d'elle. Il considérait deux parties dans le caillot obturateur : 1° celle qui occupe la cavité du vaisseau, le *bouchon* ; 2° celle qui entoure le cylindre artériel, le *couvercle*. Mais il distinguait de plus dans le caillot une partie blanche *formée de cette substance qui s'épanche entre les lèvres d'une plaie*. Cette partie blanche de J.-L. Petit n'est autre chose que la lymphe coagulable de nos jours.

En 1736, Morand signala comme causes efficaces la contraction circulaire, le froncement et le retrait de l'artère. Il attribuait faussement le retrait à la contraction de fibres longitudinales qui n'existent pas.

En 1760, Pouteau (*Mélanges de chirurgie*) rejette l'influence du caillot, de la contraction, de la rétraction et attribue la suspension de l'hémorrhagie au gonflement des parties molles environnantes.

John Bell (*Principes de chirurgie*) professe une opinion analogue à celle de Pouteau. Selon lui, le tissu cellulaire injecté de sang comprime le bout du vaisseau divisé.

Kirkland attribuait l'hémostase spontanée à la seule *contraction* des artères, contraction qui va jusqu'au contact immédiat des parois, comme il l'a vu dans les artères d'un cheval auquel il avait amputé la cuisse.

Enfin arrivèrent Jones, Béclard et un peu plus tard Guthrie qui démontrèrent par leurs expériences que l'hémostase est due en même temps à l'affaiblissement de la circulation, à la gaine de l'artère, à la contraction de ses parois, à son retrait et à la formation d'un caillot extérieur et intérieur. Ils subdivisèrent le travail hémostatique en *provisoire* et en *définitif*. Voici l'ordre dans lequel se produisent ces divers actes.

Une grosse artère est divisée en travers ; une hémorrhagie violente et saccadée a lieu. Mais bientôt l'affaiblissement de la circulation permet au vaisseau divisé de se retirer dans sa gaine. Dans ce mouvement de retrait, il a entraîné des fibrilles cellulaires ; le sang s'y embarrasse, s'y coagule ; le caillot extérieur est formé. Ce caillot remonte entre le vaisseau et la gaine, quelquefois pénètre dans les interstices musculaires à travers la solution de continuité de la gaine. En même temps il se forme un caillot intérieur (bouchon de J.-L. Petit) représentant un cône dont la base regarde vers l'extrémité de l'artère divisée. Ce caillot n'adhère aux parois du vaisseau qu'à la base, il est libre vers le sommet ; il n'a point l'importance que lui attribuait J.-L. Petit. Bien souvent il manque, rarement il remonte jusqu'à la première collatérale.

Enfin, et cette circonstance à elle seule a pu rendre raison de la cessation de l'hémorrhagie, dans des cas où le retrait du vaisseau, le caillot extérieur et intérieur manquaient, l'artère a éprouvé un froncement circulaire qui de l'extrémité de la division remonte peu à peu vers la première collatérale.

Tels sont les moyens par lesquels la nature fait provisoirement cesser l'hémorrhagie.

Quelque temps après, les bords de la solution de continuité s'enflamment ; une matière coagulable est épanchée entre les caillots extérieur et intérieur d'une part et les parois de l'artère de l'autre. Le tout, caillot et lymphe plastique, finit par former un coagulum homogène, friable, blanchâtre. Ce coagulum est absorbé couche par couche ; le vaisseau se contracte à mesure sur lui et finit par être converti en un caillot ligamenteux. Enfin plus tard, mais ceci n'est pas constant, ce caillot lui-même est absorbé jusqu'aux premières collatérales.

Nous devons mentionner ici comme contribuant peut-être pour quelque chose à l'hémorrhagie le défaut d'attraction du sang par les capillaires après la section complète d'une artère.

M. Kock, chirurgien de Munich, n'a pas fait une seule ligature de vaisseaux après l'amputation depuis plus de vingt ans :

« Le sang, dit-il, choisit lui-même la route qu'il doit parcourir ; il n'y a donc rien d'étonnant que par une force et une attraction particulières il puisse éviter de couler par l'orifice béant du vaisseau. » Quoi qu'il en soit, les chirurgiens français n'ont pas été tentés d'imiter la pratique de M. Kock.

Nous avons suivi les phénomènes qui se passent dans le bout supérieur de l'artère divisée. Que se passe-t-il dans l'inférieur?

A moins qu'il n'ait de larges anastomoses avec d'autres vaisseaux, l'hémorrhagie s'arrête bientôt; si elle continue ou se reproduit, on a remarqué que le sang qui s'échappe a une couleur presque noire: il ne revient en effet au bout inférieur qu'après avoir traversé des anastomoses presque capillaires où il a perdu ses qualités artérielles. Du reste la contraction, la rétraction, la formation d'un caillot intérieur et extérieur, etc., ont lieu ici comme pour le bout supérieur.

Cependant les hémorrhagies consécutives sont plus fréquentes par l'extrémité inférieure. Guthrie explique ce fait par la moindre contraction du vaisseau, la petitesse du caillot et son peu d'adhérence. Jones et Sanson ont avancé une opinion contraire.

b. *Plaies transversales incomplètes.* — Plusieurs cas peuvent se présenter. Examinons-les.

1° La plaie occupe un quart seulement de la circonférence du vaisseau. L'ouverture s'arrondit; le caillot formé dans la gaine celluleuse se transforme en une espèce de fausse membrane qui obture la solution de continuité. Cette fausse membrane cède peu à peu à l'effort dilatant du sang, et au bout d'un temps variable, très-long quelquefois, il en résulte un anévrysme faux consécutif.

Il n'y a donc pas dans ce cas de véritable cicatrisation. Le caillot organisé ne contracte pas d'adhérence solide avec les lèvres de la plaie; il s'interpose simplement entre elles.

M. Amussat a étudié avec soin les caractères de la tumeur sanguine qui s'étend de la plaie artérielle jusqu'à celle de la peau. (*Nouvelles recherches expérimentales sur les hémorrhagies traumatiques,* — Mémoires de l'Académie royale de médecine, t. V.)

Au centre de cette tumeur, d'un rouge uniforme, il a trouvé un caillot plus mou qu'il est facile d'enlever avec des pinces, et alors reste un canal qui aboutit directement à la blessure du vaisseau d'une part et de la peau de l'autre. Un point circulaire d'un brun noirâtre indique à la surface de la tumeur le point où commence cette cavité centrale que M. Amussat a nommé *cratère.*

Le cratère mène donc sûrement au point blessé du vaisseau lorsqu'il s'agit d'en lier les deux bouts. Comme d'un autre côté il aboutit à la plaie cutanée, M. Amussat regarde comme le meilleur moyen d'arrêter l'hémorrhagie la fermeture de l'ouverture de la peau. Mais il est préférable de comprimer le vaisseau au-dessus de la plaie chaque fois qu'on le peut.

2° La plaie occupe la moitié de la circonférence du vaisseau. Alors elle s'élargit considérablement, prend une forme ovalaire; l'hémorrhagie le plus souvent continue rapide et violente jusqu'à la mort du blessé. Rarement dans ce cas la tumeur sanguine dont nous avons parlé peut se former.

3° Si la plaie occupe les trois quarts de la circonférence du vaisseau, les deux bouts se contractent et allongent en bec de flûte la languette restante. Consécutivement celle-ci peut se rompre et s'ulcérer. Nous rentrons alors dans les conditions des divisions complètes. Les anciens chirurgiens achevaient eux-mêmes la section, car ils n'ignoraient pas que les divisions incomplètes donnent lieu à des hémorrhagies plus graves que les divisions complètes.

§ II. *Blessures des artères par des corps contondants.*

Les corps contondants agissent de différentes manières suivant la force qui les meut et suivant aussi les conditions dans lesquelles se trouve l'artère. Dans les cas, par exemple, où celle-ci repose sur un plan résistant, comme un os, elle échappe beaucoup plus difficilement à l'action du corps vulnérant. Tantôt contusion légère à la suite de laquelle il se développe un peu d'inflammation qui se termine par résolution : c'est lorsque le vaisseau placé superficiellement a été atteint par un corps doué d'une vitesse et d'une force peu considérables. Tantôt les parois de l'artère sont frappées de mort au moment même de l'accident sans que pour cela il y ait solution de continuité dans les parois artérielles : celle-ci ne se produit que consécutivement à la suite de la chute de l'escharre. Quelquefois l'action contondante est moins énergique ; elle se borne à diviser les tuniques interne et moyenne de l'artère et à les refouler dans la cavité même du vaisseau, ce qui amènera plus tard son oblitération par suite de l'inflammation consécutive à la lésion. Il peut arriver enfin que l'artère soit déchirée par le corps contondant, comme on le voit dans les plaies par armes à feu : les tuniques inégalement rompues ne forment qu'un tout avec la plaie des parties molles voisines, et le sang ne sort pas en abondance, à moins que le vaisseau n'ait un certain calibre.

SYMPTOMES, MARCHE, DURÉE, TERMINAISONS. — 1° *Phénomènes locaux.* — Le premier phénomène que l'on observe dans les plaies des artères est l'écoulement du sang, dont l'abondance varie suivant le volume du vaisseau et suivant la forme de la blessure. Si l'ouverture artérielle est en communication facile avec l'air extérieur, à la surface d'une plaie par exemple, le sang sort avec force sous forme de jet saccadé comme les battements du pouls ; sa couleur est d'un rouge vermeil très-prononcé. La compression du vaisseau entre le cœur et la plaie en arrête l'écoulement. Si celui-ci a lieu en même temps par le bout inférieur, le sang ayant traversé les capillaires n'est plus aussi rouge, il se présente avec les caractères du sang veineux ; sa quantité est toujours très-peu considérable. — Si la blessure artérielle est placée au fond de la plaie et séparée de la peau par un trajet long et sinueux qui ne donne pas au sang une issue facile, une partie du sang s'écoule encore au dehors avec un jet beaucoup moins élevé que dans le cas précédent ;

l'autre partie s'infiltre dans le tissu cellulaire profond ; on voit alors sur le trajet du vaisseau un gonflement mou, circonscrit, indolent, s'étendant quelquefois fort loin ; on peut y percevoir des battements isochrones à ceux du pouls (*anévrysmes diffus*). — L'hémorrhagie est encore à craindre dans les premiers jours qui suivent l'accident ; elle peut tenir : 1° au déplacement du caillot, 2° au ramollissement et à la destruction du caillot par la suppuration, 3° à la chute des escharres.

Comme conséquence des blessures artérielles, il faut noter la suspension plus ou moins complète du cours du sang dans la partie située au-dessous de la plaie ; aussi voit-on survenir la gangrène quand les anastomoses ne fournissent pas de sang en suffisante quantité. On a de même noté de la paralysie passagère ou permanente dans les parties où se rendait le vaisseau divisé.

2° *Phénomènes généraux.* — Ce sont ceux qui succèdent aux hémorrhagies abondantes et qui se terminent bientôt par la mort si la syncope ne vient mettre un terme à l'écoulement du sang.

DIAGNOSTIC. — Facile lorsque l'artère est béante à la surface de la plaie, il n'en est plus de même dans le cas contraire. C'est ainsi qu'on a vu quelquefois des veines contiguës à des artères donner lieu à un jet de sang saccadé ; chacun sait encore que du sang noir peut s'échapper en bavant par une plaie artérielle, et qu'une veine peut donner issue à du sang aussi vermeil que celui d'une artère. Dans ces cas douteux, il faut comprimer au-dessus et au-dessous de la plaie sur le trajet des vaisseaux et tenir compte de toutes les circonstances de la blessure.

PRONOSTIC. — Sa gravité est basée sur le volume du vaisseau divisé, sa position et ses anastomoses ; sur la forme, l'étendue et la direction de la plaie.

TRAITEMENT. — La première indication à remplir est d'arrêter l'écoulement sanguin résultant de la plaie artérielle. Pour cela le chirurgien possède à sa disposition un grand nombre de moyens que nous allons indiquer en commençant par les plus importants.

Ligature. — Elle consiste à placer sur le vaisseau divisé un lien circulaire qui, en mettant ses parois en contact, ne permette plus au sang d'arriver jusqu'à la solution de continuité. Ce lien circulaire est ordinairement un fil de lin ou de soie ; il a pour effet la rupture des tuniques interne et moyenne du vaisseau et le développement d'une inflammation adhésive avec sécrétion de lymphe plastique dans la cavité de l'artère, formation d'un coagulum qui se prolonge souvent jusqu'à la première artère collatérale. Tandis que l'oblitération du vaisseau s'opère par la rétraction de ce caillot, le lien circulaire coupe le vaisseau au niveau du point où il a été placé, après quoi il est entraîné au dehors par la suppuration. C'est ce qui arrive en général du onzième au vingtième jour.

Si l'extrémité de l'artère se trouve à la surface d'une plaie, on prend avec une pince ce bout divisé que l'on isole des parties molles environnantes. Aussitôt un aide place à ce niveau un fil ciré qu'il doit nouer avec un degré de force suffisant pour couper les deux tuniques internes sans aller au delà. La ligature doit être aussi perpendiculaire à l'axe du vaisseau, sans quoi elle pourrait se déplacer et permettre le retour de l'hémorrhagie.

Si la blessure de l'artère n'occupe pas toute la circonférence de celle-ci, le chirurgien commence par l'isoler des vaisseaux et nerfs, après quoi il passe le fil au-dessous d'elle, soit avec un stylet aiguillé, soit avec une aiguille courbe.

Le seul inconvénient d'une ligature convenablement appliquée, c'est qu'elle laisse un corps étranger dans une plaie que l'on eût voulu réunir immédiatement. C'est pour y remédier qu'on a tenté de faire des fils avec des substances animales qui se seraient peu à peu dissoutes dans l'épaisseur de nos tissus ; mais tous ces essais ont été infructueux. On est revenu à l'usage des ligatures en fil de lin ou de soie. D'ailleurs elles n'empêchent la réunion immédiate que dans les parties qui sont en contact avec elles.

Compression. — Elle a pour but de mettre en contact les parois du vaisseau : elle peut être *provisoire* ou *curative.* Dans le premier cas on n'y a recours qu'en attendant qu'on ait tout disposé pour l'emploi d'un hémostatique définitif ; elle se fait avec le pouce ou le doigt, que l'on place sur la plaie, ou bien à l'aide de bandages et appareils que l'on place à une certaine distance de cette dernière. Dans le second cas, c'est-à-dire lorsqu'elle est destinée à arrêter une hémorrhagie d'une manière définitive, on peut l'employer au niveau de la plaie ou sur le trajet de l'artère ; elle est alors *directe* ou *indirecte.* La compression directe consiste à placer sur l'orifice du vaisseau un plumasseau de charpie sèche ou imbibée d'un liquide astringent, de l'agaric, etc., que l'on couvre de compresses maintenues en place à l'aide d'une bande un peu serrée. M. Velpeau cite dans son *Traité de médecine opératoire* (t. 2, p. 36) un certain nombre d'observations de guérisons recueillies à la suite de lésions des artères carotide, brachiale, de l'avant-bras et de la jambe. Ce procédé a le grand inconvénient de favoriser, par la présence des corps étrangers, le développement des accidents que nous avons signalés en parlant des plaies, et c'est pour s'y opposer que l'on a conseillé la compression indirecte ou à distance, que l'on exécute à l'aide de tourniquets ou appareils disposés de manière à oblitérer le calibre du vaisseau avec une pelotte placée à son niveau. Il existe de même un certain nombre d'exemples de guérisons à la suite de son emploi ; mais il existe à côté tant d'exemples d'insuccès, que l'on ne peut nullement compter sur l'efficacité de ce moyen. Aussi doit-on rejeter la compression comme méthode générale. On ne devra y recourir que :

1° Comme moyen hémostatique provisoire à la suite d'une blessure ou dans le cours d'une opération ;

2° Lorsque l'artère placée dans le voisinage d'un os trouvera un point d'appui sur lui ;

3° Enfin quand les autres moyens seront inapplicables.

Torsion. — Elle consiste à saisir l'extrémité du vaisseau et à le faire tourner plusieurs fois sur lui-même de manière à déchirer ses deux tuniques internes sans attirer l'externe. On provoque ainsi une inflammation adhésive qui amène l'oblitération. On dit que la torsion est *limitée* lorsque le chirurgien attirant à lui l'extrémité de l'artère fixe celle-ci à l'aide d'une pince à la surface de la plaie, pendant qu'avec une autre pince il tord le bout resté libre à côté de la première pince. Ce procédé a été employé dans le but d'empêcher que l'effet de la torsion ne se propageât à une certaine distance dans l'épaisseur des parties molles. L'absence de tout corps étranger laissé dans la plaie la ferait certainement préférer à la ligature si cette dernière ne donnait pas de résultats plus certains.

Cautérisation. — Elle se pratique le plus ordinairement avec le fer rouge et seulement dans le cas de blessure de petits vaisseaux.

On a de même eu recours aux styptiques, aux réfrigérants et aux absorbants ; mais ces moyens ne peuvent convenir que pour les plaies des artères d'un petit calibre, et encore leur associe-t-on toujours la compression.

SECTION II.

PLAIES DES VEINES.

Comme celles des autres tissus, elles sont produites par des instruments tranchants, piquants et contondants qui agissent de la même manière que sur les artères. Nous entrerons dans beaucoup moins de détails à cause du peu de gravité qu'affectent généralement les plaies veineuses.

Une plaie veineuse est immédiatement suivie d'une hémorrhagie dont l'abondance varie suivant le volume du vaisseau et les dimensions de la plaie. Le sang est noir et sort en nappe ou présente un jet continu, nullement saccadé comme celui des artères ; bientôt il s'arrête, et il se forme un caillot intermédiaire à la plaie des téguments et à celle de la veine. Ce caillot bouche cet orifice, et la cicatrice ne tarde pas à se faire. Si l'ouverture faite à la veine est très-petite, le caillot n'oblitère pas la cavité du vaisseau, qui paraît conserver sa perméabilité. Dans le cas contraire, c'est-à-dire si la plaie occupe les trois quarts de la circonférence, le coagulum bouche complétement le vaisseau, qui ne reste obturé que momentanément, car il n'est pas rare de voir la perméabilité revenir dans des veines qu'une phlébite avait oblitérées.

Si pendant l'écoulement du sang on comprime comme pour les artères entre le cœur et la plaie, loin d'arrêter subitement le jet du liquide, on ne fait que lui donner plus de force. Le contraire arrive lorsqu'on exerce la compression au-dessous de la plaie, c'est-à-dire entre cette dernière et les capillaires.

Le diagnostic est en général facile. Nous en avons déjà parlé en faisant le diagnostic des plaies artérielles.]

Le pronostic n'offre pas en général de gravité, car les hémorrhagies veineuses s'arrêtent en général avec la plus grande facilité, phénomène facile à comprendre puisque le sang veineux n'est plus soumis à l'impulsion du cœur et qu'il circule beaucoup plus lentement que le sang artériel. Il faut ajouter cependant que les plaies qui nous occupent sont plus exposées qu'aucune autre au développement de la diathèse purulente et de la phlébite.

TRAITEMENT. — Une compression légère au niveau de la plaie suffit généralement pour arrêter l'écoulement sanguin et favoriser la cicatrisation des parties divisées lorsqu'on a éloigné préalablement les causes qui auraient pu s'opposer au retour du sang vers le cœur.

Si cependant l'hémorrhagie était abondante, on pourrait recourir à la ligature de la veine. Nombre de praticiens n'ont pas hésité à le faire pendant le cours d'une opération. C'est ainsi que A. Bérard lia plusieurs fois avec un plein succès la veine axillaire blessée pendant l'extirpation de ganglions cancéreux de l'aisselle. (A. Bérard et Denonvilliers, *Compendium de chirurgie*, t. II, p. 148.) Le baron Larrey a de même lié la veine saphène (aux deux bouts) blessée par une arme blanche à sa jonction avec la crurale. La ligature fut faite vingt heures après l'accident, et le malade sortit le trente-cinquième jour de l'hôpital, parfaitement guéri. (*Nouveau journal de médecine*, t. XI, p. 25.)

SECTION III.

ANÉVRYSMES TRAUMATIQUES.

§ Ier. *Anévrysme faux primitif.*

DÉFINITION. — L'anévrysme faux primitif est encore appelé *anévrysme faux non circonscrit, anévrysme diffus, tumeur hémorrhagiale non circonscrite.* Il consiste dans une infiltration ou un épanchement de sang dans le tissu cellulaire à la suite d'une blessure d'artère, d'où résulte une tumeur vague, irrégulière, communiquant avec le système artériel par la plaie du vaisseau divisé.

ÉTIOLOGIE ET ANATOMIE PATHOLOGIQUE. — Il est presque toujours produit par un instrument piquant ou tranchant qui a divisé une artère profonde ou qui a traversé les parties molles très-obliquement avant d'atteindre l'artère si elle est superficielle.

Il est dû quelquefois à la blessure d'une artère par un corps contondant, comme un fragment d'os, une esquille dans les cas de fracture, une balle, un grain de plomb dans les plaies d'armes à feu; plus rarement on l'a vu résulter de la chute d'une ligature qui a divisé l'artère liée avant que le caillot pût s'opposer à l'hémorrhagie, de la rupture sous-cutanée d'une artère à la suite d'un effort violent, de la perforation sous-cutanée d'un sac anévrysmal, etc.

Le sang au moment de la blessure sort du vaisseau. Si pour arriver aux téguments il est forcé de traverser une grande épaisseur de parties molles, ou bien s'il doit parcourir un trajet très-oblique, ou enfin si les téguments ne sont pas divisés, il s'infiltre de proche en proche, d'abord dans la gaîne celluleuse du vaisseau, puis dans le tissu cellulaire intermusculaire et dans le tissu sous-cutané. Si l'artère blessée n'a qu'un petit calibre, l'infiltration est peu abondante et ne forme pour ainsi dire qu'une ecchymose ; si au contraire elle est volumineuse, le sang s'épanche en grande quantité, remplit les mailles du tissu cellulaire, décolle les muscles, soulève la peau et produit une distension considérable de la partie du corps où siége la blessure.

Quelquefois la compression immédiate que ne manquent pas de faire dans ces cas les chirurgiens appelés auprès du malade déterminent la formation d'un caillot entre les lèvres de la plaie artérielle ; le sang est arrêté momentanément, et au bout d'un temps variable, à l'occasion d'un mouvement, d'un effort, la plaie s'ouvre de nouveau, et une nouvelle infiltration s'opère.

D'autres fois le corps contondant qui a blessé l'artère a produit la mortification de ses parois. Durant les premiers jours qui suivent la blessure, rien n'annonce une plaie artérielle ; mais au bout d'une, de deux ou de trois semaines, l'escharre se détache, le sang s'infiltre, et l'anévrysme diffus se forme graduellement comme s'il avait été primitif. Les plaies d'armes à feu sont quelquefois compliquées d'un pareil accident.

SYMPTOMES. — Lorsque l'anévrysme faux primitif est accompagné d'une plaie aux téguments, il s'écoule toujours une certaine quantité de sang ; mais il n'y a rien dans la durée ni dans l'abondance de cet écoulement extérieur qui puisse faire reconnaître l'infiltration intérieure qui l'accompagne.

Celle-ci se manifeste par une tuméfaction limitée d'abord au voisinage de la plaie et se propageant ensuite dans le trajet du vaisseau blessé. Puis survient un gonflement général de la partie où siége la blessure artérielle, gonflement dû à l'infiltration progressive du tissu cellulaire intermusculaire et du tissu cellulaire sous-cutané. Les téguments sont tendus, d'abord incolores, puis d'une teinte bleuâtre comme marbrée.

Si on explore avec la main la région tuméfiée, on y perçoit rarement la fluctuation, mais seulement une sorte de tension élastique et quelquefois des pulsations isochrones aux battements du pouls ou un léger frémissement. L'oreille appliquée sur le trajet du vaisseau blessé n'entend aucun bruit de souffle. Au bout de quelques jours le sang infiltré se coagule. Dans les cas les plus heureux, sa partie liquide est promptement absorbée ; le caillot, se rétrécissant de plus en plus, subit certaines modifications que nous avons indiquées plus haut, oblitère la plaie artérielle et procure une guérison durable.

Le plus souvent l'absorption du sang ne se fait qu'incomplétement : l'infiltration se resserre autour de l'artère, et l'anévrysme faux primitif se convertit en anévrysme faux consécutif. Enfin dans quelques cas rares et malheureux, l'épanchement sanguin ayant acquis de grandes proportions, le membre éprouve une tension considérable, les vaisseaux artériels et veineux sont comprimés, et au lieu d'une résorption salutaire, on a souvent un engorgement œdémateux de mauvais augure. En effet le sang s'altère, se décompose, agit comme un irritant au milieu des parties qu'il distend ; le foyer s'enflamme, il survient une rougeur livide des téguments, des phlyctènes, des escharres, tous les signes de la gangrène, et au milieu de ces altérations profondes il n'est pas rare de voir intervenir des hémorrhagies successives qui mettent en danger les jours du malade.

TRAITEMENT. — Lorsque à la suite d'une blessure artérielle, le sang cesse de s'infiltrer, que la tumeur résultant de cette infiltration reste stationnaire, il suffit d'appliquer des compresses résolutives et de la comprimer modérément. A l'aide de ces moyens on favorise la résorption du sang épanché, et l'on voit peu à peu l'anévrysme se circonscrire. A cette époque on le traite comme l'anévrysme faux consécutif dont il va être question.

Si au contraire la tumeur augmente, on doit mettre en usage la compression ou la ligature.

La compression procure rarement une cure radicale. Elle a pour effet de s'opposer momentanément au cours du sang en favorisant la formation d'un caillot entre les lèvres de la plaie artérielle. Nous verrons plus bas comment l'anévrysme faux consécutif succède à cette oblitération provisoire. Mais comme cet anévrysme est déjà en acheminement vers la guérison, la compression devra être employée si l'artère blessée est superficielle, si elle repose sur un os, si le sang épanché est peu considérable. Elle devra être faite non pas sur la tumeur, dont on provoquerait par ce moyen l'inflammation et la gangrène, mais sur l'artère à une certaine distance de celle-ci du côté du cœur.

La ligature est le remède le plus héroïque ; il faut y recourir immédiatement si la compression n'est pas possible.

Guthrie voulait qu'on fît une incision le long de l'artère au niveau de la blessure et qu'on allât à la recherche de ses deux bouts, quelles que fussent les difficultés de l'opération. Il est certain que c'est le meilleur moyen de se rendre maître du sang, et si l'artère est facile à déterminer, si elle est superficielle, si l'infiltration n'est pas trop considérable, il ne faut pas hésiter à y avoir recours.

Au contraire si on ne peut reconnaître quel est le vaisseau blessé, s'il est nécessaire pour aller à sa recherche de donner lieu à des désordres graves, il faut pratiquer la ligature de l'artère au-dessus de la tumeur, c'est-à-dire par la *méthode d'Anel*. Il est vrai qu'en agissant ainsi on s'expose à voir le sang refluer par les collatérales jusque dans le bout inférieur resté ouvert; mais il n'en est pas toujours ainsi, et jusqu'à présent on a eu assez de succès par cette méthode pour ne pas la négliger lorsque l'autre est dangereuse à cause des désordres qu'elle entraînerait.

Dans tous les cas il faudra favoriser la résorption du sang infiltré comme nous l'avons indiqué plus haut.

§ II. *Anévrysme faux consécutif.*

DÉFINITION. — On l'appelle encore *anévrysme faux circonscrit, anévrysme faux enkysté, tumeur hémorrhagiale circonscrite.* Il consiste en une tumeur formée par du sang artériel, circonscrite par une membrane celluleuse et adossée à une artère avec laquelle elle communique au moyen d'une perforation traumatique de ses parois.

ÉTIOLOGIE ET ANATOMIE PATHOLOGIQUE. — Il succède quelquefois à un anévrysme faux primitif. Nous avons vu qu'après une blessure artérielle, le sang infiltré au loin dans les tissus ambiants peut se résorber d'une manière graduelle.

Le caillot se circonscrit autour de la perforation de l'artère. Il est dur, solide à sa circonférence, sur laquelle le tissu cellulaire s'étale en membrane; mou, fluide au centre, où le sang qui parcourt l'artère s'introduit à chaque systole ventriculaire.

Ou bien il succède à une plaie faite à une artère par un instrument piquant. La perforation traumatique, en raison de son étroitesse, ne tarde pas à être bouchée par un caillot sanguin; mais cette oblitération n'est pas définitive. Peu à peu le sang s'insinue sous la gaine celluleuse de l'artère, la distend graduellement et forme un kyste : toutes les parois s'épaississent aux dépens du tissu cellulaire ambiant à mesure qu'il prend de grandes dimensions.

Hodgson a imaginé un autre mode de formation pour l'anévrysme circonscrit. Il pense que dans certains cas, la lymphe plastique, qui a primitivement réuni les deux lèvres de la plaie artérielle, est assez faible pour se laisser distendre par le sang sous la forme d'une petite poche anévrysmatique, et que les parois ambiantes forment le sac quand cette poche vient à se rompre.

Ce sac est toujours une membrane peu épaisse et de structure celluleuse. Il est rempli par des caillots et du sang fluide. Les caillots sont disposés en couches concentriques; les plus durs sont les plus éloignés du centre et adhèrent à la face interne du sac. Le sang fluide est en communication avec celui qui parcourt l'artère et baigne les caillots qui le circonscrivent dans la poche anévrysmale. L'ouverture qui fait communiquer l'artère avec le sac est généralement étroite, arrondie ou ovale, et à côté d'elle l'artère n'a subi aucune altération pathologique.

Les tumeurs anévrysmales, qu'elles soient spontanées ou trauma-

tiques, produisent sur les parties environnantes les mêmes altérations.
(Voyez l'article *Anévrysmes spontanés*.)

SYMPTOMES. — L'anévrysme faux circonscrit se présente sous la
forme d'une tumeur arrondie, ovoïde, plus ou moins volumineuse, dis-
paraissant en partie quand on la comprime, apparaissant dès qu'on
cesse de la comprimer.

En appliquant la main sur cette tumeur, on y perçoit des pulsations
isochrones aux battements du pouls et résultant non pas d'un soulèvement de la tumeur, mais de son expansion excentrique au moment où
la systole ventriculaire y projette l'ondée sanguine.

En y appliquant l'oreille, on entend un bruit de souffle intermittent
qui résulte du passage du sang à travers l'orifice de communication de
l'artère avec le sac.

Du reste cette tumeur est indolente par elle-même. Elle peut comprimer des veines, des nerfs, des organes importants; s'enflammer,
s'ulcérer et éprouver toutes les modifications qui seront décrites au sujet
des anévrysmes spontanés.

La marche de l'anévrysme faux circonscrit est en général assez lente
et son pronostic beaucoup plus favorable que celui des autres tumeurs
anévrysmales, si l'on excepte l'anévrysme variqueux simple.

TRAITEMENT. — La compression sur la tumeur a été pratiquée quelquefois avec succès dans les anévrysmes faux consécutifs; on cite entre
autres les observations d'Arnaud, Dupuytren, Saviard, Petit, Foubert,
etc. Mais on peut soutenir hardiment que par ce moyen, la cure radicale
est l'exception, et qu'en général on n'obtient que des guérisons momen-
tanées. On diminue le volume de la tumeur, on la réduit au caillot qui
bouche la solution de continuité; mais au bout d'un temps variable la
maladie reparaît.

La ligature peut être pratiquée par l'*ancienne méthode*, c'est-à-dire
en ouvrant le sac et liant les deux bouts de l'artère, ou bien par la méthode d'Anel.

L'ancienne méthode est peut-être préférable, parce que, comme la
méthode de Guthrie pour les anévrysmes faux primitifs, elle empêche
le retour du sang par le bout inférieur; en outre si dans les anévrysmes
spontanés on la rejette parce qu'elle force à porter des ligatures sur des
points altérés de l'artère, dans l'anévrysme faux consécutif on ne peut
pas faire valoir contre elle le même argument.

La méthode d'Anel se recommande encore ici par les mêmes avantages que nous lui avons vu présenter dans les anévrysmes faux primitifs.

§ III. *Anévrysme variqueux.*

HISTORIQUE. — L'anévrysme variqueux a été décrit pour la première
fois par WilliamsHunter en 1757, et un peu plus tard par Guattina, qui
ignorait probablement le travail du chirurgien anglais. Ce n'est qu'à l'aide

de fausses interprétations de textes obscurs qu'on a pu faire remonter à Fabrice de Hilden, à André de Lacroix et même à Ambroise Paré la connaissance de cette maladie. Scarpa, Brambilla, Breschet, A. Bérard, MM. Nélaton, Amussat, etc., ont fait d'intéressantes recherches sur l'anévrysme variqueux et l'ont élevé au rang des affections chirurgicales les plus importantes et les mieux connues.

DÉFINITION. — L'anévrysme variqueux, encore appelé *varice anévrysmale*, *anévrysme veineux*, *anévrysme par anastomose*, *anévrysme artérioso-veineux*, est une affection caractérisée par la communication accidentelle d'une artère avec une veine et le passage du sang de l'une dans l'autre.

Cette communication peut s'établir spontanément ou à la suite d'une lésion traumatique. Il ne sera question ici que de l'anévrysme variqueux traumatique. (Pour l'anévrysme variqueux spontané, voyez **PATHOLOGIE INTERNE.**)

Siége. — L'anévrysme variqueux traumatique peut siéger sur le trajet de presque toutes les artères ; partout en effet on voit ces vaisseaux cotoyés par une ou plusieurs veines satellites. On l'a observé sur le trajet des artères carotide primitive, carotide interne, temporale, sous-clavière, axillaire, brachiale, iliaque externe, crurale, poplitée, tibiale postérieure.

La manière dont les instruments vulnérants lui donnent naissance est des plus simples : il suffit pour cela qu'une artère et une veine voisines aient été ouvertes en même temps sur leurs parois contiguës et que la double plaie qui les met en communication tarde à s'oblitérer.

ÉTIOLOGIE ET ANATOMIE PATHOLOGIQUE. — De toutes les causes, la plus fréquente est sans contredit la phlébotomie. Sur cinquante-sept observations rassemblées par M. Morvau dans sa thèse (1847), trente et une fois l'anévrysme variqueux s'est montré au pli du bras à la suite d'une saignée malheureuse. Puis viennent tantôt un coup de sabre, d'épée, de couteau, etc., tantôt une balle, un plomb de chasse, un poinçon, une verge rougie au feu.

Quelle que soit la cause qui ait produit la blessure, l'anévrysme variqueux peut se former au bout de quelques heures ou ne se déclarer qu'après plusieurs jours. Dans le premier cas, les caillots ou les pièces d'appareil ferment la plaie des téguments pendant que la plaie vasculaire reste béante et met les deux vaisseaux en communication ; dans le second, il est probable qu'au moment de la blessure, des caillots ferment momentanément la plaie vasculaire, qui se rouvre consécutivement.

1° Les deux vaisseaux blessés peuvent contracter entre eux des adhérences sur tout le pourtour de la solution de continuité et entrer en communication directe, de telle sorte que toute la maladie réside dans cette anastomose anormale ; c'est en cela que consiste l'*anévrysme variqueux simple.* Pour comprendre son mode de formation, il suffit d'imaginer que l'instrument en passant entre les deux vaisseaux ait divisé leurs parois contiguës.

2° A l'anévrysme variqueux simple on voit quelquefois s'ajouter un anévrysme faux consécutif, une poche anévrysmale située de différentes manières à l'égard des vaisseaux blessés mais communiquant avec eux.

A. Tantôt cette poche anévrysmale est intermédiaire à l'artère et à la veine placée directement entre elles ou un peu déjetée, soit en dedans soit en dehors, et ouverte à la fois sur l'une et sur l'autre.

La même plaie qui suffit pour produire l'anévrysme variqueux simple peut également donner lieu à cette première espèce d'*anévrysme variqueux faux consécutif*, décrit aussi par Williams Hunter.

B. Tantôt elle est située sur la paroi de l'un des deux vaisseaux du côté opposé à leur orifice de communication. Si c'est l'artère, par exemple, qui est en rapport avec la poche anévrysmale, elle s'abouche d'un côté avec cette poche, de l'autre avec la veine et se trouve intermédiaire à toutes deux.

Pour produire cette seconde espèce d'anévrysme faux consécutif, il faut que l'instrument vulnérant ait transpercé l'un des vaisseaux et ouvert la paroi contiguë de l'autre. C'est à MM. Rodrigues et A. Bérard qu'on en doit la description : le premier a observé une poche anévrysmale sur l'artère et le second sur la veine du côté opposé à l'anastomose.

Une pareille blessure pourrait produire tout aussi facilement un anévrysme variqueux faux consécutif à deux poches, dont l'une serait intermédiaire aux deux vaisseaux, l'autre située sur la paroi opposée de l'un d'eux, et en supposant l'artère et la veine transpercées, on concevrait qu'il pût se former quatre poches anévrysmales, l'une entre les deux vaisseaux, l'autre sur la paroi opposée de chacun d'eux : c'est ce qui aurait lieu si aucune des plaies vasculaires ne se cicatrisait, mais il n'en est pas toujours ainsi. M. Follin a vu l'artère brachiale communiquer uniquement avec les veines profondes, bien qu'une veine sous-cutanée, la basilique, eût été transpercée par le même coup de lancette.

C. Enfin la poche anévrysmale peut être intermédiaire aux extrémités cardiaques et aux extrémités périphériques des deux vaisseaux, ou bien former un cul-de-sac où viennent s'aboucher leurs seules extrémités cardiaques, ou enfin former un cul-de-sac où viennent s'aboucher les deux bouts cardiaques et seulement un des bouts périphérique, celui de l'artère ou celui de la veine. M. Amussat a produit les deux premières variétés sur des chevaux, et la troisième a été observée sur l'homme par Sarrey oncle.

Une fois l'anévrysme variqueux produit, quelle que soit sa forme, les artères et les veines dont il occupe le trajet subissent des modifications importantes. Williams Hunter, qui n'avait pu que les soupçonner, puisqu'il n'a jamais eu l'occasion d'observer cette maladie sur le cadavre, supposait que le volume de l'artère augmentait du côté du cœur et diminuait au contraire entre l'anévrysme et les capillaires. Il appartenait à Breschet de détruire cette opinion erronée. Ce chirurgien a signalé le premier que toutes les artères et toutes les veines du membre affecté augmentent de volume dans tous les sens; que les parois veineuses éprouvent un épaississement très-marqué et se rapprochent des artères par leur texture, tandis que celles-ci deviennent flexueuses et ressemblent bien plutôt à des veines variqueuses qu'à des conduits artériels.

Dans les cas d'anévrysme variqueux simple, l'orifice de communication des deux vaisseaux est généralement linéaire, transversal, longitudinal ou oblique. En face de cet orifice, la veine est un peu dilatée en ampoule; quelquefois l'artère a subi la même dilatation, mais l'une et l'autre ne contiennent que du sang fluide.

Dans les cas d'anévrysmes variqueux faux consécutifs, la tumeur anévrysmale sur-ajoutée a tous les caractères que nous avons décrits à l'article *Anévrysme faux consécutif*. Elle n'a de particulier que son siége et les différentes dispositions dont il a été question tout à l'heure.

SYMPTOMES. — L'anévrysme variqueux se présente sous la forme d'une tumeur au sommet de laquelle on voit généralement une cicatrice indice de la blessure qui lui a donné naissance. Cette tumeur, située sur le trajet d'une artère et d'une veine, est tantôt peu volumineuse, bien circonscrite et semble formée par un renflement des vaisseaux restés intacts au-dessus et au-dessous d'elle; tantôt la veine blessée et les veines voisines sont considérablement dilatées autour de la tumeur, avec laquelle elles se fondent insensiblement.

On sent dans cette tumeur des pulsations isochrones aux battements du pouls, pulsations qui sont également perçues dans les veines dilatées autour d'elle et vont s'affaiblissant à mesure qu'on s'éloigne du point central. On y sent encore une sorte de frémissement vibratoire continu avec renforcement isochrone aux battements du pouls, qui a son maximum d'intensité au niveau de la tumeur et se fait aussi sentir à une certaine distance au-dessus et au-dessous. Quelquefois même on a vu le frémissement se propager dans toute l'étendue du membre malade, et dans quelques cas rares passer d'un côté du corps à l'autre. Dans un cas d'anévrysme variqueux de l'aine gauche rapporté par Horner, on percevait ce frémissement jusque dans les vaisseaux fémoraux du côté droit.

A l'auscultation on entend un bruissement particulier qui correspond au frémissement perceptible à la main. Ce bruissement a été comparé : au son de la lettre r dont la prononciation est continuée tout bas entre le bout de la langue et le palais; au bruit d'une toupie qui tourne avec rapidité; au bruit produit par un soufflet de forge, à la vibration d'une cloche, au frémissement cataire, au bruit d'un rouet qui tourne très-vite, etc., etc.

Au milieu de ce bruissement on distingue quelquefois un bruit de souffle isochrone aux battements du pouls et qui est probablement particulier aux anévrysmes variqueux faux consécutifs.

Les pulsations et le frémissement sont quelquefois assez marqués pour être visibles à l'œil. Il en est de même du bruissement, qui peut être entendu à distance. Tous ces phénomènes ne restent pas étrangers au malade : il en a quelquefois la conscience au point d'en être incommodé et d'en perdre le sommeil.

La tumeur disparaît complétement ou presque complétement lorsqu'on la comprime.

Elle s'affaisse, et l'on n'y trouve plus ni pulsations, ni frémissement, ni bruissement, ni bruit de souffle lorsqu'on établit une compression sur l'artère au-dessus de l'anévrysme.

Hunter ajoute que quand on établit une ligature au-dessous de l'anévrysme variqueux, les pulsations, le frémissement, le bruissement et le bruit de souffle acquièrent une plus grande intensité. Cette remarque demanderait à être vérifiée.

Enfin quand on établit deux ligatures, l'une au-dessus, l'autre au-dessous de la tumeur par la compression, on fait alternativement refluer le sang de la veine dans l'artère et de l'artère dans la veine.

Les pulsations artérielles deviennent plus fortes et comme tumultueuses à la partie supérieure du membre, tandis qu'à la partie inférieure elles perdent de leur énergie.

Enfin si ces observations ont été faites principalement sur des anévrysmes qui occupaient une partie déclive du corps, on voit quelquefois le membre malade présenter une teinte bleuâtre , comme asphyxique, de l'œdème, des ulcérations, un engourdissement de la sensibilité, une paresse des mouvements, un abaissement de température et exceptionnellement des douleurs extrêmement vives.

La faiblesse des pulsations artérielles s'explique d'elle-même quand on se rappelle les modifications que subissent ces vaisseaux dans la maladie qui nous occupe. Il est tout aussi facile de se rendre compte des autres phénomènes.

En effet, la communication établie entre les deux ordres de vaisseaux n'est pas seulement suivie du passage du sang artériel dans la veine et ses divisions ; il est certain que dans les anévrysmes variqueux des parties déclives, il y a en outre introduction du sang veineux dans le tube artériel, introduction qui s'opère après la diastole artérielle et non pas au moment de celle-ci, comme le pensait Breschet. C'est probablement le transport de ce sang veineux aux capillaires qui produit la teinte violacée, l'engourdissement, le refroidissement, etc.

Quant au frémissement vibratoire, au bruissement si remarquable de l'anévrysme variqueux, peut-être est-il dû au choc des deux colonnes sanguines, artérielle et veineuse, animées de mouvements opposés. Le bruit de souffle, s'il était toujours lié à la présence d'une poche anévrysmatique , s'expliquerait de la même manière que dans les anévrysmes faux consécutifs.

TERMINAISON ET PRONOSTIC. — Les symptômes de l'anévrysme variqueux sont assez dessinés pour qu'on ne le confonde pas avec d'antres tumeurs, comme les anévrysmes spontané, faux primitif, faux consécutif, les tumeurs érectiles, encéphaloïdes, etc. Il peut guérir spontanément, comme le témoigne une observation publiée par Joriah Nott. Lorsqu'il est compliqué d'un anévrysme faux consécutif, il peut se modifier de deux manières : ou bien la poche anévrysmale disparaît, et il ne reste plus qu'un anévrysme variqueux simple, ou bien la communication de l'artère et de la veine s'oblitère, et il ne reste plus que l'anévrysme faux consécutif. Dans ce cas le frémissement et le bruissement disparaissent ; il ne reste plus qu'un bruit de souffle, ainsi que l'a établi M. Nélaton.

L'anévrysme variqueux simple reste généralement stationnaire, à moins qu'il ne soit situé dans les parties inférieures du corps. Lorsqu'il siége aux membres supérieurs, il constitue plutôt une infirmité qu'une maladie grave.

L'anévrysme variqueux faux consécutif participe sous ce rapport de sa double nature : avec les inconvénients de l'anévrysme variqueux simple, il présente les dangers de l'anévrysme faux consécutif ; deux fois on l'a vu se rompre et nécessiter une opération instantanée.

TRAITEMENT. — La compression a été employée avec succès contre l'anévrysme variqueux simple par un assez bon nombre de chirurgiens, Brambilla, Guattina, Monteggia, etc. On l'exerce sur la tumeur même, et on se propose par ce moyen d'oblitérer soit la veine, soit l'artère, soit toutes deux ensemble, en appliquant les unes contre les autres leurs parois opposées afin d'en obtenir l'adhésion. Scarpa réserve la compression pour les anévrysmes variqueux récents ; lorsque la maladie est ancienne il craint de déterminer par ce moyen la formation d'un anévrysme faux consécutif.

Lorsque la compression est inefficace ou bien contre-indiquée, il faut avoir recours à la ligature. Ici encore deux méthodes ont été suivies, celle qui consiste à lier les deux bouts de l'artère et celle qui consiste à ne lier que le bout supérieur.

La première est sans contredit la plus rationnelle : elle livre à la veine l'espace compris entre les deux ligatures, espace qui ne tarde pas à être comblé par des caillots, puisqu'il cesse d'être accessible à la colonne de sang artériel. Elle a réussi deux fois à Breschet sur des malades où la méthode de Hunter avait échoué.

La seconde en fermant le bout supérieur de l'artère ne met pas à l'abri du rétablissement de la circulation au moyen des collatérales qui apportent le sang dans le bout inférieur.

Bien plus, en supposant que le bout inférieur cessât d'être parcouru par le sang artériel, n'est-il pas encore en communication avec la veine qui lui envoie son sang noir ? Dans un certain nombre d'opérations de l'anévrysme variqueux par cette méthode, on a noté comme accidents l'œdème, la teinte violacée et une sorte de congestion physique du membre, dûs probablement au passage du sang veineux dans cette partie de l'artère et de là dans les capillaires.

Enfin quand l'anévrysme variqueux siége dans les parties supérieures du corps et qu'il ne cause aucune incommodité grave, il faut s'abstenir de toute opération, même de la compression.

SECTION IV.

PLAIES ET ANÉVRYSMES TRAUMATIQUES DES DIFFÉRENTES ARTÈRES.

§ Ier. *Tronc brachio-céphalique.*

Placé derrière la partie droite du sternum et l'articulation sterno-claviculaire droite, le tronc brachio-céphalique échappe ordinairement aux causes vulnérantes que l'on remarque dans les autres régions du corps, et dans les cas où il est atteint, sa blessure est presque immédiatement mortelle. Son volume et son voisinage du cœur suffisent pour expliquer l'abondance de l'hémorrhagie et la rapidité avec laquelle la mort arrive dans ces cas. Aussi nous abstiendrions-nous de tous détails sur la ligature du tronc brachio-céphalique si cette dernière n'avait été pratiquée un certain nombre de fois pour des anévrysmes spontanés de cette région ; mais dans ces circonstances même, l'opération est si grave et ses résultats si incertains que beaucoup de chirurgiens n'y ont nullement recours.

Pour M. Velpeau, la ligature de cette artère n'est *pardonnable* que : 1° quand une tumeur anévrysmale assez développée pour couvrir jusqu'à l'origine des carotides secondaires laisse cependant assez d'espace au-dessus du sternum pour permettre d'arriver sur elle, et que sans être dilaté ce tronc est malade jusque auprès de l'aorte ; 2° lorsque la sous-clavière étant seule affectée, l'altération de ses parois s'étend trop vers sa racine pour qu'on ose l'entourer d'un fil, attendu qu'alors la méthode de Brasdor échouerait probablement. (*Médec. opér.*, 2e édition, 1839 ; tome II, page 250.)

Pratiquée pour la première fois par Mott le 11 mai 1818, cette ligature a été faite cinq fois depuis dans différents pays et dans des circonstances variées ; la mort en a toujours été la suite. — Mott fit une incision en V dont l'une des branches était parallèle à la clavicule et l'autre au bord interne du muscle sterno-cléido-mastoïdien, dont il détacha toute la portion interne. Écartant ensuite les veines jugulaire et sous-clavière et les nerfs environnants, il arriva sur la carotide, qu'il suivit jusqu'au tronc innominé, autour duquel il passa sa ligature. A ce procédé M. Velpeau préfère le suivant.

Une incision est faite le long du bord interne du muscle sterno-cléido-mastoïdien *gauche* et divise la peau et les tissus sous-jacents. On découvre ainsi des artères, des veines et des nerfs, que l'on écarte autant que possible, et l'on arrive sur la veine sous-clavière gauche et la jugulaire droite, que l'on repousse en haut et à droite; puis on cherche l'artère avec le doigt, et l'on passe la ligature avec le stylet porte-fil, dont on augmente la courbure en ayant toujours soin d'éviter la lésion de la plèvre, du nerf pneumo-gastrique et des veines qui l'avoisinent.

Les accidents les plus à craindre à la suite de cette opération sont : la section et l'ulcération de l'artère, les épanchements dans la plèvre et l'inflammation de l'aorte, du péricarde et des artères mêmes du cœur (Velpeau.)

§ II. *Artère carotide primitive.*

L'artère carotide primitive, par sa situation, se trouve beaucoup plus exposée que le tronc innominé à l'action des instruments tranchants, piquants et contondants. Les plaies contuses sont presque toujours produites par des armes à feu. Quant à celles qui sont faites par des instruments tranchants, elles sont plus fréquentes que toutes les autres ; d'une manière absolue, elles sont cependant plus rares qu'on ne serait tenté de le croire en voyant le grand nombre de tentatives de suicide où l'on cherche à *se couper la gorge* soit avec un rasoir soit un autre instrument ; c'est qu'il est rare que la douleur et la résistance des cartilages du larynx n'arrêtent pas l'une ou l'autre main qui dirige l'instrument. — M. Velpeau parle d'un homme qui mourut d'hémorrhagie à la suite de la lésion de cette artère pendant l'extirpation d'une tumeur du cou (1).

L'artère carotide peut encore être blessée dans les plaies par arrachements. Abernethy a rapporté un cas dans lequel la carotide et toutes ses principales branches avaient été lésées chez un homme qu'une vache avait frappé d'un coup de corne au cou. La mort n'arriva pas aussitôt, et l'on eut le temps d'avoir recours à la ligature (2).

Quelle que soit la nature de l'instrument vulnérant, si l'ouverture artérielle est un peu plus grande, il survient une hémorrhagie foudroyante, et la mort est instantanée. Dans le cas contraire, ou lorsque par suite de l'irrégularité de la plaie le sang n'a pu trouver un écoulement facile, il s'accumule dans le voisinage et forme un anévrysme d'abord diffus et plus tard circonscrit. Un soldat reçoit au cou un coup d'épée qui est suivi de la formation d'un anévrysme ; une arête de poisson traverse l'œsophage, pique la carotide, et le malade succombe dix jours après avec des vomissements de sang.

Le pronostic étant presque toujours extrêmement grave, le chirurgien appelé près d'un malade qui a une plaie de la carotide primitive doit en faire la ligature immédiatement, malgré les succès que la compression a paru fournir entre les mains de plusieurs chirurgiens, succès qui se trouvent rapportés par M. Ph. Bérard (3). La compression ne pouvant être

---

(1) Velpeau, *Médec. opérat.*, t. 2, p. 228.
(2) Samuel Cooper, *Diction. de chirurg. pratiq.*; édit. franç., 1826; t. 1er, p. 344.
(3) *Diction.* en 30 vol, art. *Carotides.* Voyez tome VI, p. 410.

employée que provisoirement avant l'arrivée du chirurgien, celui-ci
devra donc faire la ligature; mais ici plus que partout ailleurs il devra
placer deux fils, l'un au-dessous et l'autre au-dessus de la solution de
continuité. Le nombre des anastomoses qui existent dans cette région
rendent facilement compte de ce précepte.

Ligature de l'artère carotide primitive. — Pratiquée depuis longtemps
par les chirurgiens dans les cas de blessure de cette artère, cette opération ne fut proposée qu'en 1804 par Ant. Dubois pour le traitement des
anévrysmes. Ce professeur n'eut pas la gloire de la faire, car son malade
mourut la veille du jour où elle devait être exécutée. Elle le fut un an
plus tard par A. Cooper, qui vit mourir l'opéré, le dix-neuvième jour,
d'une inflammation des parois du sac. Depuis cette époque elle a été
faite un grand nombre de fois et voici dans quelles circonstances :

1° Dans les cas de lésions de l'artère carotide primitive ou de l'une de
ses branches;

2° Pour traiter des anévrysmes, soit spontanés, soit traumatiques, du
cou ou de la tête, de l'aorte ou du tronc innominé;

3° Pour arrêter des hémorrhagies dont la source n'était pas exactement connue;

4° Pour empêcher l'abord du sang dans des tumeurs de la tête (tumeurs érectiles, fongus, etc.);

5° Pour faciliter l'extirpation de certaines tumeurs placées dans des
régions très-vasculaires (tumeurs thyroïdiennes, pharyngiennes ou
parotidiennes) en prévenant une hémorrhagie trop abondante pendant
l'opération;

6° Pour faciliter encore l'extirpation de la mâchoire inférieure (Mayer,
the Lancet, vol. XIV);

7° Pour guérir certaines affections du système nerveux; telles que
l'épilepsie accompagnée de congestions cérébrales, un tic douloureux
dont l'intensité diminuait par la compression de l'artère carotide primitive.

Pour lier cette artère, le procédé ordinaire consiste à placer d'abord le
malade de manière à ce que la partie antérieure du cou soit légèrement
tendue, puis à faire le long du bord interne du muscle sterno-cléido-
mastoïdien une incision longue de huit à neuf centimètres à l'aide de
laquelle on divise successivement la peau, le muscle peaucier, l'aponévrose cervicale. La tête étant alors ramenée dans la flexion, on écarte
les lèvres de la plaie, et l'on détourne ou l'on coupe le muscle scapulo-
hyoïdien, au-dessous duquel on voit l'artère et la veine accolées l'une à
l'autre. On ouvre ensuite la gaine des vaisseaux, et l'on isole la carotide
suivant le procédé ordinaire, puis on passe le fil qui doit servir à la ligature en ayant soin de ne pas y comprendre le nerf pneumo-gastrique.

M. Sédillot a indiqué un autre procédé qui peut trouver son application dans un certain nombre de circonstances et qui consiste à aller lier

l'artère à sa partie inférieure entre les deux faisceaux du muscle sterno-cléido-mastoïdien.

Plusieurs circonstances peuvent embarrasser le chirurgien dans le cours de cette opération. C'est ainsi qu'une incision faite trop près de la ligne médiane empêche quelquefois l'opérateur d'arriver *cito* et *tuto* sur le vaisseau. Il suffit de signaler cette cause d'embarras. La veine jugulaire gonflée par le sang peut cacher en grande partie le vaisseau que l'on cherche ; il suffit alors de comprimer avec le doigt la jugulaire au niveau de l'angle supérieur de la plaie. La conduite à tenir dans les cas où cette veine a été ouverte pendant l'opération est plus difficile à préciser. La plupart des chirurgiens conseillent le tamponnement au lieu de la ligature, qui a cependant été faite un certain nombre de fois sans inconvénient. M. Velpeau, entre autres, n'ose pas se prononcer sur cette question ; il craint la phlébite et les inconvénients qui peuvent résulter de l'oblitération d'un tronc aussi volumineux. Il croit cependant que si l'ouverture de la veine est petite, il est prudent d'en rapprocher les bords et d'y placer une ligature latérale.

Malgré l'oblitération de la carotide primitive en un point de sa longueur, la circulation se rétablit bientôt par suite des innombrables anastomoses qui font communiquer ensemble toutes les artères de ces régions ; quelquefois même ce retour dans le bout supérieur se fait trop rapidement, et l'on voit tantôt les battements reparaître dans la tumeur anévrysmale, tantôt une nouvelle hémorrhagie se faire par la plaie qui avait nécessité l'opération.

La suspension du cours du sang amène quelquefois des troubles fort sérieux, tels que du délire et des convulsions (Abernethy), des paralysies complètes ou incomplètes dans différentes parties du corps, sans parler des inflammations locales, de la diathèse purulente, etc., qui se rencontrent ici comme dans toutes les opérations chirurgicales.

Anévrysme variqueux. — L'artère carotide primitive et la veine jugulaire interne se trouvent ici dans d'excellentes conditions pour la formation de cette variété des anévrysmes traumatiques. Aussi en possède-t-on plusieurs exemples publiés par M. Willaume (*Journal complém.*, t. II); dans un journal allemand (*Archiv. de méd.*, 2e série, t. IV); dans la *Cliniq. chirurg.* de Larrey, t. III ; un autre, appartenant à Marx, dans le mémoire de Breschet *sur les anévrysmes* (*Mém. de l'Acad. roy. de méd.*, t. III, p. 233). M. Velpeau en cite encore quelques-uns (*Traité de méd. opér.*, t. II, p. 229; 1839). Dans un cas où le malade avait vécu quinze jours après avoir reçu un coup de feu, l'autopsie permit de constater une communication entre la veine jugulaire interne et l'artère carotide. La balle était logée dans la veine jugulaire même. M. Velpeau a vu la pièce.

Parmi les phénomènes propres à la région qui nous occupe, on a signalé une certaine gêne dans la circulation veineuse de la tête, de l'insomnie, de la céphalalgie, des signes de congestion vers le cerveau ou les méninges. Dans un cas il y eut du délire, et le malade s'élança hors de son lit ; les battements augmentaient lorsqu'il se couchait sur le côté malade. Quand il faisait une profonde inspiration, la tumeur s'effaçait à l'instant même : on ne pouvait alors ni la voir ni la sentir ; ce n'est que peu à peu qu'elle reparaissait et redevenait sensible au doigt. (*Archiv. de méd., loc. cit.*)

Ici comme dans les autres points de l'économie, il faut en général se borner à l'emploi de soins hygiéniques. Ainsi on devra recommander au malade de se coucher la tête aussi élevée que possible, d'éviter tous les vêtements capables d'exercer autour du cou la moindre constriction et de s'abstenir d'efforts violents et répétés ; une saignée serait utile dans les cas de congestion vers la tête. (Robert, thèse de concours, 1842.)

Dans le traitement, on ne pourra recourir ni aux réfrigérants ni à la compression, ni à la méthode de Valsalva, non plus qu'à celles d'Anal ou de Brasdor ; elles sont inutiles ou nuisibles. La seule méthode qui compte quelques succès est celle de la ligature de l'artère au-dessus et au-dessous du siége de la maladie, dont l'exécution est hérissée, du reste, des plus grandes difficultés par suite de l'état des parties affectées. Cette opération devient utile et même indispensable lorsque la tumeur se développe de plus en plus et peut par son volume gêner l'exercice de l'œsophage et de la trachée (Breschet).

§ III. *Artères carotides secondaires.*

Les plaies de ces vaisseaux s'observent dans les mêmes circonstances que celles de la carotide primitive et doivent être traitées de la même manière ; seulement le chirurgien doit être prévenu qu'il est quelquefois fort difficile de suivre le même précepte, c'est-à-dire de lier au-dessus et au-dessous de la plaie, ce qui se comprend facilement à cause des rapports de ces vaisseaux. Ajoutons encore qu'il est souvent à peu près impossible de savoir quel est celui des deux qui a été divisé. Dans ces cas, M. Herbert Mayo, chirurgien de l'hôpital de Midlesex, a conseillé de lier à la fois la carotide externe et la carotide interne. Depuis lui, M. le professeur Ph. Bérard, dans l'article *Carotides* du *Dictionnaire* en 30 volumes, a proposé un moyen fort ingénieux que l'on devra toujours suivre dans ces circonstances : c'est de découvrir l'artère carotide primitive au niveau de sa bifurcation, puis de placer une ligature sur elle et une seconde sur l'une des deux branches, peu importe laquelle ; de cette manière on évitera l'hémorrhagie directe et par retour.

Si maintenant la carotide interne se trouvait lésée dans un point fort élevé du cou, on serait réduit à lier la carotide primitive et à tamponner le fond de la plaie, heureux quand ces deux moyens réussissent. (Lenoir, *Dict. des étud. méd. prat.*, t. III, p. 124.)

§ IV. *Artère sous-clavière.*

Limitée en dehors par la clavicule, l'artère sous-clavière se trouve, en vertu de sa position, rarement soumise à l'action des causes vulnérantes externes. Elle peut cependant être lésée par un instrument qui serait obliquement dirigé de bas en haut sous la clavicule lorsque l'épaule est élevée, ou encore dans des conditions inverses, c'est-à-dire l'épaule abaissée et l'instrument arrivant de haut en bas. Quoi qu'il en soit, il existe dans la science plusieurs exemples de sa blessure. (Larrey en cite plusieurs dans son *Traité de clinique chirurgicale*, t. III.) Le plus souvent elle est suivie d'une hémorrhagie qui amène la mort du blessé. On conçoit cependant la possibilité des cas dans lesquels la plaie ayant été faite par un instrument piquant, l'écoulement sanguin pourra s'arrêter et donner lieu à la formation d'un anévrysme primitif ou consécutif. Du reste le volume de l'artère et son voisinage du cœur permettent de comprendre leur rareté.

On a de même observé plusieurs cas d'anévrysmes artério-veineux reconnaissant pour cause une lésion simultanée de l'artère et de la veine sous-clavière ; mais aucun d'eux n'a été examiné après la mort : ils ont tous été rencontrés pendant la vie.

Le traitement des hémorrhagies et des anévrysmes ne présente ici rien de particulier. Ce sont les mêmes soins que ceux que nous avons déjà indiqués. La même ligature ne devra être appliquée que lorsque la tumeur anévrysmale fait des progrès rapides ou si une hémorrhagie donnant inquiétude, on voit la possibilité d'y mettre fin en liant ce vaisseau.

Ligature. — Elle paraît avoir été faite en 1809 pour la première fois par Ramsden, chirurgien de l'hôpital Saint-Barthélemy. (*Edimburgh, medic. and surgic. journal*, 1815.) Quelque temps avant lui, elle avait été tentée par A. Cooper ; mais celui-ci avait pris un nerf pour l'artère, et le malade était mort d'hémorrhagie. Depuis, cette ligature a été pratiquée un grand nombre de fois avec des succès variés. On peut y avoir recours :

1° Dans les cas de plaie de l'artère sous-clavière ; on doit alors autant que possible lier les deux bouts divisés.

2° Dans les cas d'anévrysmes du tronc brachio-céphalique.

3° Dans les cas d'anévrysmes de l'artère sous-clavière.

4° Pour les anévrysmes de l'artère axillaire. C'est pour amener la guérison de cette affection que les chirurgiens ont dû le plus souvent la pratiquer.

Les rapports du tronc sous-clavier permettent de diviser ce vaisseau en trois portions bien distinctes, selon qu'il se trouve en dehors ou en dedans des muscles scalènes ou bien dans leur intervalle.

1° *En dedans des scalènes.* — Du côté droit cette ligature est presque impossible à cause du peu de longueur de l'artère, des nombreux rameaux qu'elle fournit, et encore pour ses rapports avec les nerfs grand sympathique, pneumo-gastrique et diaphragmatique. Du côté gauche elle n'est pas beaucoup plus facile, bien que la longueur du vaisseau soit plus grande. Mais celui-ci est placé plus profondément et se trouve en rapport avec la veine sous-clavière, avec la plèvre, avec le canal thoracique, parties dont la lésion doit être évitée avec le plus grand soin ; aussi cette opération est-elle à peu près rejetée.

2° *Entre les scalènes.* — On ne doit la pratiquer entre ces deux muscles que si l'état des parties s'oppose absolument à ce qu'on la fasse en dehors. Ce n'est pas que son exécution soit fort difficile ni qu'elle ne puisse réussir, mais bien parce que les avantages qu'elle procure on les obtient autrement, et que la section du scalène, qui est déjà un inconvénient, expose en outre à blesser la veine jugulaire interne ou la sous-clavière elle-même, ainsi que les deux nerfs de la respiration (Velpeau). La présence de l'artère mammaire interne en dehors du nerf diaphragmatique vient encore, suivant M. Malgaigne, augmenter les difficultés.

Pour lier le tronc sous-clavier entre les scalènes selon le procédé de Dupuytren, on fait une incision transversale allant du bord antérieur du muscle trapèze au bord interne du muscle sterno-mastoïdien, dont on divise le faisceau externe. Après avoir reconnu le muscle scalène antérieur, on passe au-dessous de lui une sonde qui sert à conduire le bistouri, qui divise ce muscle à petits coups pour éviter de léser les faisceaux et les nerfs que nous avons indiqués. Les faisceaux divisés s'écartent et permettent de passer le fil à ligature autour de l'artère, qui est oblique en haut et en dehors.

3° *En dehors des scalènes.* — C'est ici le lieu d'élection pour la ligature de l'artère sous-clavière. Voici le procédé que propose M. Velpeau pour la pratiquer. Une incision parallèle à la clavicule est faite à 25 millimètres de cette dernière et divise la peau, le muscle peaucier et la jugulaire externe, qu'on lie en haut et en bas si l'on ne peut la rejeter. Après avoir reconnu le bord du scalène, on sépare avec la sonde cannelée les vaisseaux, nerfs et ganglions placés dans le triangle omo-claviculaire, et l'on cherche avec le doigt le tubercule de la première côte. L'artère est située en dehors et en arrière de celui-ci.

Dans quelques-uns des cas rapportés dans les auteurs, l'opération a été suivie de délire et de dyspnée, symptômes indiquant quelques lésions du côté du cerveau ou des organes thoraciques ; on a noté entre autres des phlegmasies encéphaliques, des péricardites. — La facilité avec laquelle les anastomoses nombreuses de cette région ramènent le cours du sang doit éloigner toute crainte de gangrène pour le membre qui n'est plus en communication avec le cœur par l'artère sous-clavière.

M. Velpeau, dans son *Traité de médecine opératoire* (1839), a recueilli les faits de ligature de l'artère sous-clavière publiés dans les différents recueils. Sur quarante-neuf faits qu'il a pu rassembler, la mort est survenue dans vingt-trois cas.

§ V. *Artère axillaire.*

Placée entre la clavicule en haut et les tendons des muscles grand pectoral et grand dorsal en bas, l'artère axillaire est beaucoup plus exposée que la précédente à l'action des violences extérieures. Elle peut être, comme la veine qui l'accompagne, lésée par des instruments tranchants, piquants ou contondants, sans en excepter les projectiles lancés par les armes à feu. Nous placerons de même ici les cas malheureux dans lesquels un chirurgien a blessé cette artère pendant le cours d'opérations faites dans son voisinage.

Les blessures de l'artère axillaire donnent immédiatement lieu à une hémorrhagie foudroyante si l'on ne s'y oppose au moment même de l'accident. L'hémorrhagie cependant n'a pas toujours cette gravité, dans les cas par exemple où une syncope prolongée fait cesser l'écoulement assez longtemps pour permettre aux tuniques artérielles de revenir sur elles-mêmes. Nous voyons en effet dans les aphorismes de Bœrhaave qu'un paysan blessé d'un coup de couteau dans l'aisselle eut l'artère axillaire ouverte ; le sang en sortait avec une force incroyable ; il tomba peu après comme mort, et on le laissa comme tel. Le lendemain ceux qui visitaient les cadavres pour faire leur rapport à la justice de la qualité des plaies, l'ayant examiné, lui trouvèrent encore quelque chaleur vers la poitrine ; du reste aucuns signes de vie. Ils différèrent de visiter la plaie pendant quelques heures. Cependant le blessé commença à se réchauffer peu à peu, et après être resté longtemps dans cet état de faiblesse, il en revint contre toute espérance. Mais le bras correspondant demeura pendant toute sa vie sec et aride à peu près comme celui d'une momie. (Bœrhaave et Van-Swieten, § 161, édit. de Leyde, t. I, p. 235.)

Quoi qu'il en soit, la blessure de l'artère axillaire amène fréquemment la mort. Dans le cas contraire, on peut rencontrer les différentes variétés de l'anévrysme traumatique. Le docteur Warren a vu un anévrysme faux primitif de l'artère axillaire survenir à la suite des tentatives faites pour réduire une luxation de l'épaule. (*Arch. gén. de médecine*, 1847, t. 13, p. 533).

Il n'est pas toujours facile de reconnaître les lésions de cette artère ; on peut en effet confondre avec elles les blessures de l'une de ses branches. Pour éviter cette erreur, on a conseillé de comprimer l'artère au niveau de la première côte ; mais la compression arrêtera l'hémorrhagie dans les deux cas ; aussi ne doit-on pas lui donner une trop grande valeur. Si la veine était ouverte, on le reconnaîtrait aux caractères du liquide versé au dehors ; la quantité de celui-ci diminuerait par une compression circulaire du bras au-dessous de la plaie, et la compression faite sur la première côte ne la ferait point cesser.

Appelé près d'un blessé qui a l'artère axillaire ouverte, le chirurgien devra immédiatement faire avec le doigt une compression provisoire, en attendant qu'il en fasse la ligature, car cette dernière offre seule des chances de succès.

Ligature. — On peut la pratiquer par le creux ou par la face antérieure de l'aisselle; le premier procédé doit être préféré dans les cas où il est applicable. Pour cela on y fait une incision parallèle aux vaisseaux et comprenant la peau et l'aponévrose sous-jacente; on arrive ensuite avec le bec de la sonde cannelée sur l'artère en écartant le nerf médian en avant et en dehors.

Ce procédé est généralement suivi de résultats meilleurs que celui qui consiste à lier le vaisseau en traversant la paroi antérieure de l'aisselle. D'ailleurs, dans ce dernier cas, l'opération est hérissée des plus grandes difficultés sur le vivant. M. Malgaigne dit avoir vu Dupuytren obligé de lier douze à treize petites artères avant d'arriver au tronc principal; l'opération dura près de quarante minutes.

§ VI. *Artère humérale.*

Les plaies de l'artère brachiale n'offrant rien de particulier à cette région comme plaies, nous n'entrerons dans aucun détail à leur égard.

Les différentes variétés d'anévrysmes traumatiques observées dans d'autres parties du corps y ont été rencontrées. Breschet, dans sa traduction d'Hodgson, a donné une observation d'anévrysme variqueux placé sur le bras; un autre exemple se trouve dans l'*Histoire des progrès récents de la chirurgie* par Richerand; mais c'est surtout au pli du bras qu'ils sont le plus fréquents.

Anévrysmes traumatiques du pli du coude. — Plus fréquents, suivant Scarpa, que les anévrysmes variqueux, les anévrysmes faux primitifs ou consécutifs surviennent ordinairement à la suite des saignées pratiquées dans cette région. Pelletan cependant a rencontré un anévrysme qui s'était développé à la suite d'un coup de serpe. (*Clinique chirurg.*)

L'anévrysme circonscrit est à son tour beaucoup plus fréquent que l'anévrysme diffus, ce qui tient au volume de l'instrument vulnérant— la lancette,—qui est la cause la plus commune de cette lésion. L'ouverture artérielle ne permettant au sang de s'écouler que très-lentement, celui-ci s'infiltre de proche en proche le long de la gaîne des vaisseaux jusque vers l'aisselle; il en résulte que la tumeur anévrysmale se développe avec une extrême lenteur. On en a vu qui ont apparu trois semaines ou un mois après l'accident (Dupuytren). Une autre circonstance tend encore à expliquer pourquoi l'anévrysme ne paraît qu'à cette époque : c'est que dans les premiers temps la compression, presque toujours employée par les chirurgiens au moment de l'accident, est assez exacte pour oblitérer le calibre de l'artère; le sang n'y arrivant plus alors, la tumeur ne peut se développer que le jour où la compression diminue.

Les tumeurs anévrysmales ont en général une forme ovalaire, qui se modifie cependant suivant le point où elles siègent.

Si elles existent au-dessous de la bandelette bicipitale, l'aponévrose ne leur oppose pas de résistance en bas, en avant et en dehors; mais elle leur en offrira beaucoup en dedans et en haut : les muscles et les feuillets fibreux empêcheront toujours qu'elles ne puissent se porter dans ce sens. Si la maladie se trouvait au-dessus de cette bandelette, la tumeur s'engagerait dans l'ouverture aponévrotique qu'on observe au pli du bras; elle resterait globuleuse et pourrait paraître pédiculée. Si l'artère avait été blessée ou altérée sous la bandelette même, il est à présumer que la tumeur sanguine se porterait encore par cette ouverture pour faire saillie sous la peau. Enfin si l'anévrysme avait lieu à la partie supérieure de la région, sa forme resterait plus longtemps aplatie; il prédominerait moins facilement à l'extérieur; la tumeur serait moins mobile, parce que l'aponévrose également appliquée sur toute la face antérieure du sac résisterait plus fortement à l'effort distentif du sang (Velpeau).

Le développement de la tumeur ne tarde pas à amener la compression des veines, des vaisseaux lymphatiques, du nerf médian et quelquefois aussi du nerf radial. Dans ce dernier cas le malade éprouve une vive douleur dans les parties où ces nerfs vont se distribuer : si la compression augmente on observe des fourmillements, de l'engourdissement et même la paralysie.

L'avant-bras est en général demi fléchi sur le bras. Dans cette position, les muscles se trouvant dans le relâchement, la douleur est beaucoup moins prononcée.

Il n'est pas toujours facile de diagnostiquer une tumeur anévrysmale au début, quand elle est encore située sous l'expansion aponévrotique du biceps qui en altère la forme et en modifie souvent les battements. Un examen attentif sera donc nécessaire pour éviter toute erreur. On a ouvert dans cette région des anévrysmes que l'on avait pris pour des abcès; cet accident est moins à redouter pour les kystes ou abcès froids, qui ne s'y observent que très-rarement. On n'aura pas à craindre de confondre un anévrysme avec un ganglion dégénéré, car on sait qu'ils manquent à ce niveau.

Il est rare de voir la gangrène du membre survenir par suite du développement des anévrysmes.

Dans le traitement des anévrysmes du pli du coude, la ligature est encore le meilleur moyen à mettre en usage. Avant d'y recourir, le chirurgien peut mettre en usage la compression et les réfrigérants. Il existe maintenant dans la science un assez bon nombre d'observations où ils ont pleinement réussi.

Pour pratiquer la ligature de l'artère brachiale, le chirurgien fait dans la direction de celle-ci une incision qui divise les téguments et le tissu cellulaire sous-cutané. Un doigt introduit dans la plaie sert à reconnaître le nerf médian, qui ressemble à un cordon arrondi; l'aponévrose qui le recouvre est incisée et l'artère mise à nu avec une grande facilité, à moins cependant qu'il n'existe une des nombreuses anomalies signalées par les auteurs.

La circulation se rétablit promptement dans la partie inférieure du membre, phénomène facile à expliquer depuis que Heister et Sharp ont appelé l'attention sur les anastomoses qui existent entre les diverses portions du système vasculaire.

On a vu survenir la paralysie du membre et le tétanos chez des malades qui avaient subi la ligature de l'artère brachiale. Les nerfs n'avaient cependant pas été compris dans la ligature.

Les anévrysmes variqueux ne donnant lieu dans cette région à aucune considération spéciale nous renverrons à la description générale qui en a été faite.

§ VII. *Artères de l'avant-bras.*

Les plaies des artères de l'avant-bras sont beaucoup plus fréquentes dans leur partie inférieure, où elles sont superficielles. Rarement on voit la mort survenir à la suite des hémorrhagies auxquelles elles donnent lieu ; le sang pouvant alors s'épancher facilement en dehors, les anévrysmes traumatiques y sont assez rares. On pourra ici comme au bras recourir à la compression, puisque les os sur lesquels elles reposent fournissent un point d'appui et que d'ailleurs la douleur qui en résulte est assez légère pour être longtemps supportée.

Les larges anastomoses qui existent entre les troncs vasculaires exigent la ligature des deux bouts du vaisseau, si l'on ne veut s'exposer à voir reparaître l'hémorrhagie.

On peut lier l'artère cubitale : 1° à l'union des deux tiers inférieurs et du tiers supérieur de l'avant-bras dans l'espace qui sépare le cubital antérieur du fléchisseur superficiel ; on arrive d'abord sur le nerf, puis l'artère en dehors accompagnée de ses deux veines satellites ; 2° à la partie inférieure de l'avant-bras : il est facile de la mettre à nu, puisqu'on sait qu'elle est placée en dehors du tendon du muscle cubital antérieur, auquel elle est parallèle.

L'artère radiale peut se lier au-dessus de la partie moyenne de l'avant-bras dans l'intervalle du muscle long supinateur en dehors et des muscles grand palmaire et rond pronateur en dedans. La même opération peut encore se faire à la partie inférieure dans le point où il est si facile de sentir ses battements.

§ VIII. *Artère iliaque externe.*

Les anévrysmes traumatiques de cette artère sont extrêmement rares, ce qui se comprend facilement, car sa blessure est accompagnée d'une hémorrhagie assez abondante pour faire périr immédiatement le malade. Larrey a cependant observé un anévrysme variqueux, et M. Velpeau a

été assez heureux pour faire la ligature peu de temps après l'accident ;
son malade a guéri. Ce chirurgien fit aux téguments une incision parallèle au ligament de Fallope, incision dont la partie moyenne correspon-
dait au trajet de l'artère ; il divisa successivement la peau et le tissu cellulaire sous-cutané, le fascia du grand oblique, les fibres du petit oblique et le fascia transversalis. Arrivé là, le chirurgien décolle le péritoine
avec l'extrémité du doigt et arrive sur l'artère, qui est placée sur le bord
du muscle psoas. Il est indispensable de placer la ligature au-dessus de
l'artère épigastrique sans trop se rapprocher de l'artère hypogastrique.

Après l'opération, le sang revient dans le membre inférieur par les
artères sacrées latérale et obturatrice, par la fessière, l'ischiatique, la
honteuse, l'épigastrique et la circonflexe iliaque. Le succès obtenu par le
chirurgien que nous venons de citer suffit pour prouver que cette opération n'amène pas nécessairement la gangrène du membre.

§ IX. *Artère fémorale.*

Les plaies de cette artère sont les plus fréquentes après celles de l'artère brachiale ; elles sont en général faciles à reconnaître. Les signes de
l'hémorrhagie sont ici les mêmes que dans les autres points de l'économie. On ne rencontre de difficultés que quand la blessure siége dans la
partie supérieure du membre, parce qu'alors on peut les confondre avec
celles des vaisseaux qui se trouvent dans le voisinage.

Tantôt l'hémorrhagie est assez abondante pour faire périr immédiatement le malade ; tantôt l'ouverture du vaisseau étant très-étroite, le
sang ne s'en échappe qu'en petite quantité, et l'on voit se former un
anévrysme ; d'autres fois enfin survient une syncope qui suspend l'écoulement du sang.

Si l'hémorrhagie est arrêtée au moment de l'arrivée du chirurgien,
il vaut mieux se borner à une compression méthodiquement faite et ne
pratiquer la ligature que si l'hémorrhagie reparaît.

Si le sang ne s'est pas arrêté, il faut immédiatement pratiquer la ligature des deux bouts divisés, en donnant à la plaie des parties molles
des dimensions suffisantes.

Dans les cas d'anévrysmes diffus, on conseille en général de recourir
à la méthode d'Anel dans le but d'éviter les difficultés qui accompagnent
l'opération par la méthode ancienne. Toutefois M. Vidal de Cassis, se
fondant sur ce que la ligature d'Anel ne peut donner au malade une
pleine et entière sécurité à cause du renouvellement de l'hémorrhagie
que font présumer et le calibre considérable de l'artère divisée et ses
nombreuses divisions collatérales, M. Vidal, dis-je, préfère la méthode
ancienne, quoique difficile et laborieuse mais plus sûre et dans laquelle
toutes les branches supérieures sont conservées.

Les chirurgiens ont imaginé un grand nombre de bandages et appareils pour arriver à guérir par la compression les différents anévrysmes

de cette région, qui du reste se prête convenablement à l'emploi de ce moyen. On peut l'exercer, soit sur la tumeur anévrysmale elle-même, soit au-dessus d'elle, sur l'artère. Elle n'amène d'ailleurs la guérison qu'en oblitérant le calibre du vaisseau ; or il paraît plus simple de recourir au procédé qui l'amène d'une manière positive, nous voulons dire la ligature.

On peut la faire dans toute la longueur de l'artère fémorale :

1° Sous l'arcade crurale, où ses battements sont faciles à saisir et doivent guider dans la direction de l'incision.

2° Au tiers supérieur de la cuisse à 10 ou 12 centimètres au-dessous de l'arcade crurale, la fémorale profonde naissant communément à 3, 4 ou 5 centimètres du même point, circonstance qui favorisera la formation d'un caillot et par suite l'oblitération du vaisseau.

3° A la partie moyenne de la cuisse dans le triangle formé par le ligament de Fallope, le muscle droit interne et le muscle couturier.

4° A sa partie inférieure le long du bord externe du muscle couturier, derrière lequel elle est placée dans l'anneau du muscle troisième adducteur en dedans du nerf saphène.

Malgré les succès publiés par les différents auteurs à la suite de la ligature, cette opération paraît encore assez grave à M. Velpeau pour le forcer à engager les praticiens à ne pas lier sans une nécessité bien reconnue. Il dit à l'appui de son opinion que sur un relevé d'environ soixante cas, il trouve douze exemples de gangrène et treize d'hémorrhagie sans compter les abcès. L'hémorrhagie est du reste survenue le 3e, le 4e, le 9e, le 15e, deux fois le 16e, le 21e, le 22e, le 12e, le 8e et deux fois le 40e jour.

<h2>§ X. Artère poplitée et ses branches.</h2>

L'artère poplitée est beaucoup moins exposée que l'artère fémorale aux violences extérieures ; les plaies y sont assez rares : il en est de même par conséquent des anévrysmes qui s'y sont montrés avec toutes leurs variétés. Ajoutons enfin que les anévrysmes traumatiques y sont beaucoup plus rares que les spontanés.

Les plaies de l'artère poplitée ont autant de gravité que celles de la fémorale.

Boyer, Pelletan, Desgranges, Dupuytren ont guéri des tumeurs anévrysmales à l'aide de la compression exercée tantôt sur l'anévrysme lui-même, tantôt sur l'artère dans un point placé au-dessus, d'autres fois enfin sur tout le membre.

La ligature de l'artère poplitée peut être pratiquée au-dessus des condyles fémoraux à l'aide d'une incision un peu oblique à l'axe du membre et qui comprend la peau, le tissu cellulaire et l'aponévrose. On trouve d'abord les nerfs, la veine et enfin l'artère, qu'il n'est pas toujours facile d'isoler de la veine.

A la portion jambière on fait une incision parallèle à l'axe du membre; la peau, les tissus sous-cutanés et l'aponévrose sont successivement divisés. On arrive ainsi facilement avec le bec de la sonde sur les vaisseaux et nerfs.

Dans le procédé de M. Marchal, le malade est couché sur le dos, la jambe reposant sur son côté externe. L'incision, faite sur le côté externe du tendon du demi-tendineux, divise la peau suivant une ligne oblique étendue du creux du jarret au bord interne du tibia, en ayant soin d'éviter la saphène. L'aponévrose incisée un peu en arrière, le doigt déchire le tissu cellulo-graisseux interposé au muscle poplité et au muscle jumeau interne, et l'on arrive ainsi sur le faisceau vasculaire, dont on isole facilement l'artère. Le procédé de M. Marchal permet de tenter la méthode de Brasdor dans le traitement des anévrysmes poplités (Velpeau).

Lorsqu'un instrument vulnérant a lésé l'une des branches de l'artère poplitée, on doit faire la ligature des bouts divisés; si cependant l'artère n'avait qu'un très-petit volume et reposait sur un plan osseux, on pourrait recourir à la compression.

SECTION V.

DES PLAIES DE TÉTE.

PLAIES DU CRANE.

On peut observer en cette région importante du corps toutes les diversités des plaies qu'on rencontre ailleurs. Ce peuvent être des instruments tranchants ou contondants qui soient les agents de la lésion; mais le mode d'arrangement des tissus n'est pas sans entraîner quelques changements particuliers dans la physionomie de la maladie qui en résulte. Ici les plaies ont des phénomènes spéciaux dont on retrouve l'interprétation dans les lois de la physiologie. C'est que le plus important de tous les organes, celui dont l'intégrité des fonctions est indispensable au libre exercice de la vie — le cerveau — se trouve renfermé dans la boîte osseuse du crâne. Il peut être lésé directement, c'est-à-dire que l'instrument aura pu pénétrer jusqu'à lui, ou indirectement, c'est-à-dire que ce n'est qu'à propos de la blessure des parties extérieures que se montrent une série de phénomènes qui indiquent que le centre nerveux est affecté; et alors tantôt le chirurgien se trouve appelé à remédier aux phlegmasies du cerveau et de ses enveloppes—développées soit spontanément, soit par propagation de l'inflammation des tissus voisins, — tantôt il doit faire usage de son art pour prévenir ces phlegmasies consécutives et faire disparaître les phénomènes graves qui résultent de la compression du cerveau : ainsi dans les fractures du crâne avec enfoncement. Enfin aux plaies de tête se rattachent trois ordres de phénomènes, qu'il n'est permis d'étudier que là, offrant chacun des indications thérapeutiques diverses : ce sont la commotion, la contusion et la compression du cerveau.

Pour faire l'histoire complète des plaies de tête, nous étudierons successivement les plaies des parties molles, les plaies des parties dures ou de la boîte osseuse, puis les plaies du cerveau. Après avoir tracé l'histoire anatomique de ces plaies, nous pourrons alors, sans avoir besoin de nous répéter, décrire les phénomènes qui leur sont communs, indiquant d'ailleurs les particularités qu'on observe suivant les tissus qui sont blessés et suivant le corps vulnérant.

PLAIES DES PARTIES MOLLES EXTÉRIEURES.

Nous entendons sous ce titre toutes les parties molles circonscrites inférieurement par une ligne circulaire qui passerait sur le bord orbitaire du frontal, comprendrait dans l'aire de sa circonférence la fosse temporale, suivrait le sommet des apophyses mastoïdes et enfin s'étendrait en arrière jusqu'à l'extrémité supérieure de la fossette du cou. Nous désirons donc décrire dans cette catégorie les plaies du sourcil.

Plaies par instruments piquants. — Ces plaies sont obliques ou perpendiculaires à l'os sous-jacent, plus ou moins profondes : ainsi elles peuvent intéresser les couches superficielles, la peau seulement ou atteindre les tissus fibreux plus profondément placés. Dans ce dernier cas, l'inflammation qui s'empare naturellement du trajet de la blessure ne peut se développer d'une manière convenable, et il y a souvent alors des phénomènes d'étranglement. Le tissu cellulaire lamelleux sous-fibreux est comprimé par l'aponévrose, ce qui est fort douloureux en raison sans doute des nerfs nombreux qui traversent ces parties. Du reste ces plaies n'offrent au crâne rien de spécial que des indications thérapeutiques très-variées suivant les accidents qui viennent les compliquer. De ceux-ci plusieurs sont communs aux autres plaies, quelques autres leur appartiennent plus particulièrement.

Il est très-rare d'observer l'hémorrhagie dans les plaies des téguments par instruments piquants, d'autant plus que l'instrument est plus fin et moins susceptible de faire aux vaisseaux une large perte de substance ; d'un autre côté il est difficile que le sang ne soit pas sollicité à s'arrêter par la compression naturelle et fort heureuse qu'exercent sur les vaisseaux blessés les couches fibreuses ou celluleuses superposées.

La douleur est un accident beaucoup plus fréquent, et nous pourrions presque dire que c'est un phénomène constant. C'est un fait vulgaire et du domaine des connaissances de tous que les plaies par instruments piquants sont, au crâne, beaucoup plus douloureuses qu'ailleurs et que les plaies d'une autre nature. On a cherché à l'expliquer par la division incomplète des nerfs. Pigray a conseillé de compléter leur section ; d'autres ont voulu les cautériser. On peut rester encore indécis en pareille occasion, et l'on courrait le risque d'y rester longtemps si l'on essayait de répondre à une question aussi mal posée. Sans doute, puisqu'il y a une grande quantité de nerfs dans les diverses couches des téguments du crâne, ils peuvent être blessés et amener des douleurs par leur section incomplète ; mais ils peuvent aussi ne pas l'être ou bien l'être complétement, soit aussitôt, soit qu'on achève la section par des incisions convenables, et cependant ne pas voir cesser le phénomène douleur ou plutôt ne pas en prévenir la venue. C'est que loin d'être un phénomène aussi primitif qu'on a bien voulu le dire, il survient au contraire un peu plus tard, au bout d'une douzaine d'heures au moins, quand l'inflammation a déjà envahi les couches des parties molles. Il est donc lié à celle-ci d'une manière très-intime, et l'on aurait grand tort de ne voir dans les bienfaits des incisions larges et multipliées qu'un argument en faveur de la section incomplète des nerfs. Ces incisions sont calmantes à la manière de celles qu'on pratique pour le panaris ; elles permettent aux tissus de suivre leur développement anormal, elles remédient à un étranglement funeste.

Quoi qu'il en puisse être, il est évident que toute section nerveuse est une affaire d'une certaine gravité, surtout quand elle s'adresse à une branche importante soit comme nerf du sentiment, soit comme nerf du mouvement. C'est ainsi qu'on a vu une blessure du nerf frontal déterminer d'abord des douleurs très-vives, puis la perte de la vue du côté blessé. Dupuytren a expliqué ce fait par l'anastomose du nerf frontal avec le ganglion ophthalmique. Des incisions faites sur le crâne ont calmé les douleurs ; mais la cécité est demeurée complète. Au sourcil les plaies de la cinquième paire peuvent amener l'amaurose.

On se rappelle le cas d'un officier qui était devenu complétement amaurotique à la suite d'un coup d'épée dans le sourcil. Cette communication faite par J.-P. du Petit à l'Académie de chirurgie donna lieu à une longue discussion. Vicq d'Azyr soutint par l'expérimentation directe que la destruction des branches frontales et sourcilières de la cinquième paire entraînait promptement la cécité. Beaucoup d'auteurs, Sabatier, Beer, etc., ont expliqué ce résultat par l'effet sympathique produit sur l'œil par l'intermédiaire du rameau nasal qui concourt à la formation du ganglion ophthalmique. Puis M. Ribes a été plus loin, et il a voulu démontrer que les nerfs ciliaires, fournis par le ganglion ophthalmique, ne se rendent pas tous à l'iris ; mais que plusieurs, après avoir atteint la partie antérieure du globe oculaire, pénètrent dans le corps ciliaire et envoient des filets en arrière à la rétine. Jusqu'à plus ample informé, nous partageons l'avis de Chopart et de Boyer, et nous croyons qu'on ne peut d'une manière satisfaisante se rendre raison non-seulement de la cécité, mais des convulsions, du délire, du coma, de la mort même, observés en pareil cas par un effet nerveux sympathique ou une réaction du nerf blessé sur les nerfs de l'iris ou de la rétine. Nous croyons que l'inflammation de la blessure se propage au cerveau et à ses membranes, et que les phénomènes observés ne sont que les effets consécutifs d'une phlegmasie des centres nerveux. Ce n'est guère qu'à propos des blessures du sourcil, des paupières et du front qu'on peut craindre la cécité. Il est probable en effet que l'inflammation développée se propage par continuité de tissu et qu'elle pénètre jusqu'au cerveau par les trous de la base; les troncs nerveux en sont les conducteurs. Un autre accident des plaies par instruments piquants aux parties molles du crâne doit maintenant fixer toute notre attention, c'est l'érysipèle. Sans doute, on l'observe aussi dans les plaies à lambeaux, dans les plaies déchirées, mais moins souvent que dans les plaies qui nous occupent en ce moment.

De l'érysipèle. — L'érysipèle traumatique de la tête est très-intimement lié à la blessure, qui demeure l'occasion de son développement; mais on l'observe souvent à titre de maladie épidémique. C'est ainsi qu'on voit dans les hôpitaux tous les blessés d'une salle ou d'un même corps de bâtiment être affectés à la fois, quelquefois chaque année, à des époques fixes et déterminées, sans qu'on puisse trouver la raison d'un pareil fait.

Les conditions individuelles jouent aussi un certain rôle : il est plus fréquent de voir l'érysipèle chez des individus qui en ont été déjà préalablement affectés ; telle personne à l'occasion de la plus légère blessure au crâne, est prise d'érysipèle. Que si maintenant quittant bien volontiers ces données étiologiques, toujours très-vagues parce qu'on les a mêlées mal à propos d'explications, nous arrivons à décrire la maladie, nous retrouvons encore de grandes incertitudes : le pronostic est très-vague et les indications non précises.

En général l'érysipèle ne se montre que du troisième au quatrième jour de la plaie ; on y observe de la rougeur, de la douleur, du gonflement, surtout près des bords de la piqûre. Le gonflement s'étend sur une surface plus ou moins large. Tantôt ces phénomènes locaux sont précédés d'un frisson, tantôt ils apparaissent sans phénomène précurseur appréciable. La fièvre survient; la langue est couverte d'un enduit jaunâtre. On remarque souvent en même temps des phénomènes d'un autre ordre : la tête est pesante, douloureuse, les yeux animés ; il y a tantôt de l'assoupissement, tantôt des rêvasseries ou même du délire.

D'autres fois l'assoupissement et l'excitation se succèdent à plusieurs reprises, jusqu'à ce qu'enfin le malade tombe dans un état assez voisin du coma. C'est alors qu'il est vraiment difficile de se faire une idée bien juste de la maladie. Ces phénomènes graves, comme le délire, l'assoupissement prolongé, le coma, dépendent-ils d'une lésion intra-crânienne ou ne sont-ils que des phénomènes purement sympathiques et liés à l'érysipèle? C'est une question clinique toujours difficile à résoudre qui exige beaucoup d'attention et une expérience bien acquise des faits de cette espèce. Boyer s'exprime ainsi : « On reconnaîtra qu'ils dépendent de la plaie, à sa situation et à la cause qui l'a produite, au temps où ces accidents se sont manifestés, à la douleur vive de la partie blessée quand on la touche, au gonflement inflammatoire dont les progrès ont été sensibles avant que les fonctions du cerveau fussent altérées, et enfin à l'espèce d'assoupissement, moindre lorsque l'irritation est extérieure et accompagnée d'une fièvre plus forte (1). » Nous ne partageons point complétement l'avis des auteurs qui avancent que sans l'érysipèle il n'y a que suspension du travail de cicatrisation, mais que le périoste n'est pas décollé et que bientôt tout rentre à l'état normal. Sans doute, trouver le périoste libre de ses adhérences, dans l'érysipèle traumatique, n'est pas la règle, mais c'est un fait encore assez fréquent et il est très-rare de rencontrer ce travail du côté du périoste et de la dure-mère sans érysipèle extérieur plus ou moins marqué. On peut dire en général que, dans les plaies de tête par instruments piquants, l'encéphalite se développe par propagation de l'inflammation, et que dans les circonstances où cela s'observe, l'on voit toujours la plaie extérieure être accompagnée d'érysipèle.

Ainsi donc, toutes les fois qu'on verra survenir des phénomènes inquiétants, comme le délire, le coma, on devra s'assurer de l'état du périoste, et l'on pourra dire sans courir risque de se tromper, s'il est décollé récemment dans une assez grande étendue, que l'inflammation a envahi le cerveau ou ses membranes.

Il nous reste à dire un mot de l'étendue possible de l'érysipèle suivant le degré de profondeur de la blessure. Pott le premier et d'autres chirurgiens après lui ont fait, à notre avis, une distinction trop minutieuse et peu en accord avec l'observation lorsqu'ils ont prétendu que si la peau seule a été blesssée, l'érysipèle franchira les limites du crâne et s'étendra aux parties voisines, aux oreilles, à la face, au cou, et que si l'aponévrose est intéressée, le gonflement sera borné au crâne, que les oreilles, les paupières ne seront pas envahies. Dans le premier cas, à la rougeur serait mêlée une teinte jaunâtre particulière ; dans le second cas, la rougeur serait plus foncée mais uniforme. Suivant certains auteurs, dans ces dernières circonstances on aurait un érysipèle phlegmoneux.

Nous commençons à être fixés sur la valeur de ces barrières que l'habileté anatomique veut imposer à l'inflammation. Le traitement de l'érysipèle traumatique est variable suivant l'occasion de son développement. S'il parait dépendre de la nature du trajet, d'un étranglement, c'est en y remédiant par des incisions multipliées qu'on pourra le prévenir ou le limiter. Quand on a lieu de craindre une lésion cérébrale, il faut employer un traitement antiphlogistique énergique, maintenir continuellement appliqués sur la plaie des topiques émollients. Quant à la douleur produite par le gonflement de la peau, il est bon de la calmer par l'apposition de compresses trempées dans l'eau de sureau tiède.

---

(1) Boyer, tome V, page 45.

Des plaies par instruments tranchants. — Ce sont tantôt des plaies faites à dessein par le chirurgien, tantôt des plaies produites accidentellement par une arme blanche, une pierre anguleuse, etc. Quelquefois on a vu des corps orbes animés d'une grande vitesse couper aussi bien que l'eût pu faire un instrument parfaitement affilé. L'un de nous a vu une semblable blessure faite au crâne par une roue de cabriolet léger et lancé à grande vitesse. C'est surtout à l'armée, pendant les guerres, qu'on observe ces plaies. Suivant le mode d'action de l'instrument, il y a ou il n'y a pas de lambeaux; dans le premier cas il a agi obliquement; dans le dernier il a agi perpendiculairement. Quand l'instrument agit ainsi, pour peu qu'il soit doué d'une force d'impulsion un peu considérable, il entame la voûte du crâne et son action vient s'épuiser sur les os; dans le cas contraire, quand il agit en dédolant, il rase les os sans les intéresser quelquefois, et taille un lambeau plus ou moins net, suivant la force qui le dirige et suivant sa nature. On a vu cependant des calottes de sphère enlevées complétement, détachées et adhérentes par leur périoste au lambeau séparé.

Le lambeau est taillé de haut en bas, ce qui est le plus ordinaire, ou de bas en haut; sa direction est d'une haute importance pour la réunion de la plaie. En effet, quand le lambeau est adhérent par sa partie supérieure, la suppuration trouve dans les points déclives une issue facile, ce qui n'a pas lieu quand il a été taillé de haut en bas; il se forme à sa base un clapier qu'il est souvent difficile de vider sans des pressions énergiques et fréquentes, ce qui nuit à la cicatrisation. Cette base du lambeau peut être plus ou moins large, plus ou moins étendue; elle peut être réduite à l'état de pédicule. Quelquefois même le lambeau est complétement détaché, sans adhérence aucune en un point du crâne.

Les plaies par instruments tranchants sont en général moins douloureuses que les plaies par instruments piquants. Quand l'agent vulnérant n'a touché que les parties molles le crâne n'a pas été ébranlé, et l'on n'observe point les phénomènes de la commotion; mais quand il y a en même temps fracture du crâne ou quand une calotte de la voûte a été complétement détachée, l'on conçoit sans peine que l'on ait à voir des accidents cérébraux immédiats, la paraplégie ou l'hémiplégie, et plus tard, quelques jours après, tous les phénomènes qui accompagnent l'inflammation du cerveau.

L'accident le plus ordinaire des plaies en question est l'hémorrhagie: elle est souvent très-forte, au point de mettre en danger la vie des malades. Il n'est pas facile de l'arrêter par la ligature, parce que les vaisseaux sont coupés obliquement à leur axe, et cachés dans les chairs au milieu de lamelles fibreuses ou d'un tissu cellulaire tellement dense, qu'il est difficile de les y aller poursuivre. Une artère seule et quelques-unes de ses branches, à cause de leur volume, peuvent être liées, l'artère temporale et ses branches; nous n'insisterons pas davantage. Ce que nous avons dit à propos de *l'artériotomie*, page 68 et suiv., suffit

pour indiquer la manière de découvrir l'artère et d'en opérer la ligature. Pour les autres vaisseaux répandus dans les ligaments du crâne,
il faut souvent se borner à d'autres moyens hémostatiques moins sûrs
que la ligature. Ainsi l'on devra laisser exposé à l'air pendant un certain temps le lambeau qui fournissait du sang ; le comprimer un peu
dans le pansement sur la voûte du crâne, mais on devra se garder de
bourrer la plaie de charpie pour rabattre sur celle-ci le lambeau ; c'est
un mauvais moyen, qui tend à diminuer la vitalité des parties à moitié
détachées, et les met dans une condition tout-à-fait contraire à une
réunion immédiate.

C'est un grand point de pratique chirurgicale que de savoir si l'on
réunira ou si l'on ne réunira pas une plaie de cette espèce. Ce sont les
circonstances qui doivent tracer la conduite à tenir, et le chirurgien
doit puiser dans son génie toutes les ressources qu'il peut en tirer pour
bien faire. Sauf de rares exceptions, nous dirons que la réunion immédiate est la règle ; il est préférable de prévenir ici une longue suppuration pendant laquelle le malade restera exposé à tous les dangers qu'on
doit craindre de toute inflammation voisine du cerveau. Le mode de
réunion n'est pas non plus indifférent ; tels auteurs ont recommandé la
suture, tels autres l'ont proscrite et ont enseigné qu'il fallait recourir
aux agglutinatifs seulement. Quand le lambeau est à base supérieure et
que son sommet tombe par son propre poids, la position suffit presque
seule ici ; aidée par quelques agglutinatifs, c'est plus qu'il n'en faut
pour une bonne réunion. Mais quand la base du lambeau est inférieure,
quand il tend sans cesse à tomber, il faut le maintenir relevé par un
moyen sûr ; c'est à peine quelquefois si les agglutinatifs peuvent suffire
au lien ; il faut les employer à la manière de M. Gama, se servir de
longues bandelettes qui font environ deux fois le tour de la tête ; c'est le
seul moyen de les bien fixer. Cependant si l'on veut avoir une réunion
sans difformité aucune et le plus promptement possible, nous croyons
utile de maintenir suspendu le sommet du lambeau par quelques points
de suture, puis l'on peut se contenter de bandelettes de diachylon pour
le reste de la plaie. Chez quelques personnes à peau fine et délicate, les
bandelettes, plus même que les points de suture, sont l'occasion d'érysipèle du cuir chevelu.

On doit exercer en outre une douce compression sur la face externe
du lambeau, compression expansive tendant à éviter toute stagnation du
pus à la base. Quand on ne peut y parvenir il faut, comme l'a conseillé
J.-L. Petit, pratiquer une contre-ouverture à la base même de la partie
détachée, pour livrer au pus une issue facile ; puis la cicatrisation ne se
fait pas en général longtemps attendre.

Quand un morceau des téguments du crâne est complétement détaché, l'on doit essayer de le réappliquer, surtout si l'accident est très-
récent. Il faut le laver avec soin, raser les cheveux qui sont sur ses
bords, comme dans tout pansement à la tête, puis le maintenir dans la

position qu'il doit occuper par plusieurs points de suture. Si l'irrigation continue est bonne dans certaines lésions de la tête pour prévenir l'inflammation si dangereuse du cerveau, il faudrait se garder cependant de l'employer dans ces dernières circonstances; il y aurait à craindre pour la vitalité du lambeau; il faut au contraire appliquer des cataplasmes émollients tièdes sur le lieu de la blessure.

Outre les soins qu'on apporte à l'état local, il faut aussi recourir aux saignées générales, copieuses et fréquentes, afin de prévenir toute complication du côté du cerveau.

Quant aux irrigations, leur emploi en est mieux indiqué dans les plaies contuses et surtout dans les fractures du crâne.

Des plaies contuses. — Les plaies contuses bornées aux parties molles sont rares; il est plus fréquent de trouver en même temps des fractures, des enfoncements, car en général les agents qui produisent ces sortes de plaies sont puissants et bornent rarement leur action aux parties molles extérieures. — Elles sont avec ou sans lambeau, et ce lambeau peut être à base supérieure ou inférieure, comme dans les plaies précédemment décrites. En général, les lambeaux sont irréguliers, contus, souvent mâchés sur les bords; cependant, quel que soit leur état, l'indication à remplir est celle-ci : réunir, afin d'avoir une plaie moins large et de profiter du bénéfice d'une cicatrisation primitive, même peu étendue. Il ne faut pas faire comme d'anciens chirurgiens, qui trouvaient plus commode de retrancher le lambeau, comme inutile et dans l'impossibilité de servir à la réunion. C'est dans ces sortes de plaies qu'il faut surtout surveiller l'état du cerveau, prévenir son inflammation par des saignées générales, peut-être, dans certains cas, et suivant la gravité de la blessure, recourir aux irrigations froides et continues.

B. SOLUTIONS DE CONTINUITÉ DES OS (plaies et fractures.)

Les os du crâne peuvent être lésés dans un grand nombre de circonstances et leur solution de continuité peut ou non être accompagnée de plaies des téguments et retrouver une libre communication avec l'air extérieur.

Les plaies des os du crâne peuvent être produites par des instruments piquants, tranchants ou contondants, et exister en même temps que des fractures apparentes ou cachées. Nous n'allons parler que des plaies simples.

1° Plaies par instruments piquants (*piqûres, perforations du crâne.*)

Morgagni, dans sa cinquante-et-unième lettre, rapporte l'histoire d'un jeune homme qui reçut un coup d'épée au bord inférieur de l'orbite; l'arme avait pénétré dans le cerveau. Dans une autre observation du même auteur, nous voyons un fer pointu pénétrer près de l'œil dans l'orbite, perforer la voûte orbitaire, et traverser la susbstance du cerveau.

Les plaies du crâne par instruments piquants sont plus fréquemment pénétrantes dans la région orbitaire où la cause vulnérante rencontre une épaisseur beaucoup moindre de tissus osseux : ce n'est point dire pour cela que dans des autres parties de la tête un instrument piquant ne pourra traverser la voûte crânienne et arriver à la substance cérébrale : tout le monde connaît en effet ce cas si remarquable observé par Dupuytren, et dans lequel on voit un jeune homme recevoir dans une querelle un coup de couteau sur le sommet de la tête. Ce couteau se rompit dans le crâne après l'avoir perforé. Le chirurgien qui pansa le malade n'examina point avec assez d'attention la plaie ; il en rapprocha les bords et le malade guérit.

Plusieurs années se passèrent sans accidents, seulement de temps en temps le malade ressentait des douleurs dans sa cicatrice. Au bout de quelques années il vint à l'Hôtel-Dieu, où Dupuytren, en examinant la cicatrice, sentait qu'elle était soulevée par un corps étranger ; il incisa et fit l'extraction d'une portion pointue de lame de couteau à l'aide du trépan. Les accidents persistèrent, et il s'y joignit de la paralysie du côté du corps opposé à celui de la tête qui était blessé. Dupuytren incisa la dure-mère, il ne sortit rien ; il plongea un bistouri avec précaution dans le cerveau, et il jaillit de suite un flot de pus. Le soir même de cette opération tous les accidents disparurent, la fièvre, la somnolence et le délire, et le malade guérit. (Dupuytren, *Traité des blessures par armes de guerre*, t. II, p. 146).

Le fait que nous venons de rapporter montre : 1° qu'un instrumen piquant peut perforer le crâne à la partie supérieure de sa voûte ; 2° que la pointe de l'instrument peut se briser et rester dans la plaie.

La profondeur de la plaie n'est pas toujours facile à apprécier ; du reste, comme cette recherche n'offre pas de grands avantages, on doit s'abstenir de la faire ; il n'en est plus de même des corps étrangers qui sont restés dans la plaie, tels que bout de baguettes de fusil, couteau, épée ou fleuret ; il faut procéder à leur extraction immédiate soit avec des tenailles, lorsqu'on peut les saisir facilement, soit avec un élévatoire analogue à celui de Charrière. Dans le cas où le corps étranger ne pourrait être convenablement saisi, on ne doit pas craindre de recourir à l'application du trépan, avec la précaution de ne pas employer ici la pyramide destinée à fixer la couronne.

Les plaies par piqûre du crâne guérissent souvent avec une grande facilité ; les accidents, lorsqu'il en survient, sont les mêmes dans toutes les plaies de la tête ; ils peuvent se développer dans les premiers moments qui suivent la blessure, ou bien à une époque beaucoup plus éloignée, et dont il est impossible de déterminer la limite.

Celles qui intéressent la table externe et qui en enlèvent même une partie peuvent aussi se terminer heureusement.

Le traitement ne donne lieu à aucune indication spéciale ; le chirurgien doit seulement être toujours en garde contre le développement des phénomènes de compression ou de phlegmasie et agir vigoureuse-

CONDITIONS DE LA SOUSCRIPTION.

LE RÉPERTOIRE DES ÉTUDES MÉDICALES formera 60 livraisons ; — le prix de la livraison, composée de 8 feuilles in-8° (128 pages), est de 1 fr. 25 c. pour Paris (40 c. en sus par la poste).

Chaque volume sera de 4 livraisons.

L'ouvrage est divisé en 7 parties, savoir :

1° PHYSIQUE ET CHIMIE MÉDICALES, HISTOIRE NATURELLE MÉDICALE (1er examen), 2 vol.

2° ANATOMIE, PHYSIOLOGIE (2e examen), 2 vol.

3° MÉDECINE, CHIRURGIE, SPÉCIALITÉS (3e et 5e examens), 6 vol.

4° OBSTÉTRIQUE, 4 vol.

5° ART VÉTÉRINAIRE, 4 vol.

6° PHARMACIE, MATIÈRE MÉDICALE (4e examen), 4 vol.

7° HYGIÈNE, MÉDECINE LÉGALE (4e examen), 2 vol.

L'ouvrage complet se vend 5 fr. le volume, avec les planches.

On peut souscrire pour l'ouvrage entier, ou pour une des parties séparées.

Les ouvrages pris séparément se paieront 1 fr. 50 c. la livraison (pour Paris), et les planches à part.

4 planches seront comptées pour une livraison.

Les livraisons qui dépasseraient le nombre de soixante seront données *gratis* aux souscripteurs à la Collection complète.

Nous avons choisi de préférence pour l'ouvrage un papier collé, comme propre à recevoir des notes.

Il paraîtra régulièrement une livraison tous les dix jours.

Imprimerie LANGE LEVY et Comp., 22, rue du Croissant.